U. Kastner, V. Schraut

Handbuch Demenz

Ulrich Kastner, Veronika Schraut

Handbuch Demenz

Fachwissen für Pflege und Betreuung

6. Auflage

ELSEVIER

Elsevier GmbH, Bernhard-Wicki-Str. 5, 80636 München, Deutschland
Wir freuen uns über Ihr Feedback und Ihre Anregungen an kundendienst@elsevier.com

ISBN 978-3-437-25303-4
eISBN 978-3-437-06548-4

Aus Gründen der Barrierefreiheit sind die Bilder in elektronischen Ausgaben dieses Buches mit Alt-Text-Beschreibungen (Alternativ-Text) versehen, die von Elsevier bereitgestellt werden. Mehr Informationen erhalten Sie unter https://www.elsevier.com/about/accessibility.

Bücher und Zeitschriften, die von Elsevier veröffentlicht werden, entsprechen den geltenden Produktsicherheitsanforderungen. Für etwaige Bedenken oder Fragen zur Produktsicherheit wenden Sie sich bitte an unseren autorisierten Vertreter, Elsevier B.V., productsafety@elsevier.com.

Elsevier nimmt eine neutrale Position in Bezug auf territoriale Meinungsverschiedenheiten oder Zuständigkeitsansprüche in seinen veröffentlichten Inhalten ein, einschließlich Landkarten und institutionellen Zugehörigkeiten.

6. Auflage 2026

Wichtiger Hinweis: Die medizinischen Wissenschaften unterliegen einem sehr schnellen Wissenszuwachs. Der stetige Wandel von Methoden, Wirkstoffen und Erkenntnissen ist allen an diesem Werk Beteiligten bewusst. Sowohl der Verlag als auch die Autorinnen und Autoren und alle, die an der Entstehung dieses Werkes beteiligt waren, haben große Sorgfalt darauf verwandt, dass die Angaben zu Methoden, Anweisungen, Produkten, Anwendungen oder Konzepten dem aktuellen Wissensstand zum Zeitpunkt der Fertigstellung des Werkes entsprechen.
Der Verlag kann jedoch keine Gewähr für Angaben zu Dosierung und Applikationsformen übernehmen. Es sollte stets eine unabhängige und sorgfältige Überprüfung von Diagnosen und Arzneimitteldosierungen sowie möglicher Kontraindikationen erfolgen. Jede Dosierung oder Applikation liegt in der Verantwortung der Anwenderin oder des Anwenders. Die Elsevier GmbH, die Autorinnen und Autoren und alle, die an der Entstehung des Werkes mitgewirkt haben, können keinerlei Haftung in Bezug auf jegliche Verletzung und/oder Schäden an Personen oder Eigentum, im Rahmen von Produkthaftung, Fahrlässigkeit oder anderweitig übernehmen.

Obwohl alle Werbemittel mit ethischen (medizinischen) Standards übereinstimmen, stellt die Erwähnung in dieser Publikation keine Garantie oder Anerkennung der Qualität oder des Wertes dieses Produkts oder der Aussagen der Herstellerfirmen dar.

Für die Vollständigkeit und Auswahl der aufgeführten Medikamente übernimmt der Verlag keine Gewähr.
Geschützte Warennamen (Warenzeichen) werden in der Regel besonders kenntlich gemacht (®). Aus dem Fehlen eines solchen Hinweises kann jedoch nicht automatisch geschlossen werden, dass es sich um einen freien Warennamen handelt.

Bibliografische Information der Deutschen Nationalbibliothek
Die Deutsche Nationalbibliothek verzeichnet diese Publikation in der Deutschen Nationalbibliografie; detaillierte bibliografische Daten sind im Internet über https://www.dnb.de abrufbar.

26 27 28 29 30 5 4 3 2 1

In ihren Veröffentlichungen verfolgt die Elsevier GmbH das Ziel, genderneutrale Formulierungen für Personengruppen zu verwenden. Um jedoch den Textfluss nicht zu stören sowie die gestalterische Freiheit nicht einzuschränken, wurden bisweilen Kompromisse eingegangen. Selbstverständlich sind **immer alle Geschlechter** gemeint.

Planung: Regina Pappers
Projektmanagement, Redaktion, Herstellung und Satz: Integra Software Services Pvt. Ltd., Puducherry/Indien
Rechteklärung: Katja Sieger-Schauer
Druck und Bindung: Drukarnia Dimograf Sp. z o. o., Bielsko-Biała/Polen
Umschlaggestaltung: SpieszDesign, Neu-Ulm
Titelfotografie: © Ocskay Bence - stock.adobe.com

Aktuelle Informationen finden Sie im Internet unter **www.elsevier.de**

Vorwort zur 6. Auflage

Liebe Leserin, lieber Leser,

Demenzerkrankungen bringen weiterhin komplexe und vielfältige Herausforderungen mit sich – für die betroffenen Menschen selbst, für pflegende Angehörige und das gesamte Gesundheitssystem. Demenz ist und bleibt eine zentrale gesamtgesellschaftliche Aufgabe.

Aktuelle Zahlen der Deutschen Alzheimer Gesellschaft e. V. aus 2024 verdeutlichen die Dimension: Derzeit leben rund 1,84 Millionen Menschen mit Demenz in Deutschland – ohne zu vermutende Dunkelziffer. Bis zum Jahr 2050 wird mit einem Anstieg auf 2,3 bis 2,7 Millionen Betroffene gerechnet.

Vor diesem Hintergrund verfolgen wir bereits seit der fünften Auflage der Ursprungsautorin Rita Löbach entsprechend konsequent das Ziel, den Menschen mit Demenz stärker in den Mittelpunkt zu stellen – nicht (nur) die Erkrankung selbst. Diese bleibt ein wesentlicher Bestandteil des Verständnisses, doch entscheidend ist der Blick auf die Person, ihr Erleben und ihre individuellen Bedürfnisse.

In der vorherigen Auflage haben wir daher Theorien, Modelle und Konzepte, die das Verhalten und Erleben von Menschen mit Demenz differenzierter aufzeigen, neu integriert bzw. intensiviert, um die in der Praxis erlebten Situationen dadurch verständlicher zu machen. Sie sollen dazu beitragen, vorschnelle und pauschale Zuschreibungen zu hinterfragen – etwa die Annahme, herausfordernde Verhaltensweisen seien ausschließlich ein unmittelbares Resultat der Erkrankung, wodurch jegliche äußere Einflussfaktoren, die veränderbar wären, nicht gesehen und/oder vergessen werden.

Ein solches Verständnis greift viel zu kurz. Ziel ist es vielmehr, die Ursachen und Auslöser von Situationen besser zu erkennen und daraus eine personzentrierte Pflege, Versorgung, Betreuung und Begleitung abzuleiten. Dabei ist die Verbindung pflegerischer und medizinischer Perspektiven von zentraler Bedeutung.

In diesem Sinne haben wir in der vorliegenden Auflage auch die Nutzung strukturierender Pflegeklassifikationen in ihren Aktualisierungen berücksichtigt. Dazu gehört die Kombination aus den Pflegediagnosen von NANDA International (NANDA-I) und dem Klassifikationssystem European Nursing care Pathways (ENP). Während NANDA-I eine fundierte Grundlage zur Beschreibung pflegerischer Situationen bietet, ergänzt ENP diese durch konkrete Ziele und geeignete Maßnahmen (NANDA-I PLUS ENP). In ihrem Zusammenspiel können sie dazu beitragen, pflegerische Prozesse übersichtlich zu strukturieren, Entscheidungen nachvollziehbar zu machen und die Qualität der Versorgung zu unterstützen – sowohl im professionellen Kontext als auch in der Begleitung durch Angehörige.

Das Handbuch Demenz versteht sich weiterhin als verlässliche Unterstützung über alle Stadien einer Demenzerkrankung hinweg. Es bereitet komplexe pflegerische wie auch medizinische Zusammenhänge verständlich auf und stellt konsequent die Person in den Mittelpunkt – unter anderem anhand praxisnaher Fallbeispiele. Es richtet sich gleichermaßen an professionell Pflegende wie an pflegende Angehörige oder Personen, die generell Berührungspunkte mit Personen mit demenziellen Veränderungen haben.

Unser Anliegen bleibt es, eine lösungsorientierte Perspektive einzunehmen, anstelle einer rein problemorientierten Sichtweise. Gerade im Kontext der generalistischen Pflegeausbildung und der zunehmenden Akademisierung der Pflege gewinnt dieser Ansatz zusätzlich an Bedeutung.

Im Sinne des Sozialpsychologen Tom Kitwood verzichten wir weiterhin bewusst auf pauschalisierende Bezeichnungen wie „die Demenzkranken“ oder „die Dementen“. Stattdessen rücken wir den Menschen in seiner Individualität und Würde in den Fokus.

In diesem Sinne wünschen wir Ihnen eine gewinnbringende Lektüre und bedanken uns bei den beteiligten Mitarbeiterinnen des Elsevier Verlags und Larissa Albrecht für die stets zuverlässige und wertschätzende Zusammenarbeit und Unterstützung.

Im April 2026

Prof. Dr. Veronika Schraut
Dr. Ulrich Kastner

Autor und Autorin

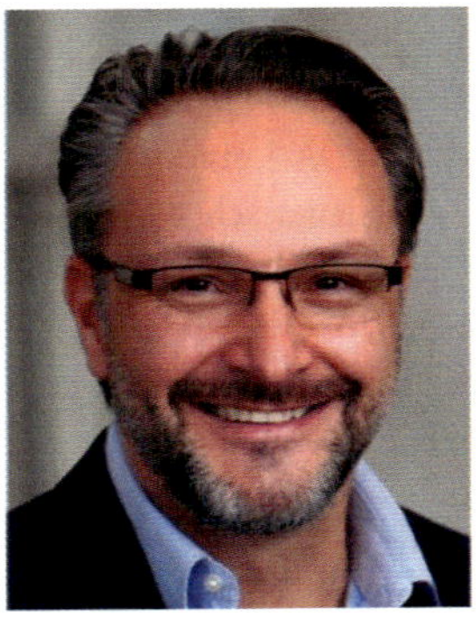

Dr. Ulrich Kastner

Facharzt für Psychiatrie und Psychotherapie und Psychosomatische Medizin. Studium in Erlangen-Nürnberg, Facharztausbildungen an den Rheinischen Kliniken in Bonn und Steigerwaldklinik Burgebrach. 2000 bis 2007 Leiter der Gedächtnisambulanz im Gerontopsychiatrischen Zentrum Bonn und tätig in der fachärztlichen Versorgung Demenzerkrankter in Altenhilfeeinrichtungen. Dozent an verschiedenen Alten- und Krankenpflegeschulen. 2007 bis 2014 leitender Oberarzt der Psychosomatischen Abteilung der Steigerwaldklinik und Klinik am Eichelberg in Burgebrach und ärztlicher Psychotherapeut am Medizinischen Versorgungszentrum Burgebrach. 2014 bis 2022 Chefarzt der Abteilungen für Psychotherapie, Psychosomatische Medizin und Gerontopsychiatrie und Ärztlicher Direktor der Helios Fachkliniken Hildburghausen. Seit 2023 Chefarzt der Klinik für Psychiatrie, Sucht, Psychosomatik und Psychotherapie im Klinikum am Europakanal Erlangen. Lehrauftrag am Institut für Psychogerontologie der Universität Erlangen Nürnberg und an der Sana Medical School, Coburg.

Rita Löbach, nach der 4. Auflage ausgeschieden

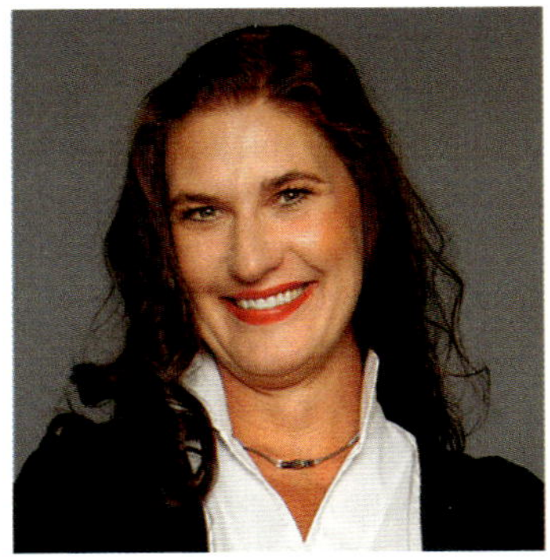

Prof. Dr. Veronika Schraut

Ausbildung zur Altenpflegerin, Fachweiterbildung in Gerontopsychiatrie, Studium Pflegemanagement mit Schwerpunkt Gerontologie, Promotion mit Schwerpunkt gerontologische Pflegewissenschaft. In der Vergangenheit tätig als Pflegefachperson in der stationären und ambulanten Altenpflege, in der Beratung von Angehörigen von an Demenz erkrankten Personen, als wissenschaftliche Mitarbeiterin bei einer Stiftung für Menschen mit Demenz, als Geschäftsführerin der LandesSeniorenVertretung Bayern und als Vertretungsprofessorin für Pflegewissenschaft an der Katholischen Universität Eichstätt-Ingolstadt. Seit 2010 Inhaberin der Firma Pflegeconsult (www.pflegeconsult.net), die Fort- und Weiterbildung, wissenschaftlich fundierte Beratung aber auch Coaching- und Supervisionen sowie Aufstellungsarbeit im Bereich Pflege und Führung anbietet. Seit 2015 Professorin für Geriatrische Pflege- und Rehabilitationswissenschaften sowie Leitung des Büros für Gleichstellung, Familie und Diversity an der Hochschule für angewandte Wissenschaften Kempten.

Abkürzungen

AAL	Ambient Assisted Living
AFI	Alzheimer-Forschung-Initiative
ANA	American Nurses Association
ASS	Acetylsalicylsäure
BAI	Brief-Assessment-Instrument
BDI	Beck Depression Inventar
BDNF	Brain-Derived Neurotrophic Factor
BESD	Beurteilung von Schmerzen bei Demenz
BGB	Bürgerliches Gesetzbuch
BGH	Bundesgerichtshof
BISAD	Beobachtungsinstrument für das Schmerzassessment bei alten Menschen mit Demenz
BMAS	Bundesministerium für Arbeit und Soziales
BMG	Bundesministerium für Gesundheit
BMI	Body-Mass-Index
BMJV	Bundesministerium für Justiz und für Verbraucherschutz
BNT	Boston Naming Test
BPS	Beurteilungsbogen der Pflegebedürftigkeit von Senioren
BPSD	Behavioral and Psychological Symptoms of Dementia
BtOG	Betreuungsorganisationsgesetz
BZ	Blutzucker
cCT	kraniale Computertomografie
CDR	Clinical Dementia Rating
CERAD	Consortium to Establish a Registry for Alzheimer's Disease
CMAI	Cohen-Mansfield Agitation Inventory
CPR	kardiopulmonale Reanimation
CST	Cognitive Stimulation Therapy
CT	Computertomografie
DAG	Deutsche Alzheimer Gesellschaft
DAT	Demenz vom Alzheimer-Typ
DCM	Dementia Care Mapping
DGN	Deutsche Gesellschaft für Neurologie
DRK	Deutsches Rotes Kreuz
DZNE	Deutsches Zentrum für Neurodegenerative Erkrankungen
ECPA	Echelle comportementale de la douleur pour personnes âgées non communicates
EPS	extrapyramidal-motorische Symptome
FAST	Functional Assessment Staging
FEM	freiheitsentziehende Maßnahmen
FTD	Frontotemporale Demenz
GAS	Goal Attainment Scale
GDS	Geriatric Depression Scale
GDS	Global Deterioration Scale
GOT	Glutamat-Oxalacetat-Transaminase
GPT	Glutamat-Pyruvat-Transaminase
HAMD	Hamilton-Rating-Scale for Depression
IADL	Instrumental Activities of Daily Living
idA	innovatives demenzorientiertes Assessmentsystem
IVA	Integrative Validation®
LBD	Lewy-Körperchen-Demenz
LKS	leichte kognitive Störung
MC	Memory Clinics
MCI	Mild Cognitive Impairment
MMST	Mini-Mental-Status-Test
MRT	Magnetresonanztomografie
MSP	maligne Sozialpsychologie
NANDA	Nordamerikanische Pflegediagnosenvereinigung
NaSSA	Noradrenergic and specific serotonergic antidepressant (noradrenerges und spezifisch serotonerges Antidepressivum)
NBA	neues Begutachtungsassessment
NDB	Need-Driven-Behavior
NIC	Nursing Interventions Classification (Pflegeinterventionsklassifikation)
NOSGER	Nurses' Observation Scale for Geriatric Patients
NPI	neuropsychiatrisches Inventar
NRS	numerische Ratingskala
NRW	Nordrheinwestfalen
OBRA	Omnibus Budget Reconciliation Act
PA	positive Interaktionsform
PD	Pflegediagnose
PDC	personelle Detraktion
PEG	perkutane endoskopische Gastrostomie
PER	positiver Ereignisbericht
PET	Positronenemissionstomografie
PFK	Pflegefachkraft
PflBG	Pflegeberufegesetz
PKG	Pflegekompetenzgesetz
PMR	progressive Muskelrelaxation
PN	Primary Nurse
PSG	Pflegestärkungsgesetz
PSG II	Pflegestärkungsgesetz II
READY	Reduktion von Psychopharmaka bei Heimbewohnern mit Demenz
SDS	Self-Rating-Depression Scale
SET	Selbsterhaltungstherapie
SGB	Sozialgesetzbuch
SIS®	Strukturierte Informationssammlung
SNRI	Selective Serotonin-Noradrenaline Reuptake Inhibitor (selektive Serotonin-Noradrenalin-Wiederaufnahmehemmer)

SPECT Single-Photon-Emissions-Computertomographie
SSRI Selective Serotonin Reuptake Inhibitor (selektive Serotoninwiederaufnahmehemmer)
StGB Strafgesetzbuch
TBB therapeutischer Tischbesuch
TF Themenfeld
TFDD Test zur Früherkennung von Demenzen mit Depressionsabgrenzung
TPHA Treponema-pallidum-Hämagglutinations-Assay
TSH Thyreoidea-stimulierendes Hormon
TTB therapeutischer Tischbesuch
UAW unerwünschte Arzneimittelwirkungen
WHO World Health Organization (Weltgesundheitsorganisation)
ZOPA Zurich Observation Pain Assessment

Abbildungsnachweis

Der Verweis auf die jeweilige Abbildungsquelle befindet sich bei allen Abbildungen im Werk am Ende des Legendentextes in eckigen Klammern.

E143	Thieme RECOM GmbH, Kassel
F1227-002	Hughes CP, Berg L, Danziger WL, Coben LA, Martin RL. A new clinical scale for the staging of dementia. Br J Psychiatry. 1982; 140: 566–572. doi:10.1192/bjp.140.6.566
H462-002	Braak H, Braak E. Neuropathological stageing of Alzheimer-related changes. Acta Neuropathol. 1991; 82(4): 239–59. doi: 10.1007/BF00308809
G375	Fiechter V, Meier M. Pflegeplanung, 1988. Thieme RECOM GmbH
G1515	Breed MD, Moore J. Animal Behavior, 3rd ed. Elsevier Inc., 2022
G1524	NANDA-I-Pflegediagnosen: Definitionen und Klassifikation 2024-2026. Thieme RECOM GmbH
J787	Colourbox.com
J787-190	Colourbox.com/#821
J787-197	Colourbox.com/Angel Cortijo Nieto
J787-206	Colourbox.com/#224528
J787-260	Colourbox.com/#232319
J787-269	Colourbox.com/Oksana
J787-270	Colourbox.com/Roman Ivashchenko
J787-271	Colourbox.com/Kostyantin Pankin
J787-272	Colourbox.com/Sergejs Razvodovskis
J787-273	Colourbox.com/#886
J787-274	Colourbox.com/#6715
J787-275	Colourbox.com/Volodymyr Kaznovskyi
J787-276	Colourbox.com/#234729
J787-277	Colourbox.com/Vladimir Nenov
J787-278	Colourbox.com/#2303
J787-279	Colourbox.com/#1970
J787-280	Colourbox.com/Timolina
J787-281	Colourbox.com/Evgeny Karandaev
J787-282	Colourbox.com/#6685
J787-283	Colourbox.com/Jürgen Brochmnann
J787-284	Colourbox.com/Georgii Dolgykh; Colourbox.com/Angel Cortijo Nieto
K157	Werner Krüper, Steinhagen
K313	Stefan Vavra, München
L106	Henriette Rintelen, Velbert
L143	Heike Hübner, Berlin
L157	Susanne Adler, Lübeck
L190	Gerda Raichle
L253	Dr. Wolfgang Zettlmeier, Barbing
R132	Classen M, Diehl V, Kochsiek K. Innere Medizin. 5. A. Elsevier/Urban & Fischer, 2003
R261	Sitzer M, Steinmetz H. Lehrbuch Neurologie. 1.A. Elsevier/Urban & Fischer, 2011
R281	Kastner U, Löbach R. Handbuch Demenz. 1. A. Elsevier/Urban & Fischer, 2010
R448	Höfler G, Kreipe H, Moch H. Pathologie, 5. A. Elsevier/Urban & Fischer, 2012
R516	v. Spreti F, Martius P, Förstl H. Kunsttherapie bei psychischen Störungen, 1. A. Elsevier/Urban & Fischer, 2005
S008-3	Kauffmann G, Moser E, Sauer R. Radiologie. 3. A. Elsevier/Urban & Fischer, 2006
V492	abavo GmbH, Buchloe
V492	abavo GmbH, Buchloe

Hinweis zu den Patientenfällen

Die Namen der Patientinnen und Patienten, die Beschreibungen ihrer Erkrankungen, die Orte und Situationen sind alle realitätsnah, aber frei erfunden. Jegliche Ähnlichkeiten mit echten Personen und Geschehnissen sowie Orten und Institutionen sind daher rein zufällig und nicht beabsichtigt.

Fehler gefunden?

https://www.elsevier.com/de-de/resources/errata

An unsere Inhalte haben wir sehr hohe Ansprüche. Trotz aller Sorgfalt kann es jedoch passieren, dass sich ein Fehler einschleicht oder fachlich-inhaltliche Aktualisierungen notwendig sind.
Sobald ein relevanter Fehler entdeckt wird, stellen wir eine Korrektur zur Verfügung. Mit diesem QR-Code gelingt der schnelle Zugriff.

Wir sind dankbar für jeden Hinweis, der uns hilft, dieses Werk zu verbessern. Bitte richten Sie Ihre Anregungen, Lob und Kritik unter Angabe der ISBN und des Titels an folgende E-Mail-Adresse: kundendienst@elsevier.com

Inhaltsverzeichnis

KAPITEL

1 Geschichte und Häufigkeit demenzieller Erkrankungen

Ulrich Kastner, Veronika Schraut

1.1 Geschichtlicher Überblick zur Demenz

Obwohl die häufigste Form der Demenz, die Alzheimer-Krankheit, bereits seit ca. 1900 bekannt ist, wurden die wesentlichen Erkenntnisse zu demenziellen Erkrankungen erst ab den 1970er-Jahren gewonnen bzw. entwickelt. Von einer einheitlichen Einteilung der Diagnosen mit den Begriffen „Alzheimer-Demenz“ oder „vaskuläre Demenz“ kann sogar erst seit den 1990er-Jahren gesprochen werden.

Davor bestanden erhebliche Kontroversen in der Abgrenzung von normalem Altern und pathologischen Veränderungen sowie hinsichtlich der Verbindung zwischen beobachtbaren klinischen Symptomen und pathologischen Veränderungen im Gehirn. Nach dem Zweiten Weltkrieg ruhte die Forschung auf diesem Gebiet gänzlich.

Seit etwas mehr als 20 Jahren werden erste Hypothesen zur Krankheitsentwicklung der Alzheimer-Krankheit beschrieben (z. B. die Acetylcholinmangelhypothese). Sie führten dann auch zu ersten therapeutischen Ansätzen. Letztlich gelangen der Medizin erst in jüngster Zeit die ersten Schritte, die zugrunde liegenden Ursachen demenzieller Erkrankungen zu verstehen und Symptome behandeln zu können. Es bestehen jedoch noch viele Unklarheiten. Neben der Acetylcholinmangelhypothese lassen Forschungsergebnisse noch auf weitere Hypothesen und Theorien zur Ätiologie schließen. Immer wieder zeichnen sich neue Aspekte ab, die die bisherigen Hypothesen und Theorien wiederum infrage stellen (➤ Kap. 3.1.3). Weitere Hypothesen führen die Ausprägung des neuropathologischen Bilds einer Alzheimer-Demenz zum einen auf die Entstehung von sog. Alzheimer-Fibrillen (Tau-Fibrillen) und zum anderen auf die amyloiden Plaques (beides durch veränderte Eiweiße) zurück (➤ Kap. 3). Heilungsmethoden wurden dadurch noch immer nicht gefunden; neueste Forschungsergebnisse weisen jedoch auf eine realistische Perspektive hin, dass ein krankheitsmodifizierendes Medikament für die Demenz vom Alzheimer-Typ entwickelt werden könnte.

Geschichtlicher Überblick

- 25 v. Chr. Prägung des Begriffs „demens“ (*lat.* des Verstandes beraubt).
- 1797 prägt der Arzt Pinel den Begriff der „Demenz“ als eine chronisch verlaufende Erkrankung.
- Ab dem 18. Jh. genetische Ursacheninterpretation (Degenerationslehre).
- Ab dem 19. Jh. bedeutet Demenz jede Art psychischen Abbaus im Rahmen einer chronischen Hirnkrankheit; das Auftreten im Alter wird als senile Demenz bezeichnet.
- 1906 beschreibt Alois Alzheimer als seinen ersten Fall Auguste Deter.
- 1910 führt Kraepelin den Begriff „Alzheimersche Krankheit“ in die Psychiatrie ein.
- Ab 1945 bilden Hirnleistungsstörungen in der Medizin nur ein Randthema.
- Ab 1968 werden neuropathologische Veränderungen, amyloide Plaques und neurofibrilläre Bündel als krankhaft gewertet.
- Ab 1980:
  - Klinisch-wissenschaftliche Akzeptanz des Begriffs Alzheimer-Demenz
  - Gründung erster Gedächtnissprechstunden und Memory Clinics
  - Entwicklung der Validation durch Naomi Feil
- 1986 Gründung der ersten Alzheimer-Gesellschaft in München.

- 1990 Entwicklung spezifischer psychometrischer und neuropsychologischer Beurteilungsinstrumente.
- 1993 Entwicklung der Acetylcholinmangelhypothese (Überblick modifiziert nach [5]).

1.1.1 Alois Alzheimer

Alois Alzheimer wurde am 14.6.1864 in Marktbreit geboren. Er begegnete 1901 in Frankfurt a.M. erstmals der Patientin, die ihn später berühmt machen sollte: Auguste Deter. Sie wurde im Alter von 51 Jahren durch ihren Ehemann in die **Städtische Anstalt für Irre und Epileptische** in Frankfurt am Main gebracht, nachdem es innerhalb eines Jahres zu Auffälligkeiten gekommen war. Sie zeigte Eifersuchtsideen, versteckte Dinge im Haus und konnte einfachste Aufgaben nicht mehr erledigen. Alzheimer erkannte eine zeitliche und örtliche Desorientiertheit, Stimmungswechsel und enthemmtes Verhalten.

Am 8.4.1906 verstarb Auguste Deter, und Alzheimer untersuchte das Gehirn seiner ehemaligen Patientin. Er war sich sicher, die von Griesinger geäußerte These „Geisteskrankheiten sind Gehirnkrankheiten" bestätigen zu können. Tatsächlich fand er in weiten Gehirnbereichen Eiweißablagerungen und abgestorbene Nervenzellen. Diese Veränderungen brachte er in einen direkten Zusammenhang mit den zuvor beobachteten Auffälligkeiten im Verhalten von Auguste Deter und berichtete erstmals 1906 in Tübingen von seinen Erkenntnissen. Bereits wenig später wurde die Erkrankung nach ihm benannt. Am 19.12.1915 verstarb Alzheimer in Breslau ([9]).

1.1.2 Prominente Alzheimer-Betroffene

Die Bekanntgabe von Prominenten, selbst an der Alzheimer-Krankheit zu leiden, hat das Tabu „Demenz" gebrochen und geholfen, die Öffentlichkeit zu sensibilisieren. 1994 richtete sich der ehemalige US-Präsident Ronald Reagan in einem offenen Brief an die amerikanische Nation, um mitzuteilen, dass bei ihm die Krankheit diagnostiziert worden war.

Ronald Reagan – Brief an die Nation

„Liebe Landsleute, vor Kurzem habe ich erfahren, dass ich, wie Millionen anderer Amerikaner, an der Alzheimer-Krankheit leide. Nancy und ich mussten uns entscheiden, ob wir diese Tatsache als private Angelegenheit betrachten oder sie in der Öffentlichkeit bekannt machen sollten. Als Nancy vor einigen Jahren an Brustkrebs litt und ich mich einer Krebsoperation unterziehen musste, hat durch unsere öffentliche Bekanntgabe in der Bevölkerung eine Bewusstseinsbildung stattgefunden. Die Zahl der Krebsvorsorgeuntersuchungen ist beträchtlich angestiegen. Viele Menschen konnten in einem Frühstadium behandelt werden und anschließend ein normales, gesundes Leben führen.
Aufgrund dieser Erfahrungen verspüren wir auch heute das Bedürfnis, die Nachricht meiner Erkrankung mit Ihnen zu teilen. Wir hoffen, dass dadurch die Alzheimer-Krankheit bekannter wird und das Verständnis für die Betroffenen und ihre Familien wächst. Im Moment fühle ich mich sehr gut. Ich beabsichtige, die Jahre, die mir Gott auf dieser Erde noch schenkt, so zu gestalten wie bisher. Ich werde weiterhin mit meiner geliebten Nancy und meiner Familie zusammenleben, viel Zeit in der freien Natur verbringen und den Kontakt zu meinen Freunden und Anhängern aufrechterhalten. Je weiter die Alzheimer-Krankheit fortschreitet, desto schwerer wird die Bürde für die Familie der Betroffenen. Ich wünschte mir, ich könnte Nancy diese schmerzliche Erfahrung ersparen. Mit Ihrer Unterstützung wird sie ihr Schicksal jedoch voller Mut und Vertrauen tragen. Ich beginne nun die Reise, die mich zum Sonnenuntergang meines Lebens führt, in der Gewissheit, dass über Amerika immer wieder ein strahlender Morgen heraufdämmern wird. (…)"

Im Juni 2004 verstarb Ronald Reagan 93-jährig. Sein Bekenntnis zur Erkrankung machte durch neue finanzielle Unterstützungen eine weitere Forschung im Bereich der Alzheimer-Krankheiten erst möglich. Das gegründete „Ronald and Nancy Reagan Research Institute" fördert eigenständig verschiedenste Projekte und Studien im Demenzbereich.

Die Alzheimer's Association in den USA, gegründet 1980, konnte durch eine erste Initiative Reagans im Jahr 1982 ihr Budget deutlich steigern und erste Forschungsvorhaben unterstützen ([1]).

Aber auch die Bekanntgabe einer Vielzahl anderer Prominenter, an Alzheimer zu leiden, hat die Erkrankung aus ihrer Anonymität geholt und neue Wege in der Versorgung und Therapie mit ermöglicht.

Besonders plastisch präsentiert sich die Erkrankung, wenn Künstler betroffen sind. Die

Veränderungen zeigen sich in der abweichenden Farbwahl, dem Verlust der Mehrdimensionalität oder der Fähigkeit, ein realistisches Abbild darzustellen. Zu den bekanntesten betroffenen Künstlern gehören Carolus Horn und Willem de Kooning.

Im deutschsprachigen Raum sind der ehemalige deutsche Fußballprofi und Manager des FC Schalke 04, Rudi Assauer, sowie der deutsch-schweizerische Industriellenerbe, Bobfahrer, Fotograf und Dokumentarfilmer Gunter Sachs in Zusammenhang mit der Alzheimer-Erkrankung bekannt.

Die Beschäftigung der Gesellschaft mit der Thematik entwickelt sich langsam weiter, was beispielsweise durch thematische Spielfilme, die z. T. mit hochkarätigen Schauspielern besetzt sind, deutlich wird. Beispiele hierfür sind „Still Alice", „Honig im Kopf" (basiert auf wahren Begebenheiten und beinhaltet Erfahrungen von verschiedenen Menschen) oder „Vergiss mein nicht".

1.2 Prävalenz und Inzidenz demenzieller Erkrankungen

1.2.1 Allgemeine Prävalenz

Prävalenz

= Anteil der Kranken in einer Bevölkerung zu einem bestimmten Zeitpunkt

Der Anteil psychischer Erkrankungen bei Menschen über 60 Jahren variiert je nach Studie und betrachteter Altersgruppe, liegt aber nach verfügbaren Daten insgesamt bei etwa 20–25 %. Demenzerkrankungen gehören dabei zu den wichtigsten psychischen Erkrankungen in Deutschland. In der Altersgruppe der über 60-Jährigen stellen sie zusammen mit den Depressionen die häufigste Diagnose innerhalb der Gruppe der psychischen Veränderungen dar (➤ Tab. 1.1).

Tab. 1.1 Psychische Störungen in der Altersgruppe der über 60-Jährigen (📖 [6])

Diagnosen	(in %)
Demenzen	8–10
Depressive Syndrome	8–10
Schizophrene und wahnhafte Störungen	1,3
Alkoholabhängigkeit	2–4
Suchterkrankung (Tranquilizer und Hypnotika)	2–15
Angsterkrankungen	1–8

In verschiedenen epidemiologischen Studien konnte nachgewiesen werden, dass auch in Deutschland der Anteil demenzerkrankter Personen mit steigendem Lebensalter wächst. Internationale Vergleiche zeigen eine ähnliche Verteilung der Prävalenz in den meisten Industriestaaten. In der Altersgruppe der unter 70-Jährigen sind 1 bis 1,9 % der entsprechenden Altersgruppe betroffen, in der Gruppe der über 90-Jährigen bereits über 35 %.

Tab. 1.2 Demenzkranke Menschen in Deutschland 2023 (📖 [3])

Altersgruppe	Prävalenzrate (in %)	Anzahl
40–64 Jahre	1,14	106 000
65–69 Jahre	1,85	96 000
70–74 Jahre	3,79	166 000
75–79 Jahre	7,67	238 000
80–84 Jahre	14,35	462 000
85–89 Jahre	22,96	468 000
90+ Jahre	36,32	300 000
65+ Jahre	**8,46**	**1 730 000**
Insgesamt		**1 836 000**

Derzeit leben in Deutschland geschätzt 1,8 Mio. Menschen mit Demenz, davon sind die meisten oder mindestens zwei Drittel von der Alzheimer-Krankheit betroffen (➤ Tab. 1.2). Aufgrund der steigenden Lebenserwartung dürfte sich deren Zahl in den nächsten Jahren noch deutlich erhöhen.

Für die leichten kognitiven Störungen und leichten Demenzerkrankungen liegen die Prävalenzraten in ähnlicher Größenordnung. Auch hier rechnet man mit einer deutlichen Zunahme in den nächsten Jahrzehnten.

Zwei Drittel der Betroffenen sind Frauen. Die Erklärung liegt zum einen in dem hohen Anteil von Frauen in den höheren Altersgruppen; man geht jedoch auch von einem leicht erhöhten Erkrankungsrisiko aus. Die Ursachen hierfür sind nicht geklärt.

Demenzerkrankte Frauen überleben die Erkrankung im Durchschnitt sieben Jahre, Männer sechs Jahre.

Die Zunahme der Absolutzahlen an Demenzerkrankungen in den letzten Jahren in Deutschland liegt wahrscheinlich in dem früheren und häufigeren Erkennen der Erkrankung. Für eine echte Erhöhung des Erkrankungsrisikos liegen im Moment keine gesicherten Daten vor.

1.2.2 Allgemeine Inzidenz

Inzidenz

= Anteil der Neuerkrankten in der Bevölkerung in einem bestimmten Zeitraum, z. B. einem Jahr

Eine andere Kenngröße der Epidemiologie ist die **Inzidenz**, d. h. das Neuauftreten demenzieller Erkrankungen innerhalb (zum Beispiel) eines Jahres. Mit steigendem Lebensalter steigt die Inzidenz demenzieller Erkrankungen steil an. Pro Jahr erkranken ca. 350 000 bis 450 000 Personen neu an einer Demenz bzw. werden erstmals diagnostiziert. Abzüglich der Verstorbenen geht man aktuell von einem Zuwachs von 40 000 bis 60 000 Erkrankungsfällen pro Jahr aus (➤ Abb. 1.1).

1.2.3 Häufigkeiten psychischer Störungen in Heimen

Über die Häufigkeit psychischer Störungen in deutschen Alten- und Altenpflegeheimen liegen wenig empirische Daten vor. Zumeist beziehen sich die bekannten Untersuchungen auf Einschätzungen von Heimleitern oder auf die Pflegedokumentation. Die diagnostische Erfassung psychischer Störungen nach anerkannten Klassifikationskriterien wurde bislang in nur wenigen Studien erhoben. In einer eigenen Untersuchung (📖 [7]) im Rahmen der vom Bundesministerium für Gesundheit und Soziale Sicherung in Auftrag gegebenen Expertise „Heimbewohner mit psychischen Störungen" führten Hirsch und Kastner (2004) eine Stichtagserhebung bei 3 107 Bewohnern in 33 Alten- und Altenpflegeheimen in sechs deutschen Versorgungsregionen durch. Ziel war die Erfassung gerontopsychiatrischer Krankheitsbilder auf der Basis der ICD-10-Klassifikation unter Ergänzung von Leitsymptomatik und therapeutischen Interventionen.

Bei 65 % der Bewohner konnte eine psychische Erkrankung diagnostiziert werden. Es fanden sich 69 % organisch-psychische Störungen (Demenzerkrankungen), 14 % affektive Störungen

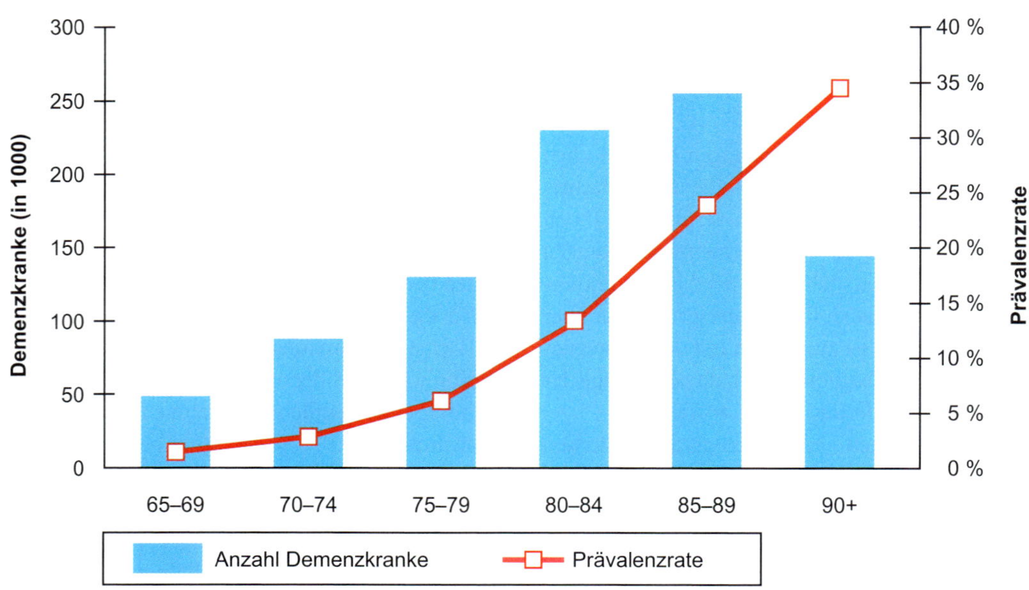

Abb. 1.1 Inzidenz und Prävalenz demenzieller Erkrankungen mit steigendem Lebensalter [V492]

(Depressionen) und 11 % schizophrene Störungen (Psychosen). Über 20 % der psychisch erkrankten Bewohner wiesen zwei oder mehr psychische Erkrankungen auf, 73 % der Bewohner mindestens eine weitere körperliche Erkrankung (➤ Abb. 1.2). Andere Studien konnten bestätigen, dass, abhängig vom Spezialisierungsgrad einer Einrichtung, etwa 50–80 % der Bewohner mindestens eine psychische Erkrankung aufwiesen.

Auslöser einer psychiatrischen Behandlung sind in der Regel Unruhezustände, abwehrendes Verhalten, Depressivität oder Schlafstörungen (➤ Abb. 1.3). 51 % aller Bewohner bzw. 7 % der psychisch Erkrankten erhielten nach Hirsch und Kastner (2004) mindestens ein Psychopharmakon (➤ Kap. 5.3.1).

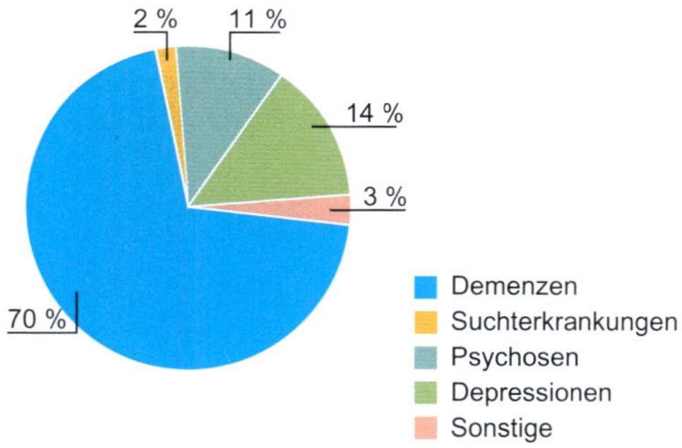

Abb. 1.2 Psychische Störungen in Altenheimen (📖 [4]) [V492]

1.3 Kosten und sozioökonomische Folgen

Mehr als die Hälfte der Gesamtkosten von 431,8 Mrd. Euro (2020) verteilen sich in Deutschland im Gesundheitswesen auf vier Erkrankungsbilder:

1. Kreislauferkrankungen (14 %)
2. Psychische Störungsbilder (13 %)
3. Verdauungssystem (11 %)
4. Muskel-Skelett-Erkrankungen (10 %)

Mit dem Lebensalter der Betroffenen steigen die Krankheitskosten überproportional an: Am geringsten sind sie bei Kindern und Jugendlichen. Bei den 15- bis 64-Jährigen liegen sie bei 3 400 Euro und bei den über 84-Jährigen bei 25 350 Euro pro Kopf.

11 % der Krankheitskosten entstehen in der ambulanten bzw. stationären Pflege. Bei Hochbetagten beträgt dieser Anteil sogar mehr als 50 %.

Nach Angaben des Statistischen Bundesamtes rangiert die Demenz mit 20,4 Mrd. Euro oder 4,5 % der Gesamtausgaben des deutschen Gesundheitssystems der Krankheitskosten des Jahres 2020 noch vor Diabetes mellitus (📖 [11]). 50 % der Personen, die in Deutschland Leistungen aus der Pflegeversicherung beziehen, gelten als demenzerkrankt. In Deutschland lag 2008 der Anteil der Heimbewohner, die an Demenz leiden, bei 25 % [10].

In fortgeschrittenen Demenzstadien werden nur noch 20–35 % der Erkrankten in der häuslichen Umgebung versorgt; bis zu 80 % der Betroffenen siedeln im Laufe der Erkrankung in ein Alten- oder

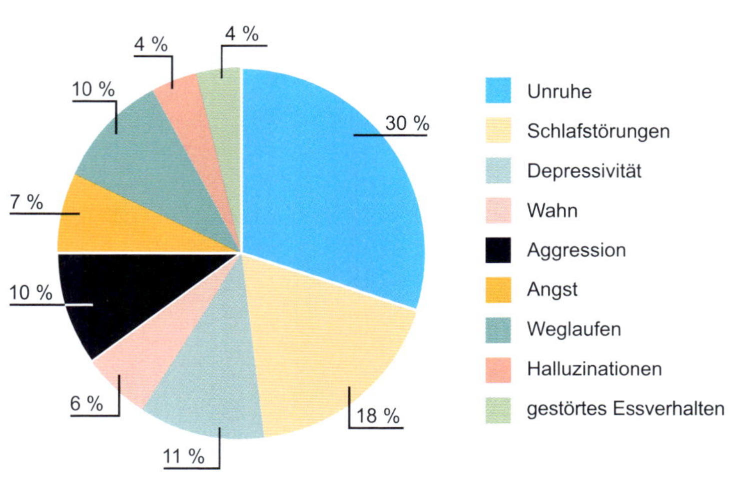

Abb. 1.3 Hauptsymptome psychisch erkrankter Heimbewohner (📖 [4]) [V492]

Pflegeheim über ([2]). Anders ist es bei den nicht an Demenz erkrankten Personen – sie verbleiben überwiegend in der häuslichen Umgebung. Für heutige Alten- und Pflegeheime bedeutet dies, dass sie überwiegend demenziell veränderte Bewohner versorgen müssen.

Mehrere Studien haben sich mit den sonstigen Kosten beschäftigt. Kernaussagen sind u. a.:

- Demenzerkrankungen gehören zu den teuersten Krankheiten.
- Den höchsten Anteil haben die indirekten Kosten, d. h. der Anteil, der von Angehörigen aufgebracht wird oder durch deren Produktionsausfall entsteht.
- Von den direkten Kosten entfallen beinahe drei Viertel auf die stationäre Pflege.
- Die sonstigen Aufwendungen wie Kosten für Krankenhausaufenthalte, diagnostische Maßnahmen oder medikamentöse Behandlung fallen vergleichsweise bescheiden aus ([4]).

LITERATUR

1. Alzheimer's Association. About. Aus: www.alz.org/about (letzter Zugriff: 30.6.2025).
2. Bickel H. Demenz im höheren Lebensalter: Schätzung des Vorkommens und der Versorgungskosten. Z Gerontol Geriat. 2001; 2(34): 108–115.
3. Deutsche Alzheimer Gesellschaft. Die Häufigkeit von Demenzerkrankungen 2023. Aus: https://www.deutsche-alzheimer.de/fileadmin/Alz/pdf/factsheets/infoblatt1_haeufigkeit_demenzerkrankungen_dalzg.pdf/(letzter Zugriff: 30.6.2025).
4. Hallauer JF, Kurz A. Weißbuch Demenz. Stuttgart: Thieme, 2002.
5. Hampel H, Padberg F, Möller H-J. Alzheimer-Demenz. Stuttgart: Wissenschaftliche Verlagsgesellschaft, 2003.
6. Haupt M, Wolter D, Gutzmann H. Psychische Störungen im höheren Lebensalter. Berlin, Heidelberg: Springer, 2016.
7. Hirsch RD, Kastner U. Heimbewohner mit psychischen Störungen – Expertise. Köln: KDA, 2004.
8. Hosch M et al. Therapie der Alzheimer-Demenz — was kommt? InFo Neurologie 2017; 19: 36–44.
9. Maurer K. Alzheimer. Das Leben eines Arztes und die Karriere einer Krankheit. München: Piper, 2000.
10. Statista Research Department. Anteil von Demenzkranken, die in Heimen leben in Deutschland, Österreich und der Schweiz 2008. 2011. Aus: https://de.statista.com/statistik/daten/studie/180629/umfrage/anteil-demenzkranker-in-heimen-2008 (letzter Zugriff: 1.11.2021).
11. Destatis, Statistisches Bundesamt, Krankheitskosten. Wiesbaden, 2022. Aus: https://www.destatis.de/DE/Themen/Gesellschaft-Umwelt/Gesundheit/Krankheitskosten/_inhalt.html?templateQueryString=Gesundheit±Krankheitskosten (letzter Zugriff: 30.6.2025).

KAPITEL

2 Symptome und Verlauf von Demenzerkrankungen

Ulrich Kastner

2.1 Demenzsyndrom

Unabhängig von der Ursache versteht man unter einem Demenzsyndrom eine über die Altersnorm hinausgehende längerfristige Störung verschiedener geistiger Leistungen, z. B. Gedächtnis- oder Orientierungsstörungen. Wenn die Veränderungen eine Verschlechterung des gewohnten Leistungsniveaus des Betroffenen bewirken und den beruflichen oder sozialen Alltag beeinträchtigen, spricht man von einem Demenzsyndrom. Ausgehend von diesem Syndrom versucht man, die Ursache näher zu ergründen. Damit gilt das Demenzsyndrom nicht als eigenständige Diagnose, sondern beschreibt das Zusammentreffen verschiedener Einzelsymptome.

Kennzeichen des Demenzsyndroms

- Störung der kognitiven Leistungen im Vergleich zur Altersnorm
- Absinken des individuellen Leistungsniveaus
- Beeinträchtigung des Alltags
- Dauer mindestens sechs Monate

Das Demenzsyndrom wird in primäre und sekundäre Demenzformen (➤ Kap. 3) unterteilt. „Primär" bedeutet, dass die ursächlichen Veränderungen im Gehirn zu suchen sind. Als „sekundär" werden die Demenzerkrankungen bezeichnet, die ihren Ursprung in anderen Krankheitsbildern haben oder deren Ursachen außerhalb des Gehirns liegen.

Die primären Demenzformen unterteilt man zudem in die degenerativen Demenzerkrankungen (neurodegenerativ: Alzheimer-Krankheit und vaskuläre Demenzformen) und die nichtdegenerativen Formen (➤ Abb. 2.1). Häufig werden die

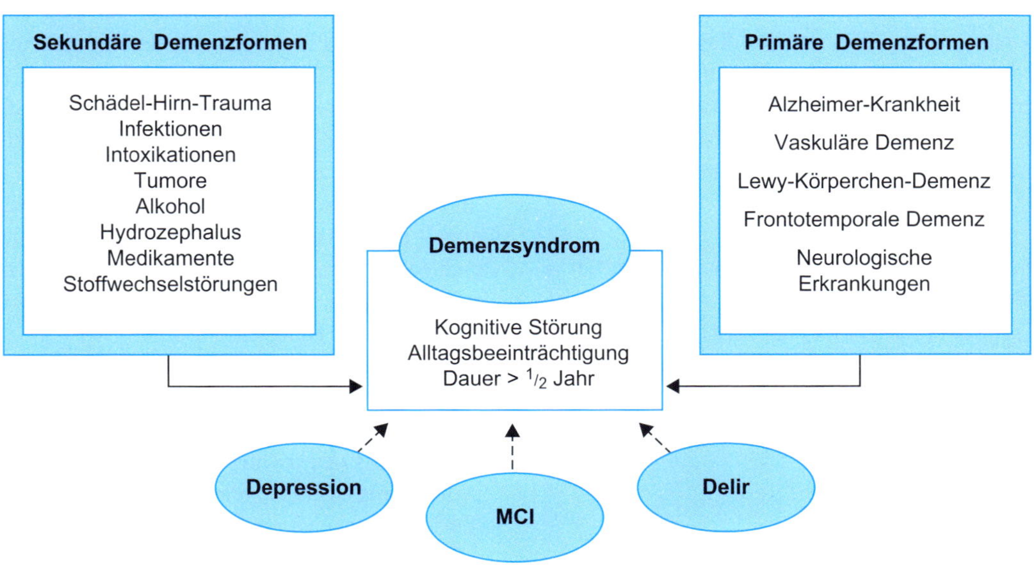

Abb. 2.1 Einteilung des Demenzsyndroms [V492]

nichtdegenerativen Demenzformen **nicht** zu den eigentlichen Demenzerkrankungen gezählt. Denn obwohl sie alle Kriterien des Demenzsyndroms erfüllen, fehlt ihnen das Merkmal der fortschreitenden Verschlimmerung (Progredienz).

2.2 Symptome der Demenz

Das typische Symptom einer Demenzerkrankung ist aus Sicht des Laien die Gedächtnisstörung. Für sich genommen ist jedoch eine Veränderung in diesem Bereich nicht maßgeblich für eine demenzielle Erkrankung; vielmehr spielen Störungen im Bereich der Orientierung, der Psyche, des Verhaltens oder der körperlichen Funktionen eine gewichtigere Rolle und kennzeichnen auch den weiteren Verlauf. Erst die genaue Symptombeschreibung im richtigen zeitlichen Zusammenhang macht dann die Diagnose einer Demenzerkrankung möglich und gibt Hinweise auf die zugrunde liegende Erkrankung (Ätiologie).

Sucht man nach Ursachen für die auftretenden Demenzsymptome, genügen nicht alleine die organischen Veränderungen als Erklärung. Wie bei keiner anderen Erkrankung spielen biografische, psychische, genetische, soziale und individuelle Faktoren eine wichtige Rolle. Im Einzelfall ist es schwer bzw. sogar unmöglich, das Einzelsymptom einer einzigen Ursache zuzuordnen. Relevant wird diese Vorüberlegung in der Planung von Pflegemaßnahmen oder Therapien: Nur die Kombination aus verschiedenen sozialen, pflegerischen und therapeutischen Ansätzen kann für den Betroffenen eine Verbesserung erbringen.

Die Einteilung der Demenzsymptome erfolgt in fünf Hauptgruppen

1. Kognitive Symptome (➤ Kap. 2.2.1)
2. Psychische Störungen und Verhaltensänderungen bei Demenz: BPSD (➤ Kap. 2.2.2)
3. Psychische Symptome (➤ Kap. 2.2.3)
4. Verhaltensänderungen (herausforderndes Verhalten, ➤ Kap. 2.2.4)
5. Körperliche Symptome (➤ Kap. 2.2.5)

2.2.1 Kognitive Symptome

Störungen der Denkprozesse im Allgemeinen sind die wesentlichen Kennzeichen einer demenziellen Erkrankung. Je nach geschädigtem Gehirnbereich herrschen dabei verschiedene Einzelsymptome vor. Neben Veränderungen der Gedächtnisleistung, der Merkfähigkeit und Wortfindungsstörungen treten häufig Orientierungsstörungen zunächst in fremder Umgebung, dann auch in bekannter Umgebung auf. Aufmerksamkeit und Konzentration sind in zunehmendem Maß gestört und es finden sich bei den Betroffenen Veränderungen in der Urteilsbildung, was auch die Entscheidungs- und Einwilligungsfähigkeit beeinträchtigt.

Die Symptome sind bei den allermeisten Demenzerkrankungen bereits im Frühstadium erkennbar, nur bei besonderen Formen wie der Parkinson-Demenz folgen sie erst mit zeitlicher Verzögerung auf motorische Veränderungen oder Verhaltensstörungen.

Nicht alle kognitiven Symptome treten gleichzeitig auf, sondern sie entwickeln sich je nach Demenzstadium zu unterschiedlichen Zeitpunkten mit dann zunehmender Intensität. Am Anfang der Erkrankung können vor allem Veränderungen der Merkfähigkeit auftreten; dagegen entwickeln sich Orientierungsstörungen erst einige Monate oder Jahre später. Vergleichbare Muster lassen sich ebenfalls bei Alzheimer-Erkrankten feststellen, wogegen z. B. bei vaskulären Demenzformen der Zeitpunkt des Erstauftretens bestimmter Symptome individuell sehr unterschiedlich sein kann. Gemeinsam ist allen Demenzerkrankungen, dass sich im Verlauf der Erkrankung die kognitiven Symptome fortschreitend (progredient) verschlechtern.

In Bezug auf die Urteilsbildung sowie die Einwilligungs- und Entscheidungsfähigkeit ist es in den verschiedenen Phasen einer Demenzerkrankung von wesentlicher Bedeutung, immer wieder zu überprüfen, inwiefern die Fähigkeit,

- wesentliche Informationen zu verstehen (Kompetenz des Verstehens),
- diese zu beurteilen (Kompetenz des Beurteilens),
- ein Ergebnis zielgerichtet anzustreben und die Anwendung zu antizipieren sowie
- Entscheidungen gegenüber Dritten äußern zu können (Kompetenz der Selbstäußerung),

vorhanden ist.

Je nach Symptomausprägung kann zwischen einer vollen, einer eingeschränkten oder einer stark eingeschränkten Einwilligungsfähigkeit mit immer schwerer verständlichen Selbstäußerungen unterschieden werden.

Es ist absehbar, dass jede Phase einer Demenz somit maßgebliche Folgen für die individuelle Willensbildung und entsprechend für die Selbstbestimmung der Betroffenen nach sich zieht. Umso wichtiger ist es deshalb, eine differenzierte und sensible Einschätzung mittels Fremdbeurteilung zu treffen, denn das Absprechen von Selbstbestimmungsmöglichkeiten ist indiskutabel.

Kognitive Symptome bei Demenzerkrankungen

- Störung des Gedächtnisses
- Einschränkung von Urteilsvermögen und Problemlösungsfähigkeit
- Orientierungsstörungen
- Aufmerksamkeitsstörungen
- Einschränkung der visokonstruktiven Fähigkeiten
- Einschränkung der praktischen Fähigkeiten
- Einschränkung der exekutiven Funktionen
- Aphasie (Sprachstörung)
- Apraxie (Werkzeugstörung)
- Agnosie (Störung des Wiedererkennens)

Sprachstörungen (Aphasien)

Sprachveränderungen gehören bereits zu den Frühsymptomen verschiedener Demenzerkrankungen. Bei der Alzheimer-Krankheit herrschen Wortfindungsstörungen bereits früh neben den Gedächtnisstörungen vor. Im weiteren Verlauf kommt es in der Regel zu schwerwiegenderen Veränderungen der Sprachbildung, bis hin zur globalen Aphasie.

Leichte Demenz – amnestische Aphasie mit Wortfindungsstörungen

Die Betroffenen finden nicht das richtige Wort und gebrauchen Ersatzwörter (Verwandte statt Familie), Oberbegriffe (Kleidung statt Hose) oder aber Umschreibungen („das Ding mit …“). Je nach dem zur Verfügung stehenden Grundwortschatz gelingt es den Betroffenen besser oder schlechter, die Wortfindungsstörungen zu kaschieren. Ein Grund dafür, warum höher gebildete Menschen erst später als dement erkannt werden: Sie halten „ihre Fassade“ länger aufrecht. Das Sprachverständnis bleibt fast immer gut bestehen.

Mittelschwere Demenz – semantische Aphasie mit Wortneuschöpfungen

Der Betroffene zeigt jetzt grammatikalische Veränderungen, erfindet neue Wörter oder vertauscht sie. Die Sprachmelodie und Artikulation sind im Wesentlichen unbeeinträchtigt, dagegen zeigen sich Störungen des Sprachverständnisses.

Schwere Demenz – globale Aphasie

Die schwerste Form der Aphasie ist die globale Aphasie. Es kommt zu einem zunehmenden Verlust der Sprache, zunächst in Form von verkürzten Sätzen, dann in Form von Zwei- und Dreiwortsätzen, später nur noch in Form einzelner Worte, die dann immer wiederholt werden. Die Sprache kann zu einzelnen Lauten zerfallen oder der Betroffene verstummt.

Bei bestimmten Demenzformen, wie der semantischen Demenz (➤ Kap. 3.1.3) oder der globalen Aphasie, aber auch nach Schlaganfällen können aphasische Störungen schon im frühen Erkrankungsstadium auftreten, teilweise noch vor anderen kognitiven Veränderungen. Es ist immer darauf zu achten, inwieweit das Sprachverständnis erhalten ist. Die Schwere der aphasischen Veränderung ist nicht automatisch mit der gleichen Einschränkung des Wortverständnisses verbunden (➤ Abb. 2.2).

Apraxie

Unter Apraxie versteht man die Störung der Ausführung willkürlicher und zielgerichteter Handlungen in einem geordneten Handlungsablauf (➤ Abb. 2.3). Eine Apraxie ist die Störung eines Handlungsablaufs, der nicht auf motorischen Veränderungen beruht; sie wird auch als Werkzeugstörung bezeichnet. Für den Alltag ist am häufigsten der Gebrauch von Besteck, Geschirr oder aber Gegenständen zur

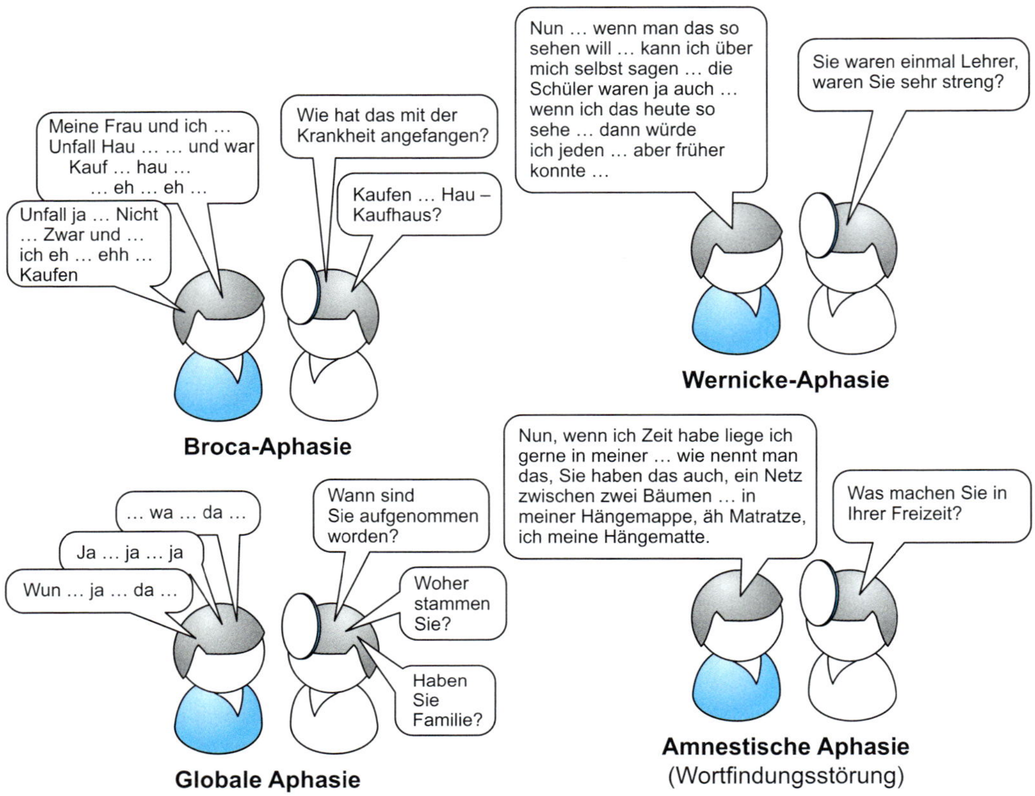

Abb. 2.2 Formen der Aphasie [V492]

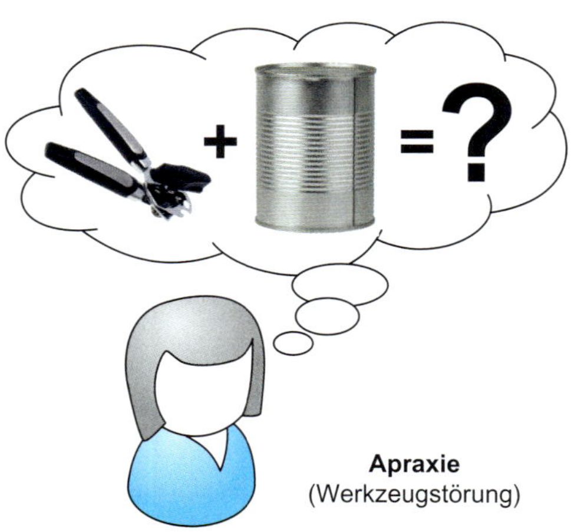

Abb. 2.3 Apraxie [J787-269, J787-270]

Hygiene auffällig. Schon im Frühstadium zeigen sich erste apraktische Störungen bei der Bedienung von Haushaltsgeräten oder Werkzeug. Ein „Nicht-essen-wollen" kann Ausdruck einer apraktischen Störung sein, bei der der Betroffene vor dem gefüllten Mittagsteller sitzt, aber nicht weiß, was er mit dem Besteck machen soll.

Agnosie

Die Agnosie ist die Störung des Wiedererkennens, die bei demenzerkrankten Menschen in unterschiedlichsten Formen auftreten kann (➤ Abb. 2.4). Trotz erhaltener sensorischer Funktion kann der Betroffene bestimmte Gegenstände oder Situationen nicht als bekannt begreifen. Für den Alltag spielen vor allem das Nichterkennen von Personen (Prosopagnosie), des eigenen Krankheitsbildes (Anosognosie) oder das Nichterkennen des eigenen Zimmers eine entscheidende Rolle.

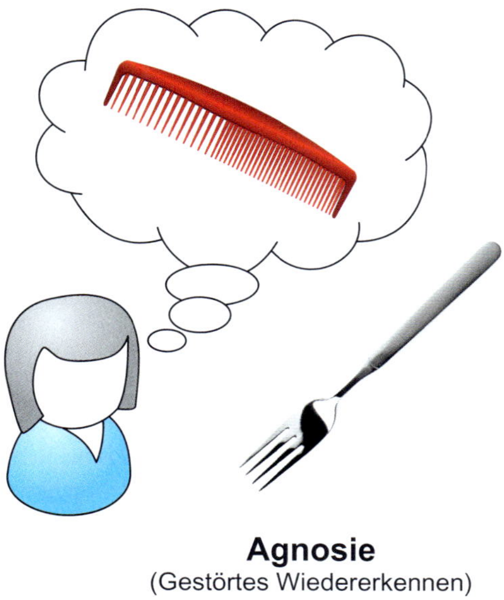

Abb. 2.4 Agnosie [J787-271, J787-272]

2.2.2 Psychische Störungen und Verhaltensänderungen bei Demenz

Von den kognitiven Symptomen werden die nichtkognitiven bzw. psychischen Störungen und Verhaltensänderungen abgegrenzt. Aufgrund ihrer herausragenden Bedeutung für die Versorgung, Therapie und Pflege hat man diesen Symptomkomplex mit dem Begriff **BPSD** (Englisch: **B**ehavioral and **P**sychological **S**ymptoms of **D**ementia) umschrieben. In der Pflegewissenschaft hat sich der Begriff **„herausforderndes Verhalten"** etabliert.

Wichtige Aspekte des BPSD:

- Die Ursachen des BPSD sind multifaktoriell.
- Bislang existiert nur eine unzureichende Studienlage hinsichtlich Korrelationen zwischen Neuropathologie und Verhaltensänderungen.
- Studien zur funktionellen Bildgebung lassen erahnen, dass BPSD keine zufälligen Ergebnisse der generellen Hirnveränderung sind, sondern Auswirkungen regionaler Funktionsstörungen.
- Störungen des Tagesrhythmus sind häufiger mit BPSD korreliert, v. a. Wandern und Unruhe in der Nacht.
- Akute Notfälle und Krankenhausaufnahmen sind häufig mit einschneidenden Lebensereignissen, mit Störungen der normalen Routinen oder Veränderungen der Umgebung assoziiert.

Mit zunehmender Schwere der Demenz steigt auch die Häufigkeit von Verhaltensstörungen. Während depressive Symptome, Angst, aber auch Suizidalität gerade zu Beginn der Erkrankung zu beobachten sind, steigt im fortgeschrittenen Erkrankungsverlauf das Risiko für Umherwandern, Schlafstörungen, Apathie, Verkennungen, wahnhaftes Erleben, aber auch verbale Aggressivität. Verhaltensänderungen im mittelschweren und schweren Stadium sind dann der Grund dafür, dass die häusliche Versorgung nicht mehr länger sicherzustellen ist und demenzspezifische Altenhilfeeinrichtungen zur Unterstützung benötigt oder gerontopsychiatrische Behandlungen notwendig werden. Wichtig ist hierbei, sensibel mit der Begrifflichkeit des herausfordernden Verhaltens umzugehen, da dies – viel häufiger als tatsächlich wahrgenommen – von der Umgebung ausgelöst wird (➤ Kap. 6.1).

2.2.3 Psychische Symptome

Psychische Veränderungen zeigen sich bei demenziellen Erkrankungen regelmäßig. Im Vergleich zu den kognitiven Symptomen verstärken sie sich jedoch nicht zwangsläufig mit Fortschreiten der Erkrankung, sondern werden über längere Phasen beobachtet, können sich dann aber wieder zurückbilden oder verändern. So kann sich ein Betroffener über Monate hinweg ängstlich oder deprimiert zeigen, im weiteren Verlauf aber eine durchgängig ausgeglichene Stimmung präsentieren, unabhängig vom Einsatz etwaiger Medikamente.

Die Schwierigkeit besteht darin, die zu beobachtenden Symptome von anderen psychischen Erkrankungen abzugrenzen. In der Regel gelingt dies nur in der genauen Beobachtung und Dokumentation der Dauer, des Verlaufs, der Auslösesituation und unter Berücksichtigung der Biografie des Betroffenen. So finden sich sowohl depressive Symptome als Folge der organischen Veränderungen (organische Depression), als auch als Folge der psychischen Verarbeitung der zunehmenden kognitiven Leistungseinbußen (reaktiv depressive Störung) oder aber als Symptom einer parallel auftretenden eigenständigen depressiven Erkrankung.

Die auftretenden psychischen Symptome sind vielfältig und können alle Formen zeigen, die auch bei anderen psychischen Erkrankungen beobachtet werden:

- Angst, Misstrauen, Furcht
- Depressivität
- Verkennungen und Halluzinationen
- Frustrationen

Am häufigsten beobachtet man jedoch Stimmungsschwankungen, depressive Verstimmungen, ungerichtete Ängste, Frustration, aber auch Wahrnehmungsstörungen in Form von illusionären Verkennungen bis hin zu Halluzinationen. Psychische Symptome können wegweisend für eine bestimmte Diagnose sein. So werden z. B. optische szenische Halluzinationen bei der Diagnose einer Lewy-Körperchen-Demenz zwingend gefordert.

Angst

Ängste zeigen sich vor allem als generalisierte Ängste oder sind hinsichtlich des auslösenden Faktors eher unspezifisch. So zeigen die Betroffenen Ängste vor dem Dunkeln, vor dem Alleinsein, Angst, verlassen zu werden, oder Ängste vor großen Räumen.

Unverzichtbar in der Beurteilung von Ängsten bei demenziell Erkrankten ist die Erhebung der Biografie, da sie zum einen Aufschluss über früher bekannte spezifische Ängste (Phobien) geben oder die Ängste in Zusammenhang mit lebensgeschichtlich wichtigen Ereignissen setzen kann, vor allem bezüglich stattgefundener und nun wieder aufbrechender Traumatisierungen. Hier kann durch die Umgebungsgestaltung oder durch direkte Interventionen ein Auflösen der akuten Angstattacke erreicht werden.

Depressivität

Unterschieden werden muss, ob das Symptom als Reaktion auf erlebte Einbußen, als Symptom der organischen Erkrankung oder aber als eigenständige depressive Erkrankung verstanden werden kann. Allzu häufig neigt man dazu, die auch persönlich als schwerwiegend erlebte Demenzerkrankung als Ursache für die depressive Symptomatik zu interpretieren. Dieses Symptommodell mag für viele Angehörige oder Betreuer zutreffen. Die häufig aber auch beobachtete gute, teils fröhliche Stimmungslage anderer Menschen mit Demenz widerspricht dieser Annahme. In frühen Phasen eines demenziellen Störungsbildes trifft die Annahme der reaktiven Depression dennoch zu, v. a. bei familiärer Belastung.

Aspekte, die maßgeblich damit einhergehen können, dass Menschen mit Demenz fast in depressive Muster geführt werden, sind eine übermäßige Bevormundung und „Bemutterung". Eine permanente Rückmeldung von außen, dass sie grundsätzlich nicht mehr in der Lage sind, Entscheidungen zu treffen und diesen auch zu folgen, fördert bei Betroffenen einen Rückzug ins Innere. Die Wahrnehmung, dass Selbstwirksamkeit oder Selbstbestimmung (➤ Kap. 2.2.1) nicht mehr möglich ist, kann erhebliche negative Folgen haben.

Im Zusammenhang mit depressiven Symptomen ist eine etwaige Selbstmordneigung (Suizidalität), gerade im Frühstadium, sorgfältig zu explorieren.

Verkennungen und Halluzinationen

Wenn Menschen mit Demenz von Wahrnehmungsstörungen berichten oder deren Verhalten darauf schließen lässt, liegt die Ursache – neben der normalen altersbedingten Reduktion der Sinneswahrnehmungen – vor allem in Verkennungen. Halluzinationen oder sensorische Wahrnehmungen ohne zugrunde liegende Objekte sind bei einer Alzheimer-Krankheit selten, bei vaskulärer Demenz häufig im Rahmen einer akuten Verwirrtheit und bei Lewy-Körperchen-Demenz fast immer zu beobachten. Die Trennung zwischen illusionärer Verkennung und Halluzination ist daher nicht nur therapeutisch, sondern vor allem auch für die richtige Diagnose von Bedeutung (➤ Abb. 2.5).

Verkennungen beobachtet man häufig bei schlechter Beleuchtung oder in der Nacht oder aber bei Betroffenen mit zusätzlichen sensorischen Einschränkungen, wie Visusminderung oder Höreinbußen. So berichten die Betroffenen etwa, eine fremde Person befände sich im Zimmer. Als realer Gegenstand kann aber ein Kleidungsstück identifiziert werden; ihr eigenes Spiegelbild an der Fensterscheibe wird als Person auf dem Balkon verkannt.

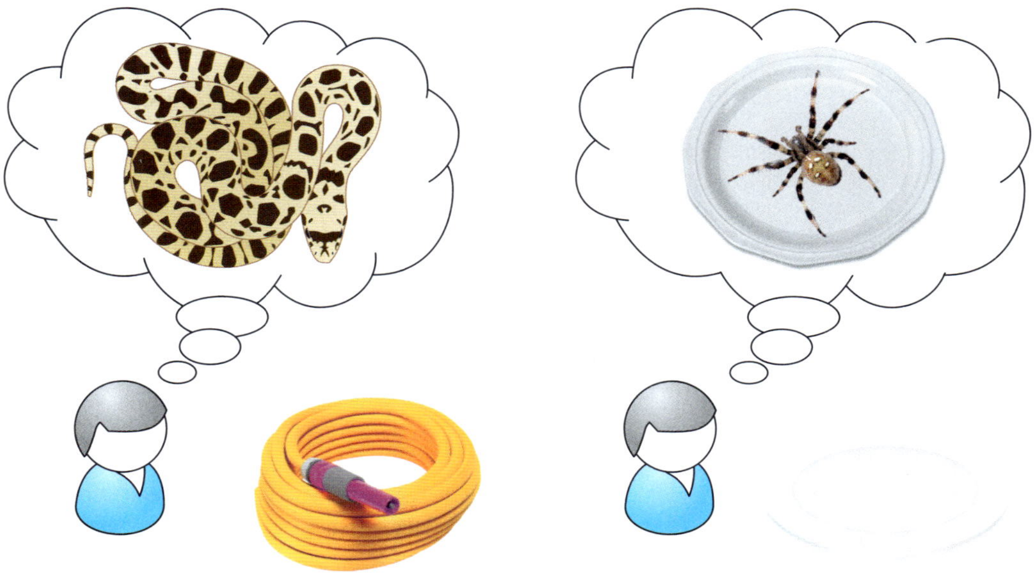

Abb. 2.5 Illusionäre Verkennung und Halluzination [G1515, J787-273, J787-274, J787-275]

Die Verkennung von Personen wird auch als Capgras-Syndrom bezeichnet.

Häufiger als echte Halluzinationen oder Verkennungen werden bei den Betroffenen wahnähnliche Phänomene beobachtet. Im Gegensatz zu den komplexen und andauernden Wahnideen schizophrener Patienten werden diese jedoch durch kognitive Fehlleistungen wie das Verlegen oder Verlieren von Gegenständen ausgelöst. Das Abhandenkommen der Gegenstände wird dann als Diebstahl interpretiert und als Täter werden unglücklicherweise fast immer die näheren Angehörigen oder Pflegepersonen verdächtigt. Dieses Wahnsymptom wird je nach Ausprägung als Bestehlungsidee und Bestehlungswahn bezeichnet.

2.2.4 Verhaltensänderungen

Kennzeichnend für akute Verwirrtheitszustände und mittelschwere Demenzstadien ist das Auftreten von Verhaltensänderungen. Sie sind in Einzelfällen schon zu Beginn der Erkrankung zu beobachten; dies entweder nur in abgemilderter Form oder aber sie sind die frühen Zeichen einer Störung des Frontalhirns bei bestimmten Demenzformen wie dem Morbus Pick (➤ Kap. 3.1.3).

Ähnlich wie für psychische Veränderungen gilt es hier, „normale verstehbare Reaktionen" aufgrund demenzspezifischer kognitiver Veränderungen von primären Demenzsymptomen zu unterscheiden. So finden sich mehrheitlich beim Auftreten verbaler oder körperlicher Aggressivität erklärbare Auslösesituationen, in denen es dem Betroffenen fast nicht anders möglich war, als in dieser Weise zu reagieren. So kann der gut gemeinte Versuch, einen Betroffenen zu duschen, als aggressiver Akt aufgefasst werden, gegen den sich der Betroffene wehrt.

Sicherlich kann aber damit nicht jede Verhaltensänderung erklärt werden und es finden sich auch Verhaltensänderungen, die als primäres Krankheitssymptom aufgefasst werden müssen. Es ist daher notwendig, vor jeder therapeutischen oder medikamentösen Intervention diese Frage zu klären.

Zu den häufigsten Verhaltensänderungen gehören – neben dem Umherlaufen und den Störungen des Schlaf-Wach-Rhythmus – Rufen und Schreien, Aggressivität, beständiges An- und Ausziehen, sexuelle Enthemmung oder das Sammeln und Verstecken.

Unruhe und Agitiertheit

FALLBEISPIEL

Agitiertheit

Frau S. lebt seit drei Jahren in einem Altenheim in einer Gruppe für demenzerkrankte Bewohner. In einem längeren Zeitraum kam es nun zu einem vermehrten Umherlaufen, vor allem gegen Abend, verbunden mit ständigem Rufen nach „Hilfe" oder aber „Gerda", ihrer Tochter. Der persönliche Kontakt kann das Verhalten regelmäßig auflösen. Sobald sich die Bewohnerin aber alleine auf ihr Zimmer zurückzieht, verstärkt sich das Verhalten. Ein medikamentöser Behandlungsversuch mit einem niederpotenten Antipsychotikum (Melperon) brachte nicht den gewünschten Erfolg und verstärkte die Gangunsicherheit der Bewohnerin.

Unruhe ist das mit am häufigsten beschriebene Symptom demenzerkrankter Bewohner in Altenhilfeeinrichtungen – ob nun in der Form von Umherlaufen oder Wandern, Rufen oder Schreien oder aber dem Hinterherlaufen von Pflegepersonal. Sehr häufig führt das Syndrom zu medikamentösen Therapieversuchen, die aber selten von Erfolg gekrönt sind: Stürze werden dadurch provoziert, eine Immobilität und damit erschwerte Pflege resultieren. Um eine angepasste Therapie bzw. Umgangsform mit diesem Störungsbild zu finden, ist eine detaillierte Beschreibung der Unruhe unbedingt notwendig. So kann man verschiedene Formen von Unruhe, in der Fachliteratur häufig als Agitiertheit bezeichnet, unterscheiden (📖 [9]).

Um eine Agitiertheit von Menschen mit Demenz professionell einzuschätzen, bedarf es einer adäquaten Wahrnehmung und Beobachtung dieser Symptomatik. Gründe für solche Unruhephasen bilden sich bei Betroffenen häufig aufgrund unerfüllter oder für sie nicht mehr mitteilbarer Bedürfnisse, die sie nur mit Unterstützung befriedigen können, aus. Dies können Gefühle und Antriebe wie beispielsweise Hunger, Durst, Langeweile, Angst, Sehnsucht etc. sein (➤ Kap. 8.3.7, ➤ Kap. 8.3.8, ➤ Kap. 8.3.9) oder auch Gewohnheiten, die ein Leben lang gepflegt wurden und nun nicht mehr selbstständig beibehalten werden können.

Erklärungsmodelle zur Agitiertheit bei Menschen mit Demenz, z. B. das „Modell der unbefriedigten Bedürfnisse", schenken dem Thema Bedürfnisse und Bedürfnisbefriedigung eine gezielte Aufmerksamkeit und gehen davon aus, dass bei herausfordernden Verhaltensweisen diese als Auslöser fungieren. Eine wesentliche Basis bildet in diesem Modell wie u. a. auch im Verhaltens- und Lernmodell (s. u.) die Kenntnis über die individuelle Persönlichkeit und Lebensgeschichte der Betroffenen, die Aufschluss über die Verknüpfung von bestimmten aktuellen und biografischen Verhaltensweisen geben kann (📖 [10]).

Diese Ursachen müssen von Pflegenden oder Betreuenden identifiziert werden. Nur so können Menschen mit Demenz dabei unterstützt werden, dass ihre unbefriedigten Bedürfnisse gestillt und die meist daraus resultierende Agitiertheit reduziert werden kann. Spezifische Assessmentinstrumente sind genau hierauf ausgerichtet und ermöglichen eine systematische, strukturierte und ganzheitliche Erhebung (➤ Kap. 8.3.14).

Formen von Unruhezuständen

- Rufen und andere akustische Störungen
- Apathie und Antriebsminderung
- Agitiertheit mit und ohne Aggressivität
- Wandern und Weglaufen (Walker)
- Kontrollieren und Hinterherlaufen
- Herumwerkeln im Garten, Kramen, Kleiderschränke ausräumen
- Zimmer „aufräumen"
- Zielloses Wandern
- Wandern mit unangemessenem Ziel
- Wandern mit unangemessener Häufigkeit
- Extremes Wandern ohne Pausen
- Nächtliches Wandern
- Notwendigkeit, nach Hause gebracht zu werden
- Versuche, das Haus zu verlassen
- Sun-Downing (Sonnenuntergangsphänomen)

Sun-Downing

Unter dem Sun-Downing bzw. dem Sonnenuntergangsphänomen versteht man die zunehmende motorische Unruhe und eine Steigerung von Verhaltensauffälligkeiten von gerontopsychiatrisch Erkrankten gegen Nachmittag bis in die Abendstunden. An Demenz erkrankte Menschen zeigen dann eine stärkere Desorientiertheit oder Agitiertheit. Die Auslöser und Ursachen sind nicht eindeutig geklärt. Es wird davon ausgegangen, dass hier ein großer Konflikt zwischen der inneren Uhr, die sich durch die Dämmerung etc. langsam auf Schlaf einstellt, und der Unfähigkeit, vorhandene Umgebungsfaktoren adäquat zu verarbeiten, vorliegt. Daneben dürften aber auch eine reduzierte körperliche Aktivität, eine geringere Lichtexposition und mangelnde Strukturierung durch fehlende Sozialkontakte am Abend eine Rolle spielen.

Zielloses Umhergehen und Weglaufen sind die wesentlichen Wanderphänomene von Menschen mit Demenz. Obwohl in den allermeisten Fällen das Wandern nur störend durch die Umgebung empfunden wird, kann es in Ausnahmefällen auch zu Eigen- und Fremdgefährdungen führen und ist dann medizinisch behandlungsbedürftig.

Gefahren des Wanderns

- Betroffener verirrt sich in unbekannter Umgebung
- Gefährdung im Straßenverkehr
- Stürze und Verletzungen
- Konflikte mit Mitbewohnern oder Passanten
- Gewichtsreduktion
- Psychischer Stress
- Gefährdende Situationen
- Verlust von privatem Besitz

Ursachen für Unruhezustände finden sich neben dem Umgebungsmilieu vor allem in den persönlichen Bedürfnissen der Bewohner, in körperlichen Störungen, aber auch in innerpsychischen oder interpersonellen Konflikten, z. B. zwischen Personal und Bewohner oder innerhalb der Bewohnergruppe. Daneben können eine situative Desorientiertheit, das Suchen nach Familienangehörigen, die Sorge um Kinder, die von der Schule kämen, oder aber der vermeintlich noch bestehende Arbeitsplatz eine motorische Unruhe auslösen. Um dem Verhalten passend zu begegnen, ist es von großer Bedeutung, das Verhalten detailliert zu beschreiben und die mögliche Ursache aufzudecken. Nur dann können Maßnahmen zur Linderung ergriffen werden.

Ursachen für Agitiertheit (mod. n. Cohen-Mansfield 1986, [10])

- Stimmungen und Bedürfnisse
- Aktuelle Ereignisse
- Behinderungen und Erkrankungen
- Konflikte aus der Vergangenheit
- Frustration über Verlust alltäglicher Tätigkeiten
- Verletzung der Privatsphäre
- Verhalten von Mitbewohnern
- Verwirrtheit bei mangelnder Alltagsstruktur
- Einsamkeit
- Depression
- Unverarbeitete Konflikte
- Mondphasen
- Verstopfung
- Schwerhörigkeit
- Fixierung
- Infektionen, z. B. der Harnwege
- Hunger
- Inadäquate Sorgen, z. B. um Kinder, die von der Schule kommen

Erklärungsmodelle zur Agitiertheit bei Menschen mit demenzieller Erkrankung ([10])

Das „Modell der unbefriedigten Bedürfnisse", das „Verhaltens- und Lernmodell" sowie das „Modell der Vulnerabilität" zeigen die Hintergründe herausfordernder Verhaltensweisen auf.

Das „Modell der unbefriedigten Bedürfnisse" sieht die Entstehung von unangemessenen Verhaltensweisen darin, dass Menschen mit Demenz ihre Bedürfnisse zunehmend weniger selbst erfüllen bzw. mitteilen können. Eine erfolgreiche Bedürfnisbefriedigung wird für diese Personen somit immer schwieriger. Das Bestehen und das Kumulieren von unerfüllten Bedürfnissen ziehen im Anschluss ein herausforderndes Verhalten als letzte Mitteilungsmöglichkeit nach sich. Das „Verhaltens- und Lernmodell" hingegen geht davon aus, dass es grundsätzlich einen engen Zusammenhang zwischen der Prägung durch die jeweilige Lebensgeschichte und unangemessenen Verhaltensweisen gibt, die ebenfalls während des Lebens erlernt wurden.

Das „Modell der Vulnerabilität" beschäftigt sich mit den Aspekten der Verletzlichkeit (Vulnerabilität) und Stress, welche einen starken Einfluss auf herausfordernde Verhaltensweisen bei Menschen mit Demenz haben. Dadurch, dass Betroffene durch ihre Erkrankung besonders reizempfindlich sind bzw. werden und stärker auf Reize reagieren, resultiert ein immer stärker ausgeprägteres Stresserleben. Demenziell erkrankte Personen müssen somit von Situationen ferngehalten (oder aus solchen herausgeführt) werden, die sie nicht mehr erfassen können und die deshalb in ihnen entsprechende Reaktionen auslösen.

Aggressivität

Aggressive Verhaltensweisen können unterschiedliche Ausprägungen und Ursachen haben. Neben der emotionalen Instabilität und einem Verlust der Impulskontrolle gelten Überreizung oder Überforderung in der Situation als Hauptauslöser für diese Art der Verhaltensänderung. Ziel der meisten aggressiven Verhaltensweisen ist der Wunsch des Betroffenen nach Distanz und „in Ruhe gelassen zu werden". Eine gezielte, geplante Aggressivität findet sich nur selten. Dabei gestaltet sich der Umgang nicht weniger konfliktbehaftet. Notwendige medizinische Maßnahmen oder eine pflegerische Grundversorgung können häufig nicht durchgeführt werden oder erfordern einen speziellen Umgang mit dem Betroffenen (➤ Kap. 9.5).

In Einzelfällen können gezielte aggressive Handlungen gegen Mitbewohner, Angehörige oder Pflegepersonal beobachtet werden. Wie auch in anderen Bereichen herrscht hier ein hoher Grad an Tabuisierung. Grundsätzlich muss aber jede körperliche Aggressivität thematisiert und etwaige Konsequenzen müssen erwogen werden. Der Schutz der körperlichen Unversehrtheit gilt für alle Beteiligten in der Versorgung demenzerkrankter Personen, die Betroffenen, aber auch deren Pflegenden.

Sammeln

Das Sammeln und Verstecken von Gegenständen ist ein häufig zu beobachtendes Phänomen, vor allem auch in Altenhilfeeinrichtungen. Dabei richtet sich das Verhalten nicht alleine auf das Aufbewahren von Essensbestandteilen, sondern kann sich auch auf das Sammeln von Besteck, Kleidung, Stiften, Zeitungen oder Müll beziehen. Das Ansammeln von eigenem Besitz oder das Horten von Nahrung sind dabei wichtige Motivationen. Das Verhalten ist in der Regel als zwanghaft anzusehen, Erklärungs- oder Überzeugungsversuche enden nicht selten in konflikthaften Auseinandersetzungen. Solange nicht der Besitz anderer betroffen ist oder aber hygienische Gründe dem Sammeln widersprechen, kann das Verhalten über längere Zeit unverändert fortbestehen und aus Bindungs- und Biografieaspekten sogar einen wichtigen Baustein zur Stabilisierung des Betroffenen darstellen.

Sexualität

➤ Kap. 7.1.2, Eigene Sexualität leben.

Durch die organischen Veränderungen im Gehirn können auch Veränderungen des sexuellen Verhaltens auftreten. Das häufigste sexuelle Problem bei Demenzerkrankungen ist das Nachlassen oder der komplette Verlust von sexuellem Interesse (23 %). Das zweithäufigste Problem bei Menschen mit Demenz besteht hingegen in einer Libidozunahme (14 %), die dazu führt, dass aufgrund der Grunderkrankung Bedürfnisse häufig durch sozial unangepasste Äußerungen zum Ausdruck gebracht oder Situationen missinterpretiert werden, und so wiederum negative Reaktionen des Umfelds auslösen. Dabei können auch alte Muster eine Rolle spielen, die dann verstärkt zum Vorschein kommen. Schwerwiegendere, unangemessene sexuelle Verhaltensweisen, die als direktes psychiatrisches Problem bezeichnet werden, sind jedoch seltener (5 %). Erhebliche Probleme durch massiv störende sexuelle Verhaltensweisen, z. B. öffentliches Masturbieren oder Entkleiden, den Gebrauch vulgärer Worte oder sexuelle Übergriffe gegen den Partner oder andere Personen, sind nur in seltenen Fällen bekannt (1,6 %).

Vor allem für Angehörige, aber auch für Pflegende ist es wichtig, die sexuellen Verhaltensänderungen als krankhaft zu verstehen und nicht persönlich zu nehmen. Verstärker hierfür können auch entsprechende Rahmenbedingungen in stationären Einrichtungen sein, da diese meist nicht auf die Erfüllung individueller sexueller Bedürfnisse ausgerichtet sind, und auch Privatheit und Intimsphäre rücken aufgrund struktureller, aber auch krankheitsspezifischer und pflegerischer Ursachen in den Hintergrund.

In einem zweiten Schritt wird es – wie oben beschrieben – wichtig, zunächst die Ursachen der

Verhaltensänderung zu ergründen. Häufig liegen sie in anderen kognitiven Fehlleistungen wie dem Verkennen von Personen oder Situationen oder in einer fehlenden zeitlichen Orientierung.

Das Verhalten der Pflegenden und/oder die erforderliche Pflegesituation können ebenfalls zu sexuellen Störungen und Spannungen führen. Insbesondere in der pflegerischen Versorgung sind enge Kontakte zu pflegebedürftigen Personen unumgänglich. Aufgrund einer Demenzerkrankung kann dieser körperliche Kontakt vom Betroffenen missverstanden werden. Auch die Versorgung durch gegengeschlechtliche Pflegende kann zu entsprechenden Problematiken führen. Essenziell ist in dieser Beziehung die professionelle Handhabe von Nähe und Distanz sowie Beruflichem und Privatem, um der Thematik Sexualität im Alter und bei Menschen mit Demenz im (Langzeit-)Pflegesetting Raum zu geben und gleichzeitig eine adäquate Pflege zu ermöglichen (📖 [1]).

2.2.5 Körperliche Symptome

Alle Betroffenen leiden im zumeist fortgeschrittenen Stadium einer Demenz unter körperlichen Symptomen (➤ Abb. 2.6). Je nach Demenzart treten diese im Früh- oder Spätstadium auf. Gerade bei den häufigsten Demenzformen leitet das Auftreten zusätzlicher körperlicher Symptome die schwere Phase ein, in der dann vor allem pflegerische Maßnahmen in den Vordergrund treten. Durch die medizinischen Fortschritte, vor allem im internistischen Bereich, bekommen es Pflegende immer häufiger mit neurologischen Störungsbildern zu tun, die aufgrund ihrer meist fehlenden Rehabilitationsmöglichkeit eine besondere Herausforderung darstellen. Anders als bei Patienten mit Schlaganfall liegt der Fokus auf der Stabilisierung und dem langsameren Fortschreiten der Krankheit und nicht etwa auf der weitestgehenden Wiederherstellung oder gar Heilung der Symptomatik. Zu den am meisten herausfordernden Veränderungen gehören dabei die Gangstörungen mit wiederholten Stürzen, die Veränderung des Schluckaktes, die reduzierte Nahrungsaufnahme bei vermindertem Durst- und Hungergefühl, Inkontinenz und Bewegungseinschränkungen durch Kontrakturbildungen. Neue ethische Fragestellungen, wie die Ernährung mittels PEG-Sonde (Sondeneinlage durch eine perkutane endoskopische Gastrostomie, sog. „Magensonde")

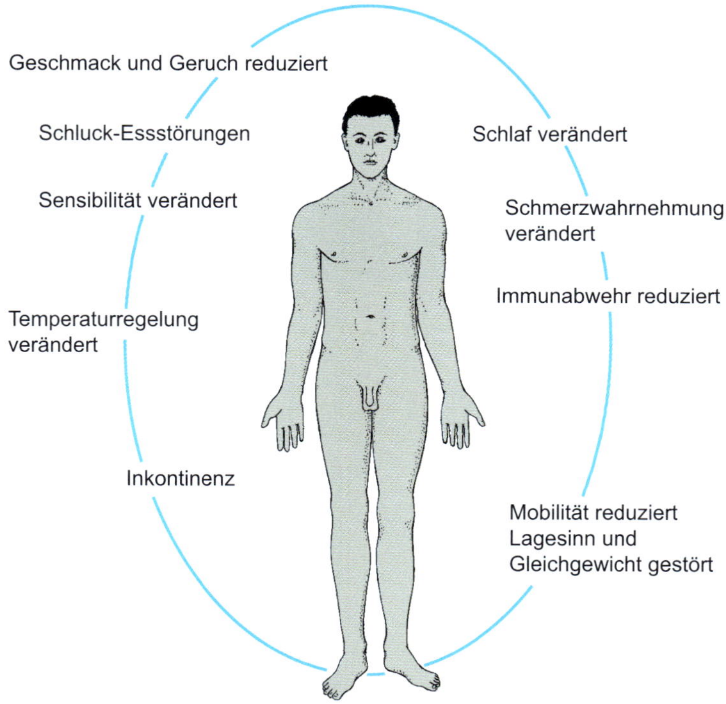

Abb. 2.6 Körperliche Symptome bei demenziellen Erkrankungsbildern [L190]

oder Sicherungen zur Sturzprophylaxe, treten in den Fokus der pflegerischen Versorgung.

Konnte die Versorgung eines Betroffenen vor dem Auftreten der körperlichen Symptome noch in der häuslichen Umgebung gewährleistet werden, stellen sie neben Aggressivität und massiver Unruhe mittlerweile die häufigsten Gründe für einen Umzug ins Heim dar.

Aufgrund der gleichen Problematik sind im zunehmenden Maß auch somatische Krankenhäuser mit der Versorgung demenzerkrankter Menschen konfrontiert und überfordert. Ausreichende Konzepte für die stationäre Versorgung bei internistischer oder chirurgischer Behandlungsbedürftigkeit fehlen und werden zu oft auf gerontopsychiatrische Abteilungen abgewälzt.

Gestörter Schlaf-Wach-Rhythmus – Schlafstörungen

Der Schlaf der Betroffenen kann in unterschiedlicher Weise betroffen sein. Zum einen leiden demenzerkrankte Menschen an wiederholten Unterbrechungen und insgesamt reduzierter Schlafmenge. Teilweise wird der fehlende Schlaf durch Schlafphasen am Tag kompensiert. Andere Betroffene fallen eher durch ein vermehrtes Schlafbedürfnis auf, zumeist einhergehend mit einer generalisierten Antriebsstörung und einem Initiativverlust (➤ Abb. 2.7).

Ursachen sind zum einen **biologisch** bedingt. Durch die degenerativen Veränderungen des Gehirns kommt es zu Störungen der „inneren Uhr“; die Schlaf-Wach-Phasen können nicht mehr gesteuert werden.

Aufgrund der **kognitiven** Störungen werden externe Zeitgeber nicht mehr in notwendiger Weise wahrgenommen, was den Rhythmuswechsel verstärken kann.

Auf der anderen Seite kann es durch eine **Inaktivität** oder **fehlende äußere Reize** zu vermehrten Tagesschlafzeiten kommen, mit daraus resultierenden Wachphasen in der Nacht.

Andere Schlafstörungen im Alter

- Einschlafstörung
- Durchschlafstörung

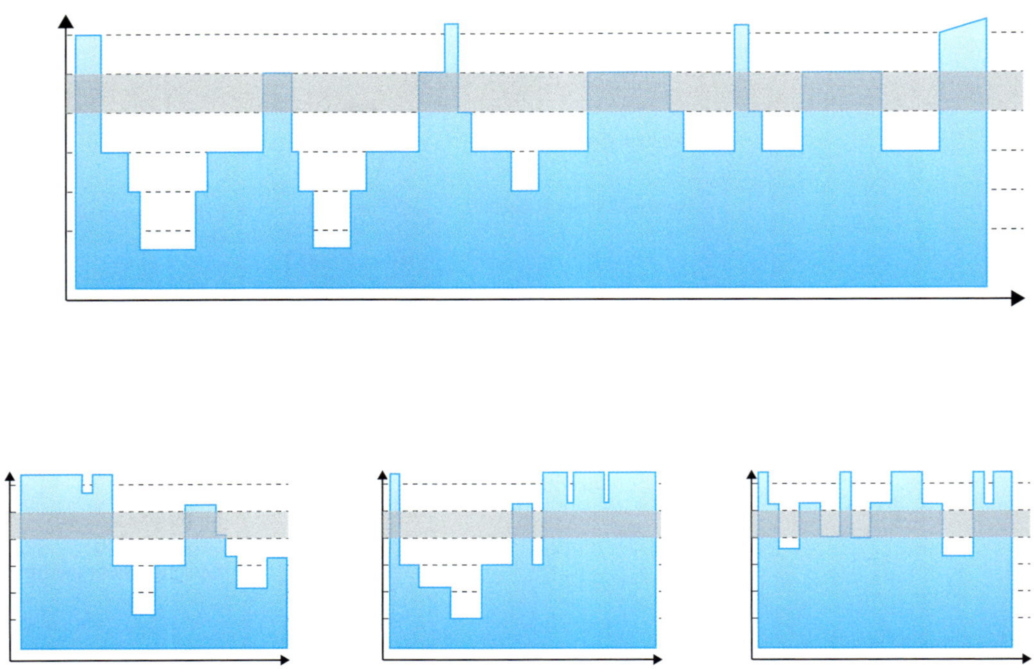

Abb. 2.7 Normaler Schlaf und verschiedene Störungsbilder [V492]

- Vorzeitiges Erwachen
- Hypersomnie (übermäßiges Schlafen)
- Insomnie (Schlaflosigkeit)
- Schlafwandeln (Mondsucht, Somnambulismus)
- Albträume

Auch demenzerkrankte Personen können von den allgemeinen Empfehlungen bei Schlafstörungen profitieren. Anders als Nichtdemente sind sie in der Durchführung der Maßnahmen von ihren Betreuungspersonen abhängig.

Schlafhygiene

- Schlafen gehen erst, wenn man müde wird.
- Aufstehen, wenn man nicht einschlafen kann, und ablenken.
- Nicht außerhalb des Bettes einschlafen.
- Aufstehen zu regelmäßigen Zeiten.
- Im Bett ist nur Schlafen erlaubt, z. B. nicht Essen.
- Tagesschlaf vermeiden.
- Keine koffeinhaltigen Getränke, Alkohol oder Medikamente vor dem Schlafengehen.
- Keine schweren Mahlzeiten abends.
- Beseitigen von lästigen Lichtquellen, Lärmgeräuschen und extremen Temperaturen im Schlafzimmer (📖 [1]).

Mobilitätseinschränkungen

Bei fast allen Demenzformen kommt es im fortgeschrittenen Stadium zu Einschränkungen der Mobilität. Diese Veränderungen müssen von Parkinson-Syndromen unterschieden werden. Zumeist haben sie ihre Ursache in vaskulären Veränderungen des Gehirns oder sind Ausdruck der primären Substanzveränderung des Gehirns.

Aus therapeutischer Sicht kann man, anders als bei der Parkinson-Krankheit, nur geringe Verbesserungen erzielen – der Schwerpunkt liegt auf der Mobilisationserhaltung mit Unterstützung physiotherapeutischer Maßnahmen.

Die Symptomatik beginnt meist mit einer Einschränkung des Gangbildes mit breitbasigem oder schlurfendem Gehen, Unsicherheit beim Drehen oder bei Hindernissen. Im weiteren Verlauf benötigen die Betroffenen Hilfsmittel wie Rollatoren oder sind auf eine Rollstuhlversorgung angewiesen. Das Sitzen im freien Stuhl ist zunehmend erschwert; es kommt zum Seitwärtsfallen oder aber Abrutschen bzw. Abkippen nach vorne. Danach ist es den Betroffenen nicht mehr möglich, zu sitzen, und es kommt zur Bettlägerigkeit.

Schmerzen und Sensibilitätsstörungen

➤ Kap. 2.5, Demenz und Schmerz.

Hinsichtlich der Sensibilität oder Schmerzwahrnehmung gibt es keine einheitliche Symptomatik bei Menschen mit Demenz. Auch innerhalb der einzelnen Krankheitsbilder kommt es zu verschiedenen Ausprägungen dieser Sinneswahrnehmungen.

Eine Gruppe Betroffener kann eine ausgeprägte Übersensibilität oder Schmerzempfindung entwickeln. Selbst Berührungen führen zu unangenehmen Sensibilitätsstörungen. Häufiger ist jedoch die Überempfindlichkeit gegenüber Wärme oder Kälte, was ebenfalls zu Problemen in der Grundversorgung führen kann.

Eine andere Gruppe Betroffener zeigt eine deutliche Reduktion sensibler Wahrnehmungen oder Schmerzen, ähnlich wie man es bei Nervenschädigungen oder Polyneuropathien erleben kann. Die Versorgung ist hier weniger beeinträchtigt; jedoch sind die Betroffenen höheren Unfall- oder Krankheitsrisiken ausgesetzt. So finden sich Fälle von nicht erkannten Frakturen, sich entwickelnden Dekubitalgeschwüren, Durchbrüchen von Magengeschwüren oder stummen Herzinfarkten.

Neben der fehlenden Schmerzwahrnehmung spielt die veränderte Schmerzäußerung bei der Versorgung eine wichtige Rolle. Die Betroffenen können Schmerzen häufig nicht genau lokalisieren oder deren Stärke und Qualität beschreiben, oder aber Schmerzen zeigen sich in anderen psychischen Veränderungen oder Verhaltensstörungen wie Unruhe, Aggressivität oder ängstlicher Abwehr (➤ Kap. 4.2.5).

Harninkontinenz

In mittleren und schweren Demenzstadien entsteht das Problem der Inkontinenz (➤ Abb. 2.8). Dabei wird unterschieden, ob die Inkontinenz Folge einer organischen Störung ist oder ob kognitive Störungen, z. B. die richtige Benutzung der Toilette, bzw.

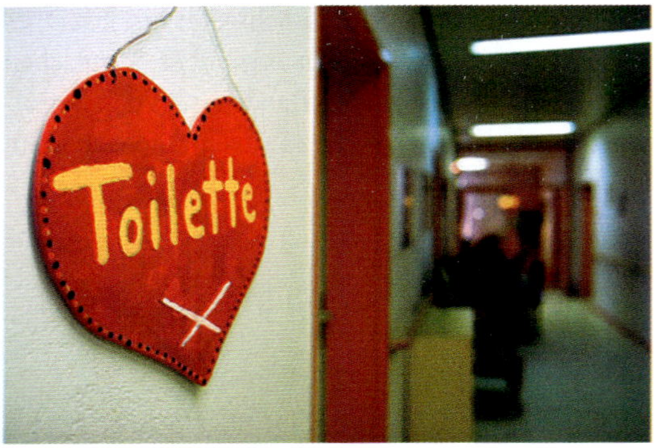

Abb. 2.8 Orientierungshilfe für chronisch verwirrte (demente) Menschen [K157]

sprachliche Störungen das rechtzeitige „Auf-sich-aufmerksam-Machen" verhindern. Hieraus entstehen unterschiedliche therapeutische Strategien. In fortgeschrittenen Demenzstadien kommt es aber regelmäßig zur neurologischen Harn-, später auch Stuhlinkontinenz.

„Kognitive Inkontinenz"

Aufgrund einer apraktischen oder agnostischen Veränderung können die Betroffenen die Toilette nicht rechtzeitig finden oder aber zweckentfremden andere Gegenstände oder Behältnisse.

Belastungsinkontinenz

Die Belastungsinkontinenz ist bei Frauen häufig die Folge von Mehrfachgeburten und ist bedingt durch eine Erschlaffung oder Überdehnung von Haltebändern und des Beckenbodens. Die Belastungsinkontinenz tritt bereits weit vor der demenziellen Erkrankung auf und muss von demenzbedingter Inkontinenz unterschieden werden.

Dranginkontinenz

Ein nicht kontrollierbarer Harndrang führt zum Urinverlust. Neben selteneren Ursachen bewirkt eine gestörte Wahrnehmung des Füllungszustands der Blase, ausgelöst durch Infektionen oder Blasensteine, eine sog. sensorische Dranginkontinenz. Die krankheitsbedingten sensorischen Störungen demenzerkrankter Personen in den fortgeschrittenen Krankheitsphasen führen häufig zu einer Dranginkontinenz. Ein Toilettentraining kann nur in frühen und mittleren Stadien zum Erfolg führen.

Überlaufinkontinenz

Die Überlaufinkontinenz entsteht durch eine ständig gefüllte Blase aufgrund einer Störung der Harnableitung. Ein weiteres Symptom ist ein beständiges Harnträufeln. Ursächlich sind gutartige Prostatavergrößerungen, Polyneuropathien, z. B. bei Diabetes mellitus, oder aber Medikamentennebenwirkungen, hier vor allem von Psychopharmaka. Bei chronischer Überlaufinkontinenz kann die Anlage einer suprapubischen Harnableitung notwendig werden.

Schluck- und Essstörungen

Beeinträchtigung des Essverhaltens

- Praktische/physische Veränderungen ([11])
  - Verlust von Alltagsfähigkeiten → Unfähigkeit, Besteck und Geschirr zu benutzen
  - Bewegungsstörung → Unfähigkeit, erlernte bzw. willkürlich zielgerichtete Bewegungen durchzuführen
  - Bewegungsdrang → Probleme, sitzen zu bleiben
  - Angst, sich zu verschlucken
  - Störung des Erkennens von Speisen/Nahrungsmitteln
- Physiologische Veränderungen
  - Geschmacks- oder Geruchsverlust
  - Appetitverlust
  - Schluckstörung
  - Kauprobleme
  - Mund- oder Zahnschmerzen
  - Hunger nach Süßigkeiten
- Emotionale/kognitive Veränderungen
  - Abgelenkt vom Essen
  - Vergisst, zu essen oder dass schon gegessen wurde
  - Schwierigkeiten, sich zu entscheiden
  - Isst mit den Händen
  - Unfähigkeit, Hunger- oder Durstgefühl zu kommunizieren

- Veränderungen aufgrund von Depression/wahnhaftem Erleben
  - Interessenverlust am Essen
  - Misstrauisch gegenüber Ernährung
  - Lehnt Essen ab

Der Schluckakt ist, obwohl so selbstverständlich erscheinend, ein hochkomplizierter Funktionsablauf, der im höheren Lebensalter diversen Störungen unterliegen kann (➤ Abb. 2.9). In fortgeschrittenen Demenzstadien kommt es zu einer zunehmenden, neurologisch bedingten Veränderung des Schluckaktes (Dysphagie), vergleichbar der von Schlaganfallpatienten. Dabei können Störungen in allen Phasen des Schluckaktes beobachtet werden, besonders häufig aber in der präoralen oder oralen Phase. Pharyngeale und ösophageale Störungen sind seltener.

Symptome einer Schluckstörung sind Druckgefühl oder Schmerzen, Würgen, Verschlucken bis hin zur Aspiration, teilweise aber auch nur eine „belegte Stimme" als Zeichen des Aspirierens. Demenzerkrankte Personen behalten einen Essensbolus im Mund und „spielen" damit, ohne zu schlucken, oder es kommt zum Herauslaufen von Nahrungsbrei aus dem Mund.

Anzeichen für Schluckstörungen

- Erhöhter Zeitbedarf beim Essen oder Trinken
- Husten-/Erstickungsanfälle beim Essen/Trinken, vor allem zeitverzögert
- Das Gefühl des „Steckenbleibens von Nahrung in der Kehle"
- Belegte Stimme nach Nahrungsaufnahme

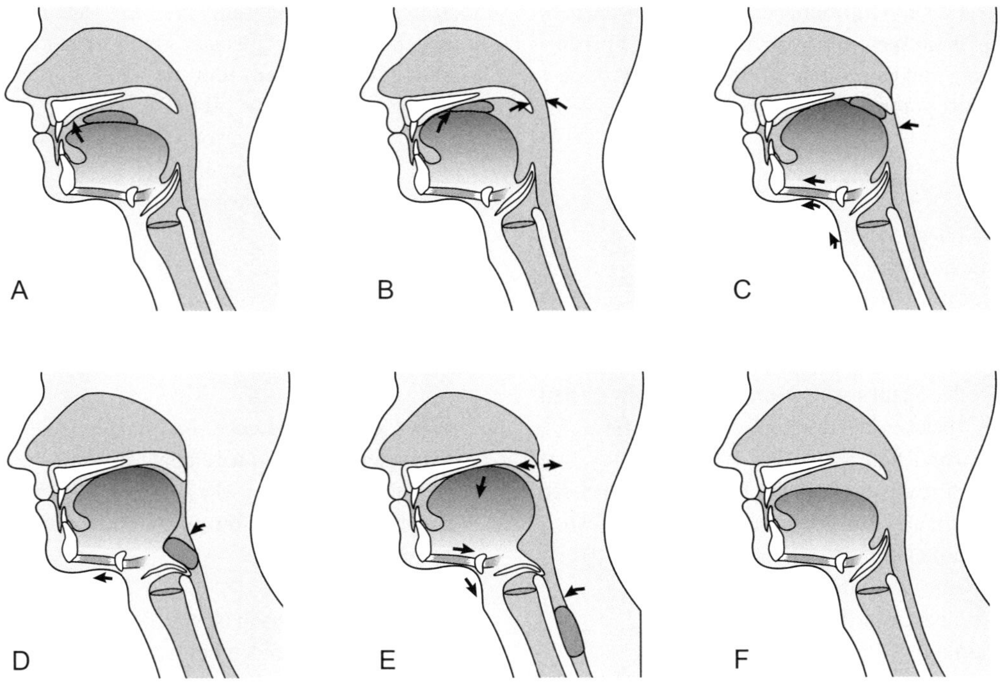

Abb. 2.9 Physiologischer Schluckakt
A und **B:** Zurückschieben des Nahrungsbolus
C: Verschluss des oberen Rachenabschnitts
D: Verschluss des Kehlkopfeingangs
E: Transport der Nahrung durch den Ösophagusmund
F: Wiederherstellung des Ausgangszustands [L106]

- Eintritt von Flüssigkeit/Nahrung in den Nasenraum beim Trinken/Essen
- Gewichtsabnahme
- Durch Aspiration verursachte Lungenentzündung (Aspirationspneumonie); dadurch bedingte Fieberschübe

Aufgrund der spezifischen Charakteristika demenzerkrankter Menschen sind einige Besonderheiten zu berücksichtigen:

- Schnabeltassen verschlechtern bestehende Schluckstörungen oft, da sie die orale Phase beeinträchtigen.
- Durch Fehler beim Essenanreichen wird die präorale Phase erheblich beeinträchtigt. Hier liegen die primären Therapieansätze.
- Kompensationstechniken, wie sie bei Schlaganfallpatienten eingesetzt werden, verfehlen aufgrund der kognitiven Störung zumeist ihre Wirksamkeit bei Demenzerkrankungen. Daher muss unter Anleitung und mit Unterstützung von Logopäden und Physiotherapeuten vor allem auf die Körperhaltung und Essposition sowie auf eine Verbesserung der präoralen Phase geachtet werden.

Verbesserung der präoralen Phase

- Mundpflege, Zahnsanierung
- Küchengerüche, körperliche Bewegung
- Essensatmosphäre
- Eindecken erst kurz vor dem Essen
- Verminderte Reizüberflutung
- Aufrechte Sitzposition, wenn möglich nicht im Bett
- Kein Überstrecken des Kopfes – gleiche Höhe beim Anreichen
- Unterstützung des Rumpfes durch den Pflegenden
- Kein frontales Anreichen, sondern seitlich (evtl. sogar hinter dem Betroffenen – ihn stützend)
- Langsames Zuführen
- Kostprobe, Geruchsprobe
- Fingerfood

Assessment der Ernährungsbedürfnisse von alten Menschen mit Demenz und Überwachung des Gewichts

- Bei Einzug: Gewichtskontrolle und Bestimmung des individuellen Nährstoff- und Flüssigkeitsbedarfs
- Besonderen Energiebedarf bei Unruhe, Stress oder Angst berücksichtigen
- Essbiografie erstellen
- Essenspräsentation
- Monatliche Gewichtskontrollen
- Multiprofessionelle Herangehensweise bei Gewichtsverlust von > 3 kg

2.3 Verlauf von Demenzerkrankungen

2.3.1 Normales Altern und Warnzeichen

Angehörige berichten im Rückblick, dass sie bereits Jahre vor der eigentlichen Diagnosestellung Veränderungen der Kognition und des Verhaltens bemerkten. Man habe aber der Veränderung keine Bedeutung beigemessen und sie dem normalen Altern zugeschrieben (➤ Abb. 2.10). Daher sollte man beim ersten Auftreten von Warnzeichen seinen Hausarzt aufsuchen. Screeningtests können dann erste Hinweise auf eine beginnende kognitive Störung geben.

Warnzeichen einer demenziellen Erkrankung

- Sozialer Rückzug: Besuche von Freunden oder Verwandten werden unter einem Vorwand abgesagt. Keine Teilnahme mehr am Chor, Kegelabend oder gesellschaftlichen Terminen. Einladungen werden vergessen.
- Alltagsprobleme:
  - Zählen von Münzgeld ist erschwert. Scheine werden beim Bezahlen bevorzugt. Durch die Ausrede, „nicht mehr so gut sehen zu können", erhält man Hilfe durch Verkäufer, Kassierer oder Bankangestellte.
  - Fehler in der Essenszubereitung. Vormals bekannte Rezepte werden vergessen. Der Geschmackssinn verändert sich, Gewürze werden daher falsch oder übermäßig eingesetzt.

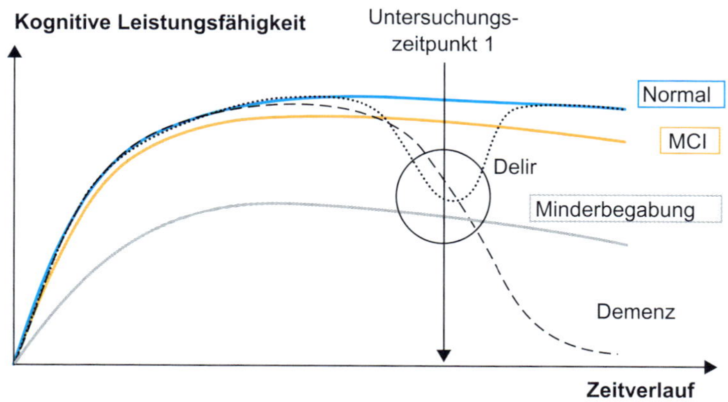

Abb. 2.10 Verlauf: Altern, leichte kognitive Störung, Demenz [V492]

  - Frauen schminken sich plötzlich weniger, die Kleidung ist häufiger beschmutzt.
- Verlust des Zeitgefühls.
- Angst vor Dunkelheit.
- Fehlendes Zurechtfinden in unbekannter Umgebung, keine Spaziergänge alleine.
- Kritikminderung bei Haustürgeschäften, vermeintlichen Lotteriebescheiden oder „Butterfahrten".
- Verlieren und Verlegen von Gegenständen; diese finden erst die Angehörigen wieder, dann oft an untypischen Orten (im Kleider- oder Kühlschrank).
- Beim Einkaufen werden Dinge vergessen, andere doppelt oder mehrfach gekauft.
- In den Gesprächen werden gleiche Inhalte wiederholt; es treten Wortfindungsprobleme auf, die dann durch andere Worte ausgeglichen werden.

2.3.2 Lebenswelt bei Demenz

Der niederländische Gerontopsychiater Huub Buijssen erklärt die Erlebenswelt von Menschen mit Demenz mittels zweier Gesetze: dem Gesetz der gestörten Einprägung und dem Gesetz der Bibliothek. Diese Gesetze sollen dazu dienen, den komplexen Sachverhalt leicht verständlich darzustellen. Dabei versteht es sich jedoch von selbst, dass Menschen nicht ausreichend mit Gesetzen erklärt werden können [13].

Gestörte Einprägung

Menschen speichern ständig Informationen, die sie mit ihren Sinnen aufnehmen, in ihrem Kurzzeitgedächtnis ab – sowohl bewusst als auch häufig unbewusst. Sollen diese Informationen länger im Gedächtnis behalten werden, werden sie ins Langzeitgedächtnis transferiert. Dieser Übertragungsweg funktioniert im Allgemeinen gut, ist bei Menschen mit Demenz jedoch gestört.

Die meisten Informationen können ohne diesen Transfer nur kurz gespeichert werden und verschwinden dann wieder (gestörte Einprägung). Hat man dieses Prinzip verstanden, erscheint es logisch, warum es keinen Sinn ergibt, einen demenziell erkrankten Menschen bereits fünf Minuten vor dem Mittagessen zu bitten, sich an den gedeckten Tisch zu setzen. Einen Umweg für den Transfer von Informationen vom Kurz- ins Langzeitgedächtnis scheint es allerdings zu geben: die Emotionen (➤ Abb. 2.11 oben). Alle Informationen, die mit Emotionen (z. B. Freude, aber auch Angst oder Trauer etc.) besetzt sind, werden viel schneller und besser ins Langzeitgedächtnis transferiert und verbleiben dort (viel) länger.

Bibliothek

Das zweite Gesetz, das von Buijssen beschrieben wird, verdeutlicht den Rückschritt der Entwicklung eines an Demenz erkrankten Menschen. Stellt

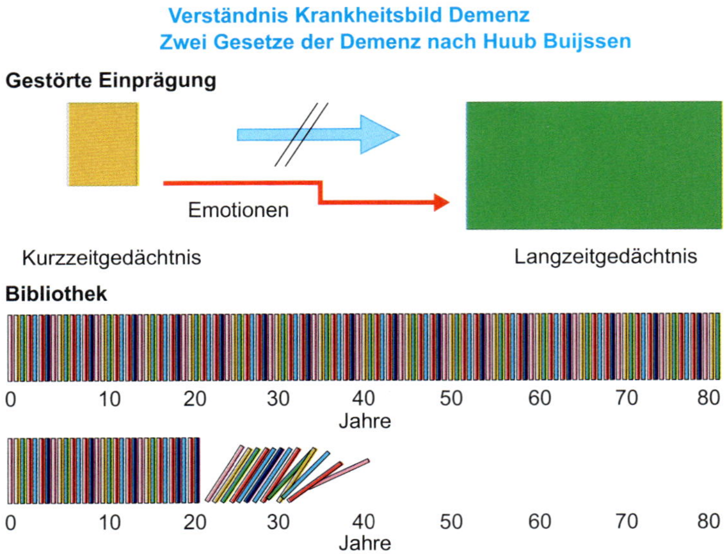

Abb. 2.11 Die zwei Gesetze der Demenz nach Huub Buijssen: „Gestörte Einprägung" (oben) und „Bibliothek" (unten) [L143]

man sich vor, dass jeder Mensch eine Art Tagebuch mit seinen Lebenserinnerungen führt – für jedes Lebensjahr eines –, dann stehen diese imaginären Bücher bei kognitiver Gesundheit mehr oder weniger gut geordnet nebeneinander in der imaginären Bibliothek im Kopf. Ein 80-Jähriger verfügt demnach über 80 Bücher. Bei Bedarf wird der Bibliothek das entsprechende Buch entnommen.

Die Demenz lässt nun Bücher wegbrechen – in der Regel als Erstes die Bücher, die als letzte geschrieben worden sind. Entsprechend dem Schaubild in ➤ Abb. 2.11 (unten) ist die demenziell erkrankte Person in ihrer Lebenswelt keine 80, sondern 35 Jahre alt und benötigt daher keine Unterstützung bei der Körperpflege, dem Toilettengang oder gar herzstärkende Medikamente. Sie hat vielmehr ganz andere Bedürfnisse: In diesem Alter ist sie z. B. verantwortlich für einige Kinder zwischen 3 und 13 Jahren, einen Stall voller Kühe und einen Ehemann. Alle sind nun ohne sie allein zu Hause, was bei ihr den dringenden Antrieb auslöst, nach Hause zu gehen, um sich um alles kümmern zu können. Versuchen Bezugspersonen nun das Unmögliche – nämlich, die Lebenswelt der betroffenen Person derjenigen anzupassen, die sie als orientierte Menschen erleben –, werden sie unweigerlich Unverständnis und Ungläubigkeit bei der demenziell erkrankten Person provozieren.

2.3.3 Schweregrade demenzieller Erkrankungen

Je nach Krankheitsbild können die eigentlichen Demenzsymptome zu unterschiedlichen Zeitpunkten und in unterschiedlichen Schweregraden auftreten. Innerhalb der einzelnen Erkrankungsbilder zeigt sich jedoch oft eine nahezu regelhafte Abfolge der Symptome, sodass es möglich wäre, durch eine längere Beobachtung des Betroffenen die richtige Diagnose zu stellen (➤ Abb. 2.12).

Erst gegen Ende der Demenzerkrankung verwischen die einzelnen Krankheitsbilder. Die Symptome lassen sich in diesem Stadium meist nicht mehr einem speziellen Krankheitsbild zuordnen; die einzelnen Unterformen münden in einen gemeinsamen Weg.

Da die Demenz vom **Alzheimer-Typ** die am häufigsten anzutreffende Demenzform ist, wird der Verlauf einer Demenz anhand der Alzheimer-Krankheit exemplarisch dargestellt (➤ Abb. 2.13). Der unten geschilderte Krankheitsverlauf lässt sich aber nicht unmittelbar auf die vaskuläre Demenz, die frontotemporale Demenz bzw. die Lewy-Körperchen-Demenz übertragen.

Die ersten Symptome der Erkrankung nimmt in vielen Fällen nicht der Betroffene selbst wahr. Meist sind es die nächsten Angehörigen, die zuerst die

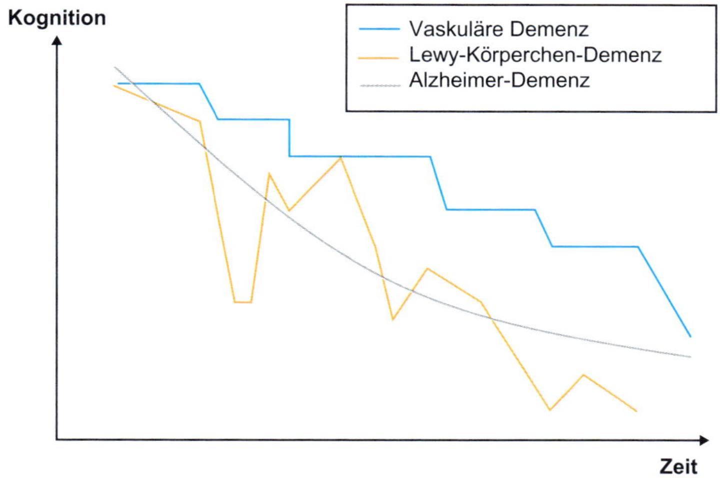

Abb. 2.12 Verlaufsformen demenzieller Erkrankungen [V492]

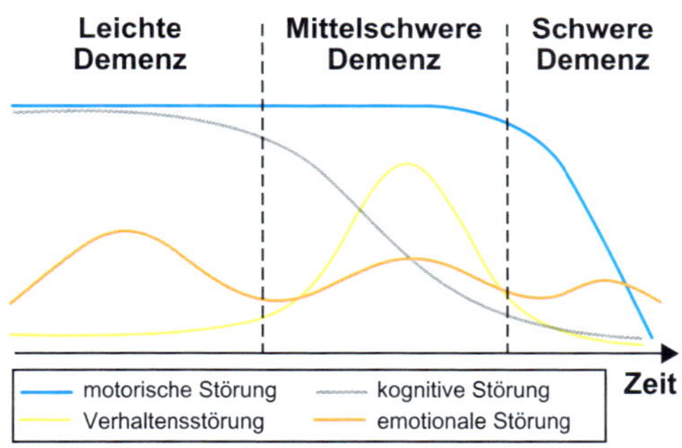

Abb. 2.13 Symptomentwicklung im zeitlichen Verlauf (hier Alzheimer-Krankheit) [V492]

Veränderung des Betroffenen bemerken. Da diese Veränderungen oft zunächst dem normalen Altern zugeschrieben werden, wird der Betroffene in der Regel erst spät ärztlich untersucht. In Einzelfällen bemerken die Betroffenen selbst bereits früh die ersten Symptome; in diesen Fällen kommt es oft zu depressiven Verstimmungen und einem Rückzug bis hin zu Selbstmordfantasien des Betroffenen. In den meisten Fällen jedoch zeigen sich die Betroffenen unbeeindruckt von den neu aufgetretenen Schwierigkeiten. Sie ignorieren die Defizite, bauen im Gespräch eine Fassade um sich herum auf, die Unerfahrenen suggerieren kann, der Betroffene sei gesund. Einerseits leugnet der Betroffene also seine neu auftretenden Alltagsprobleme, andererseits erklären Psychologen dieses Verhalten von Alzheimer-Erkrankten damit, dass die Betroffenen ihre Defizite verdrängen. Der Betroffene schützt sich damit vor Depressionen und Angst. Eine weitere Erklärung für dieses Verhalten besteht darin, dass es den Betroffenen aufgrund ihres Krankheitsbilds gar nicht möglich ist, ihre Einschränkungen selbst zu erfassen. Die Unfähigkeit, eine eigene Krankheit bzw. deren Symptome zu erkennen (Anosognosie), wird damit zum eigenständigen Symptom der Alzheimer-Krankheit.

Leichte Demenz – Frühsymptome der Demenz

Kennzeichen des ersten Stadiums der Alzheimer-Krankheit

- Verminderte Merkfähigkeit.
- Vertraute Dinge werden verlegt.
- Leistungsverschlechterung im Beruf und bei gesellschaftlichen Anlässen.
- Beeinträchtigungen werden nur im intensiven Gespräch erkennbar.
- Verabredungen werden vergessen.
- Fehlende Orientierung in unbekannter Umgebung.
- Wortfindungsstörungen (➤ Abb. 2.14).

Am Anfang der Erkrankung steht bei den Betroffenen zunächst ein emotionaler Rückzug, Antriebsmangel oder Initiativverlust im Vordergrund. Vormals aktive Personen ziehen sich zurück und meiden die Gesellschaft anderer. Die Ursache hierfür liegt in den begleitenden kognitiven Symptomen:

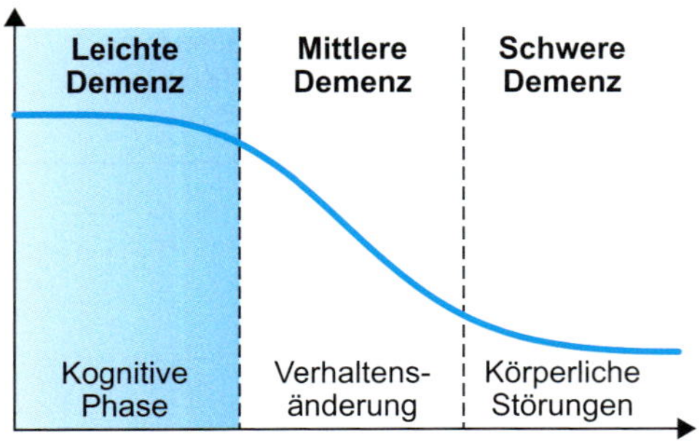

Abb. 2.14 Leichte Demenz [V492]

Die Betroffenen können Gesprächen nicht mehr folgen, sich an eigentlich bekannte Personen namentlich nicht mehr erinnern, oder aber sie vergessen Termine. Zu diesem Zeitpunkt lassen sich die frühen Symptome noch gut hinter einer Fassade verstecken.

In der häuslichen Umgebung fallen den Angehörigen jedoch erste Fehlhandlungen bei komplexeren Aufgaben auf. So haben die Betroffenen z. B. Schwierigkeiten beim Kochen oder Rechnungen bleiben unbezahlt. Im weiteren Verlauf fällt es den Betroffenen zunehmend schwer, Küchen- oder andere Geräte zu bedienen; die Haushaltsführung überfordert sie. Die Betroffenen vermeiden Einkäufe oder kaufen wiederholt die gleichen Dinge ein. Lebensmittel verderben im Kühlschrank.

In den Gesprächen mit Angehörigen fallen erste Wortfindungsstörungen auf; Inhalte werden ständig wiederholt oder neuerlich nachgefragt. Zum Erstaunen, aber auch zum Ärgernis der Angehörigen erinnern sich die Betroffenen an länger zurückliegende Begebenheiten ohne Probleme – im Gegensatz zu aktuellen Geschehnissen. Manchmal scheint es, als ob sich an die Vergangenheit sogar verschärft erinnert wird. Man bemerkt, dass sich die Betroffenen in der Vergangenheit sicherer fühlen; für die Angehörigen wird hingegen das ständige Erzählen von „der guten alten Zeit“ zur Geduldsprobe.

Mittelschwere Demenz – Störung des Alltags

Kennzeichen des zweiten Stadiums der Alzheimer-Krankheit

- Auswahl von Kleidungsstücken wird zunehmend schwerer.
- Probleme beim Einkaufen.
- Körperpflege wird vernachlässigt.
- Bei alltäglichen Dingen ist Hilfe notwendig.
- Psychische Symptome, z. B. Angst, Wahn.
- Sprachliche Auffälligkeiten, falsche Wortwahl (➤ Abb. 2.15).

Mit verstärkten psychischen Symptomen, z. B. Angst, Verkennungen oder wahnhaftem Erleben, oder aber mit ersten Verhaltensstörungen, wie rastlosem Umherwandern, beginnt das mittelschwere Stadium der Alzheimer-Krankheit. Eine verstärkte Unruhe treibt die Betroffenen um; teilweise wandern sie im Haus umher, teilweise auch außerhalb. Durch die verstärkte örtliche Orientierungsstörung kommt es zum Umherirren. Die Erinnerung an frühere Zeiten wie z. B. an das Elternhaus führt dazu, dass die Betroffenen verstärkt weglaufen oder – besser gesagt – hinlaufen in die alte Heimat. Wird das fehlerhafte Verhalten von außen korrigiert oder versucht, wandernde Personen aufzuhalten, kommt es zu Konflikten.

Die Betroffenen sind reizbar und die Familienmitglieder sind überlastet. Auf diese Weise entstehen verbal aggressive Auseinandersetzungen, es kann aber auch zur körperlichen Aggressivität kommen. Hinzu treten Veränderungen der Schlafgewohnheiten des Betroffenen, welche zur Herausforderung für die Familie werden. Schlafphasen am Tag wechseln mit Unruhezuständen in der Nacht. Bedingt durch Orientierungsstörungen und nachlassende Alltagsfertigkeiten tritt eine kognitive Harninkontinenz auf: Die Betroffenen finden nicht mehr rechtzeitig die Toilette oder benutzen irrtümlicherweise Stühle und Mülleimer.

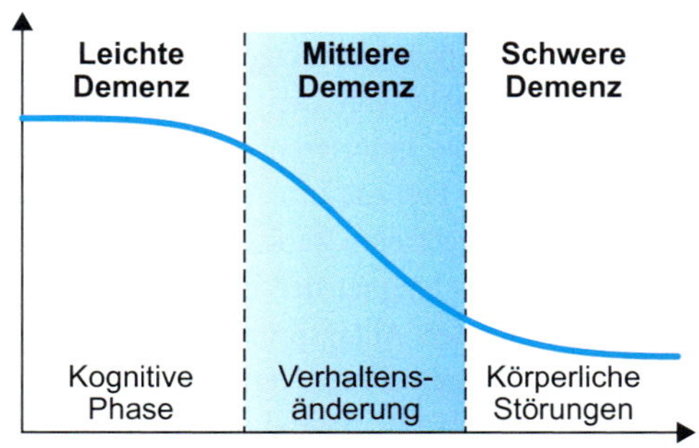

Abb. 2.15 Mittelschwere Demenz [V492]

Schwere Demenz – schwere körperliche Beeinträchtigung

Kennzeichen des dritten Stadiums der Alzheimer-Krankheit

- Verhaltensstörungen
- Betroffener kann sich nicht mehr allein waschen bzw. ankleiden
- Harninkontinenz
- Stuhlinkontinenz
- Gangstörung bis Bettlägerigkeit
- Sprachverlust (➤ Abb. 2.16)

Kennzeichnend für die letzte Phase der Alzheimer-Krankheit sind körperlich-neurologische Symptome. Zunächst treten Gangstörungen auf, die später in eine Gangunfähigkeit oder wiederholte Stürze münden. Zumeist verlassen die Betroffenen ihren Stammplatz nicht mehr selbstständig und müssen begleitet werden. Später treten Störungen im Bereich der Koordination und des Lagesinns auf, sodass das freie Sitzen schwerfällt. In letzter Konsequenz kommt es bei den Betroffenen zur Bettlägerigkeit, die vielfach mit schweren Kontrakturbildungen verbunden ist. In dieser Phase ist erschwerend die Nahrungsaufnahme vermindert, beginnend mit Geschmacks- und Geruchsstörungen bis hin zu schweren Schluckstörungen.

Die Betroffenen sprechen oft nur noch in Einwortsätzen, zuletzt nur noch in Bruchstücken, die sie vielfach wiederholen und dabei teilweise auch schreien. Dabei fällt es den Angehörigen zunehmend schwerer, die Bedürfnisse des Betroffenen zu erahnen. Die emotionale Bindung und der Körperkontakt gewinnen in diesem Stadium als Kommunikationsmittel an Bedeutung.

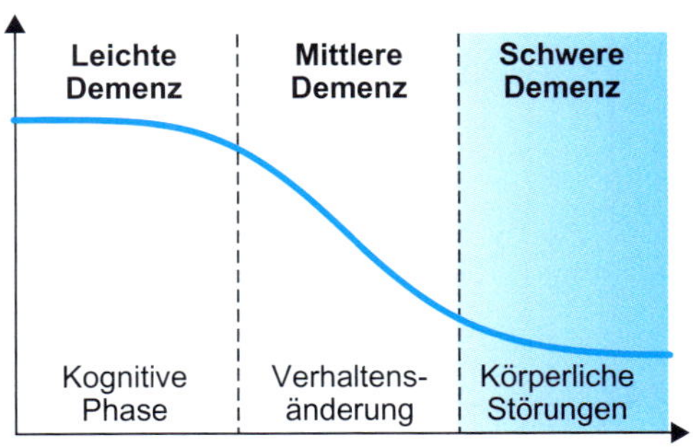

Abb. 2.16 Schwere Demenz [V492]

2.4 Demenz und Palliative Care

Palliative Care

= „Ansatz zur Verbesserung der Lebensqualität von Patienten und ihren Familien, die mit Problemen konfrontiert sind, die mit einer lebensbedrohlichen Erkrankung einhergehen, und zwar durch Vorbeugen und Lindern von Leiden, durch frühzeitiges Erkennen, untadelige Einschätzung und Behandlung von Schmerzen sowie anderen belastenden Beschwerden körperlicher, psychosozialer und spiritueller Art" (📖 [15]).

Nach Definition der Deutschen Gesellschaft für Palliativmedizin ist die Demenz als eine palliative Erkrankung, die nicht heilbar ist, progredient fortschreitet und eine begrenzte Lebenserwartung nach sich zieht, zu verstehen. Anders als beispielsweise Tumorkranke unterscheidet sie sich jedoch in Dauer, Verlauf, Eintritt und Teilhabe des Betroffenen an dem Sterbeprozess.

„Die palliative Versorgung Demenzkranker ist als Prozess zu sehen, der die immer wiederkehrende und sich im Lauf der Erkrankung verändernde Festlegung der Pflege- und Behandlungsziele erfordert." (📖 [4])

Im Vergleich zur nicht dementen Normalbevölkerung weisen demenzerkrankte Personen unabhängig vom altersspezifischen Todesrisiko eine zwei- bis fünffach höhere Sterberate und insgesamt eine verkürzte Lebenserwartung auf. Nicht sicher zuordenbar ist, woran man bei Demenz eigentlich stirbt. Noch schwieriger als bei anderen palliativen Erkrankungsbildern gestaltet sich die Frage nach dem Zeitpunkt des Eintritts in den Sterbeprozess. Mögliche Anzeichen sind Bewusstseinsstörung oder die Verweigerung der Nahrungsaufnahme.

Kontakt und Informationen

Deutsche Gesellschaft für Palliativmedizin (DGP):
www.dgpalliativmedizin.de
Fachgesellschaft für Palliative Geriatrie (FGPG) e. V.:
www.fgpg.eu
Deutsche Alzheimer Gesellschaft:
www.deutsche-alzheimer.de

2.4.1 Ziele und Besonderheiten

Ziele aus dem Blickwinkel einer palliativen Versorgung

- Verbesserung der Lebensqualität von Patienten und deren Familien
- Vorbeugung und Linderung des Leidens
- Frühzeitiges Erkennen und Behandeln von Schmerzen und körperlichen Symptomen
- Begleitung in psychischer wie spiritueller Sicht

Spezielle Problemfelder bei Demenz

- Sterbeverlauf (➤ Abb. 2.17)
- Ernährungsfragen (z. B. PEG: ja oder nein)
- Umgang mit Infektionen
- Reanimation (kardiopulmonale Reanimation, CPR)
- Umgang mit Schmerzen (➤ Kap. 2.5)
- Einschränkung des maßgeblichen Willens

2.4.2 Sterbeverlauf

Demenzkranke Menschen können prinzipiell in jedem Stadium ihrer Erkrankung versterben, in der Mehrzahl der Fälle aber mit Eintritt der Bettlägerigkeit. Häufigste Todesursache für die Gesamtgruppe demenzerkrankter Menschen ist die Pneumonie (ca. 40 %), nachfolgend ischämische Herzerkrankungen (25 %), mit jedoch deutlichem Unterschied zwischen Alzheimer-Demenz und vaskulärer Demenz. Während bei der vaskulären Demenz fast jeder zweite Betroffene an einer Pneumonie verstirbt, sind dies bei der Alzheimer-Demenz nur 5 %.

Woran stirbt man bei Demenz?

Trotz des fortschreitenden Zellzerfalls der Gehirnsubstanz bei Alzheimer-Demenz führt dieser nicht direkt zum Versterben.
Aufgrund der zunehmenden Bettlägerigkeit, motorischen Schwäche und der Reduktion der Immunabwehr steigert sich vielmehr das Risiko für schwere Infektionen und den Zusammenbruch des Kreislaufsystems. Die häufigste Todesursache sind Bronchopneumonien (Lungenentzündungen), die zweithäufigste zerebrovaskuläre Erkrankungen ([11]).

Wie das Sterben verläuft ([14])

- Fatigue (Müdigkeit, Erschöpfung oder Kraftlosigkeit)
- Appetitlosigkeit und abnehmendes Interesse an Flüssigkeit
- Obstipation
- Depressive Störungen
- Verwirrtheit/Delir
- Abnehmende Kontaktfähigkeit bis hin zum Bewusstseinsverlust
- Abnehmendes Interesse an der Umgebung
- Abnahme von Körper- und Organfunktionen
- Veränderung der Atmung
- Herzarrhythmien
- Blutdruckabfall bis zur Pulslosigkeit
- Erlöschen des Muskeltonus und der Muskeleigenreflexe
- Fahlgraue, blasse Gesichtshaut, eingefallene Wangen und Augen, spitze Nase, vorgeschobenes Kinn
- Schmerz
- Atemnot, Rasselatmung
- Durst

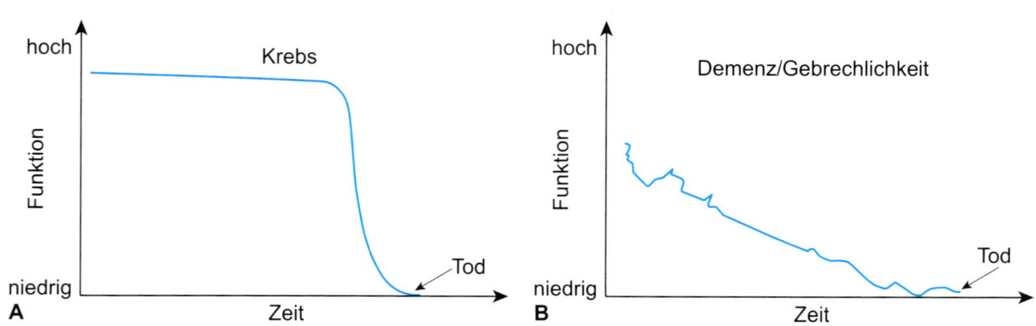

Abb. 2.17 Sterbeverlauf bei Demenz- und Tumorpatienten [L143]

Medizinische Komplikationen im Krankheitsverlauf

In der Einschätzung notwendiger medizinischer und pflegerischer Maßnahmen gelten bei demenzerkrankten Menschen die gleichen Grundsätze wie bei nicht dementen älteren Menschen. Problematisch ist neben der Gefahr einer passiven Grundhaltung – „das lohnt sich doch nicht mehr" – vor allem das Dilemma der eingeschränkten Kommunikation und des häufig fehlenden Wissens um den maßgeblichen Willen.

Grundsätzliche Fragen sind:
- Ist der Krankheitszustand potenziell reversibel?
- Dient die Maßnahme der Verbesserung der Lebensqualität?
- Dient die Maßnahme einer verlängerten Lebenserwartung?
- Ist die Maßnahme dem Betroffenen zumutbar?
- Führt ein Unterlassen der Maßnahme potenziell zum Einleiten des Sterbeprozess?

Im Wesentlichen stellen sich diese Fragen bei:
- Chirurgischen Eingriffen/Operationen
- Assistierter/künstlicher Ernährung
- Antibiotika-Gaben
- Kardiopulmonaler Wiederbelebung

Ernährung

Die mangelnde Nahrungs- und Flüssigkeitsaufnahme ist anders als in anderen palliativen Prozessen bei Menschen mit Demenz im fortgeschrittenen Stadium ein häufiges Problem und darf nicht automatisch mit dem Sterbeprozess gleichgesetzt werden. Die Entscheidung zwischen assistierter Ernährung, z. B. über eine PEG, und vielen anderen ernährungsfördernden Maßnahmen bedarf einer sorgfältigen Abwägung, unter Umständen auch unter Hinzuziehung aller an der Pflege und Versorgung Beteiligten. Für die Annahme, dass Patienten von einer Ernährungstherapie über PEG hinsichtlich Überlebenszeit, Mangelernährung oder dem Risiko einer Aspirationspneumonie profitieren, fehlen die Belege.

Mundtrockenheit und Durst werden dagegen häufig als quälend erlebt, auch wenn ältere Menschen im Gegensatz zu jüngeren längere Phasen des Flüssigkeitsmangels kompensieren können. Eine regelmäßige Mundpflege oder palliative subkutane Infusionen können den Durst lindern.

Verzicht auf Flüssigkeitsgabe

Nach Eintritt des eigentlichen Sterbeprozesses hat der Verzicht auf eine assistierte Ernährungs- oder Flüssigkeitsgabe über die „Austrocknung" auch Vorteile. Der Ausstoß von endogenen Opiaten und der Mangel an Nahrung bewirken eine Schmerzsenkung, Euphorisierung, Sedierung, Reduktion von Urin und Lungensekret und weniger Ödembildungen (📖 [7]).

Umgang mit Infektionen

Die Pneumonie gehört zu den häufigsten Todesursachen bei demenzerkrankten Menschen. Dabei liegt die Erkrankungshäufigkeit bei Bewohnern von Altenhilfeeinrichtungen fast fünfmal so hoch wie in der häuslichen Umgebung. Problematisch sind neben den nosokomialen Infektionen die häufig unspezifischen Symptome und die fehlende Kommunikation mit dem Betroffenen.

Schwere Infektionen führen häufiger zu Krankenhausaufenthalten, die wiederum für sich ein erhöhtes Risiko für den demenzerkrankten Menschen darstellen.

Ob Antibiotikatherapien einen wesentlichen Einfluss auf eine verlängerte Lebenserwartung haben, ist ungeklärt. Im Umkehrschluss führt aber auch der Verzicht nicht zu einer Entscheidung über Leben oder Tod. Eine angemessene Therapie kann jedoch ein Leiden der Betroffenen, z. B. bei Harnwegsinfekten, unmittelbar vermindern.

2.4.3 Sterben, Tod und Trauer

Der Umgang mit Tod und Sterben ist Teil der Pflege. Gerade in der Versorgung demenzerkrankter Menschen bestehen Besonderheiten:
- Abschied nach langjähriger Begleitung und Aufbau enger Beziehungen
- Tod als Abschluss oder Erleichterung schwieriger Pflegeprozesse
- Pflegedilemma: Gute Pflege und Verhinderung von Komplikationen bedeuten zwangsläufig Begleitung in eine schwere Pflegebedürftigkeit

- Umgang mit Würde bei schweren Verhaltensänderungen und psychischen Symptomen
- Fehlende Zeit für ausreichenden Abschied und postmortale Phase
- Gemeinschaftliches Erinnern als wesentlicher Gedanke der palliativen Medizin ist erschwert aufgrund der Gedächtnisstörung und eingeschränkter Kommunikation
- Formulierung des maßgeblichen Willens, wenn überhaupt bekannt, liegt oftmals Monate oder gar Jahre zurück

Gerade in stationären Pflegeeinrichtungen empfehlen sich, auch zum Schutz vor eigenen psychischen Folgen, Supervision oder Fallbesprechungen. Diese sind oft gut etabliert bei Verhaltensauffälligkeiten oder psychischen Problemfällen, weniger aber in der Vorbereitung oder Nachbetrachtung von Sterbefällen.

Ethische Fallkonferenzen können bei der Einschätzung pflegerischer Maßnahmen und der Beurteilung des Sterbeprozesses helfen.

Wichtig ist es, sich dabei Zeit für die Begleitung zu nehmen, mit ausreichenden Personalressourcen und dem Erarbeiten von eigenen und institutionellen Sterberitualen.

2.5 Demenz und Schmerz

Schmerz

= ein unangenehmes Sinnes- oder Gefühlserlebnis, das mit tatsächlicher oder potenzieller Gewebeschädigung verbunden ist oder dieser ähnelt und durch das Hinzufügen von sechs Schlüsselnotizen und der Etymologie des Wortes Schmerz in einem wertvollen Kontext erweitert werden kann.

- Schmerz ist immer eine persönliche Erfahrung, die in unterschiedlichem Maße von biologischen, psychologischen, sozialen und spirituellen Faktoren beeinflusst wird.
- Schmerz und Nozizeption sind unterschiedliche Phänomene. Schmerz kann nicht allein aus der Aktivität in sensorischen Neuronen geschlossen werden.
- Durch ihre Lebenserfahrungen lernen Individuen das Konzept des Schmerzes.
- Der Bericht einer Person über eine Erfahrung als Schmerz sollte respektiert werden.
- Obwohl Schmerz normalerweise eine adaptive Rolle spielt, kann er negative Auswirkungen auf die Funktion und das soziale und psychische Wohlbefinden haben.
- Die verbale Beschreibung ist nur eine von mehreren Verhaltensweisen, um Schmerz auszudrücken; Unfähigkeit zu kommunizieren negiert nicht die Möglichkeit, dass ein Mensch Schmerzen empfindet (📖 [6]).

50–86 % aller alten Menschen leiden unter Schmerzen. In vielen Studien ergibt sich aber gerade in den Alten- und Pflegeheimen eine Unterversorgung der Bewohner mit Schmerzmitteln. Dies liegt zum einen an einer realen Unterversorgung bzw. fehlenden Diagnostik, zum anderen an der veränderten Schmerzwahrnehmung und Schmerzpräsentation. In fortgeschritteneren Demenzphasen erhalten Betroffene weniger Schmerztherapie oder – z. B. nach Oberschenkelhalsfraktur – dreimal weniger Morphinäquivalent wie Menschen ohne Demenz.

Aus Forschungen zur mimischen Präsentation ist ersichtlich, dass demenzkranke Menschen anders als früher vermutet wohl genauso unter Schmerzen leiden.

Schmerzpräsentation

Hauptproblem stellt dabei die veränderte Schmerzpräsentation demenzerkrankter Menschen in mittleren und schweren Stadien dar (Mini-Mental-Status-Test, MMST < 15):

- Kein Verlass auf subjektive Selbsteinschätzung.
- Kognitiv orientierte Skalen wie die numerische Ratingskala (NRS) mit Angabe der Schmerzstärke anhand von Werten von 0–10 sind unbrauchbar.
- Bewertung des subjektiv erlebten Verlaufs aufgrund von Gedächtnisproblemen nicht möglich.
- Kommunikation bei Bewusstseinsstörung oder Sprech-/Sprachstörung eingeschränkt.
- Vorrangig emotional/motorische „Antwort“ auf Schmerz (Weinen, Angst, Unruhe, Gereiztheit).

Der behandelnde Arzt ist somit auf die Fremdeinschätzung von Pflegenden oder Angehörigen angewiesen, was der Grundhaltung von Schmerztherapeuten, sich nur auf die subjektive Schmerzwahrnehmung des Betroffenen zu verlassen, scheinbar widerspricht.

Maskierte Schmerzsymptomatik

Bei psychischen Veränderungen, Verhaltensauffälligkeiten oder anderen abweichenden Beobachtungen immer auch die Möglichkeit einer versteckten bzw. **maskierten Schmerzsymptomatik** denken, ggf. mit dem behandelnden Arzt eine schmerztherapeutische Behandlung als Behandlungsversuch erwägen.

Indirekte Schmerzzeichen bei Demenz

- Grimassieren
- Wort-/Satzwiederholungen
- Stöhnen, Jammern
- Schreien, Weinen, Angst, Unruhe
- Verhaltensänderungen, abweisendes Verhalten
- Apathie
- Nahrungsverweigerung, Appetitmangel
- Störung des Schlaf-Wach-Rhythmus
- Halluzinationen, Delir
- Bewegungseinschränkung, Schonhaltungen
- Berührungsempfindlichkeit
- Vegetative Zeichen (Tachykardie, flache Atmung, Blässe, Schwitzen, gesteigerter Muskeltonus)

Instrumente zur Schmerzerfassung

Eine gute Hilfestellung bieten Beurteilungsskalen, die eine strukturierte Beobachtung ermöglichen. Als speziell für demenziell veränderte bzw. nicht auskunftsfähige Personen entwickelte Fremdeinschätzungsinstrumente kommen folgende Assessments infrage:

- Die **Beurteilung von Schmerzen bei Demenz (BESD)** orientiert sich an nonverbalen Signalen wie Mimik, Atmung, Lautäußerungen.
- Die **Schmerzskala für nicht kommunikationsfähige Patienten (ECPA,** ➤ Kap. 4.2.5) **und das Beobachtungsinstrument für das Schmerzassessment bei alten Menschen mit Demenz (BISAD)** sind sich sehr ähnlich: Beide haben das Verhalten während und außerhalb der Pflege im Fokus. Es gibt keine Punkteskala, die für oder gegen Schmerzen spricht, vielmehr sollen diese Assessments den Verlauf beschreiben, etwa die Reaktionen des Patienten nach Schmerzmittelgabe.
- Das **Zurich Observation Pain Assessment (ZOPA)** gilt als geeignete Einschätzungshilfe für Patienten mit kognitiven und/oder Bewusstseinseinschränkungen, die kaum noch Reaktionen zeigen und bei denen somit das Schmerzerleben schwer einzuschätzen ist. (➤ Kap. 4.2.5).

Medikamentöse Schmerzbehandlung

Nach Ausschluss möglicher schmerzauslösender Ursachen, die durch nichtmedikamentöse Maßnahmen ausreichend behandelbar wären, werden aufgrund der oben geschilderten Problematik der Schmerzpräsentation im Zweifelsfall Schmerzmittel nach dem WHO-Stufenschema (World Health Organization, WHO) als therapeutischer Versuch eingesetzt (➤ Abb. 2.18).

Medikamente wirken im Alter aufgrund der verminderten Leber- und Nierenfunktion, einer gesteigerten Sensitivität der Nervenzellen und fehlender Kompensationsmöglichkeiten anders. Die Dosierung und Dosisintervalle müssen vom behandelnden Arzt individuell angepasst werden.

Nichtopiodanalgetika

Hier empfehlen sich Nichtopioide wie Acetylsalicylsäure, Paracetamol, Ibuprofen oder Metamizol unter Berücksichtigung angepasster Dosisintervalle, um eine Unter- oder Überdosierung zu vermeiden.

Opioide

Opioide, wie Tilidin, Tramadol, Morphin, Hydromorphon, Oxycodon oder Fentanyl sind bei älteren Menschen gleich wirksam wie bei jüngeren. Aufgrund des veränderten Stoffwechsels im Alter werden eine niedrigere Anfangsdosierung sowie eine langsame Dosissteigerung empfohlen.

MERKE

Die Einstellung mit Opioiden erfolgt – wie bei vielen Medikamentenneueinstellungen im Alter – nach dem Grundsatz: „Start low and go slow!"

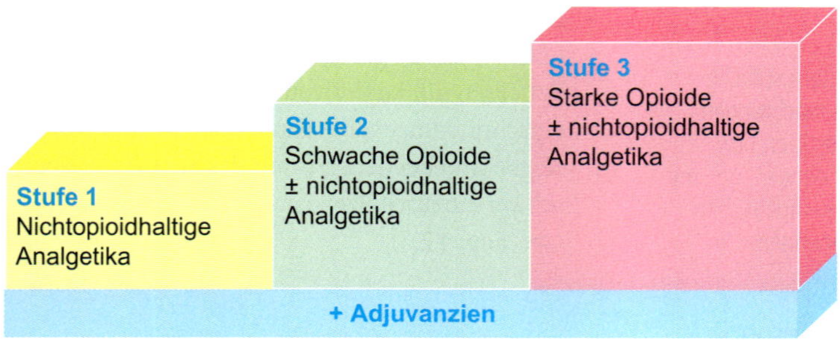

Abb. 2.18 WHO-Stufenschema [L157]

Koanalgetika

Koanalgetika (Begleitmedikamente) verstärken einerseits die Wirkung von Schmerzmedikamenten, andererseits können sie Nebenwirkungen der Schmerzmittel, insbesondere der Opioide, verringern. Koanalgetika werden nicht fest einer Stufe im WHO-Stufenschema zugewiesen, sondern können und sollen in jeder Stufe bedarfsadaptiert eingesetzt werden.

Adjuvante Analgetika sind Medikamente, die nicht primär zur Schmerztherapie entwickelt wurden, aber bei chronischen Schmerzen oder speziellen Schmerzformen einen hohen Stellenwert haben. Beispiele:

- Antidepressiva (Mirtazapin, Amitriptylin, Duloxetin) bei neuropathischem Schmerz, zur besseren Schmerzbewältigung
- Antiepileptika (Carbamazepin, Gabapentin, Pregabalin) bei neuropathischem Schmerz
- Kortikosteroide (Dexamethason) bei neuropathischem Schmerz, Knochenschmerz, Leberkapselschmerz
- Bisphosphonate bei Knochenschmerz
- Spasmolytika (Butylscopolamin, Glycopyrrolat) bei kolikartigem Schmerz
- Muskelrelaxanzien (Baclofen, Tolperison) bei Spastizität bei neurologischen Erkrankungen

MERKE

Die Dosisanpassung von Schmerzmedikamenten erfolgt in der Regel schrittweise (Auftitrieren). Dabei sollten niedrige Anfangsdosierungen angestrebt werden.

Als Begleitmedikamente zur Verringerung von Nebenwirkungen werden z. B. eingesetzt:

- Antiemetika (Metoclopramid, Dimenhydrinat, Ondansetron, Haloperidol u. a.) bei Übelkeit und Erbrechen
- Laxanzien (Macrogol, Lactulose, Bisacodyl u. a.) bei Obstipation

LITERATUR

1. Deutsche Gesellschaft für Schlafforschung und Schlafmedizin e.V. (DGSM), S3-Leitlinie Insomnie bei Erwachsenen. AWMF-Register-Nr. 063-003, 2024, https://register.awmf.org/de/leitlinien/detail/063-003 (letzter Zugriff: 29.5.2025).
2. Brodaty H, Draper BM, Low L-F. Behavioural and psychological symptoms of dementia: a seventiered model of service delivery. Medical Journal of Australia. 2003; 178(5): 231–234.
3. Bundesministerium für Gesundheit (Hrsg.). Ratgeber Demenz. Informationen für die häusliche Pflege von Menschen mit Demenz, 14. A. 2019. Aus: https://www.bundesgesundheitsministerium.de/fileadmin/Dateien/5_Publikationen/Pflege/Broschueren/BMG_Ratgeber_Demenz_bf.pdf (letzter Zugriff: 29.5.2025).
4. Deutsche Gesellschaft für Palliativmedizin e. V. Palliativer Versorgungsbedarf bei demenziell Erkrankten. Arbeitspapier der DGP-AG „Palliativmedizin für Nicht-Tumorpatienten", 2008, https://www.dgpalliativmedizin.de/images/stories/DGP_Palliativversorgung%20bei%20Demenz.pdf (letzter Zugriff: 29.5.2025).
5. Gatterer G. Sexuelle Gesundheit und Demenz. In: Gebhard D, Mir E (Hrsg.). Gesundheitsförderung und Prävention für Menschen mit Demenz. Grundlagen und Interventionen. Berlin, Heidelberg: Springer, 2019. S. 211–224.
6. Raja SN, Carr DB, Cohen M, Finnerup NB, Flor H, Gibson S, et al. The revised International Association for the Study of Pain definition of pain: concepts, challenges, and compromises. Pain. 2020;161(9):1976–82.
7. Kolb C. Nahrungsverweigerung bei Demenzkranken. Mabuse Verlag, 2011
8. Lendner I, Vilgis TA. Ernährungsprobleme im Alter. In: Vilgis TA, Lendner I, Caviezel R. Ernährung bei Pflegebedürftigkeit und Demenz. Lebensfreude durch Genuss. Wien: Springer, 2015. S. 37–66.

9. Lind S. Umgang mit Demenz. Wissenschaftliche Grundlagen und praktische Methoden. Stuttgart: Paul-Lempp-Stiftung, 2000.
10. Matolycz, Esther. Agitiertheit. In: Matolycz, Esther. Pflege von alten Menschen, 2. A. Berlin, Heidelberg: Springer, 2016. S. 207–212.
11. Pautex S et al. Patients suffering from severe dementia: when, why and how do they die? Revue Internationale Francophone de Soins Palliatifs. 2003; 18(4), 163–167.
12. Perl A, Roller-Winsberger R. Ernährung und Demenz. In: Gebhard D, Mir E (Hrsg.). Gesundheitsförderung und Prävention für Menschen mit Demenz. Grundlagen und Interventionen. Berlin, Heidelberg: Springer, 2019. S. 139–154.
13. Schmidl M, Kojer M. Die ärztliche Sicht: Ernährung und Nahrungsverweigerung bei Hochbetagten mit fortgeschrittener Demenz. In: Schmidl M, Kojer M, Heimerl K. Demenz und Palliative Geriatrie in der Praxis. Heilsame Betreuung unheilbar demenzkranker Menschen. 2. A. Wien: Springer, 2016. S. 79–92.
14. Schraut V, Trögner J. Pflege Heute. Geriatrische Pflege. München: Elsevier, 2020.
15. Schulz C et al. Symptome in der Palliativmedizin. In: Schnell MW, Schulz C. (Hrsg.). Basiswissen Palliativmedizin. Berlin, Heidelberg: Springer, 2014 S. 59–174.
16. Wunder M. Demenz und Selbstbestimmung. Ethik in der Pflege. 2008. 20(1): 17–25.

KAPITEL

3

Ulrich Kastner, Veronika Schraut

Demenzformen

3.1 Primäre Demenzformen

Das Demenzsyndrom wird in primäre und sekundäre Demenzformen unterschieden. Sekundäre Demenzen (➤ Kap. 3.2) sind Folgen anderer Krankheitsbilder, Vergiftungen oder Mangelzustände.

Die primären Demenzformen (➤ Abb. 3.1) lassen sich in degenerative (**fortschreitende**) und nichtdegenerative (**nicht fortschreitende**) Formen unterscheiden. Entscheidend ist dabei, ob der Abbauprozess des Gehirns sich kontinuierlich verstärkt oder ob eine einmalige Schädigung vorlag.

3.1.1 Degenerative Demenzen

Zu den **degenerativen Demenzen** (➤ Kap. 3.1.3) gehören:

- Alzheimer-Krankheit
- Vaskuläre Demenz
- Frontotemporale Demenz
- Lewy-Körperchen-Demenz
- Demenz bei Morbus Parkinson

Diese Unterformen machen über 80 % aller Demenzerkrankungen aus. Seltenere Formen sind die Demenz bei Chorea Huntington oder Prionenerkrankungen, wie der Creutzfeldt-Jakob-Erkrankung.

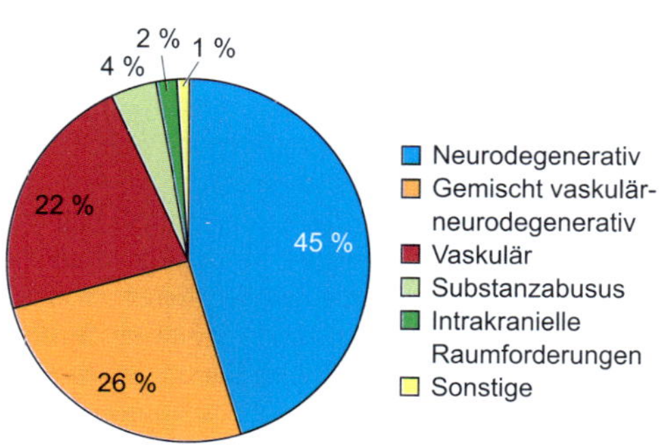

Abb. 3.1 Demenzformen und Häufigkeiten (n = 287) (nach Trauschke, Werner, Gerlinger; [6]) [L143]

3.1.2 Nichtdegenerative Demenzen

Ursachen für nichtgenerative Demenzen sind:

- Hirntumor
- Schädel-Hirn-Trauma
- Hydrozephalus
- Gefäßentzündungen

Werden diese Demenzen rechtzeitig erkannt, sind sie teilweise heilbar oder es kann zumindest der Schweregrad der Demenz gebessert werden bzw. die Demenz schreitet nicht weiter voran.

3.1.3 Spezielle Krankheitsbilder

Alzheimer-Krankheit

Kennzeichen der Alzheimer-Krankheit

- Langsam schleichender Krankheitsverlauf
- Krankheitsbeginn mit Merkfähigkeits- und Wortfindungsstörungen
- Hinzutreten von Verhaltensstörungen und psychischen Veränderungen
- Auftreten von körperlichen Symptomen, z. B. Gangstörung, Schluckbeschwerden oder Bettlägerigkeit

Die Entwicklung der Alzheimer-Krankheit kann sehr gut anhand des Müllsackmodells dargestellt werden (➤ Abb. 3.2).

Im Gehirn fällt Abfall durch eine vermehrte Amyloidablagerung an (Zellmüll). Dieser wird in eine Membran verpackt (Müllsäcke) und wartet auf den Abtransport. Mit der Müllabfuhr werden die ausgesonderten Abfallprodukte zur Recyclinganlage gebracht, dort zerlegt und wiederverwertet. Bei Alzheimer-Veränderungen im Gehirn kommt die Müllabfuhr jedoch

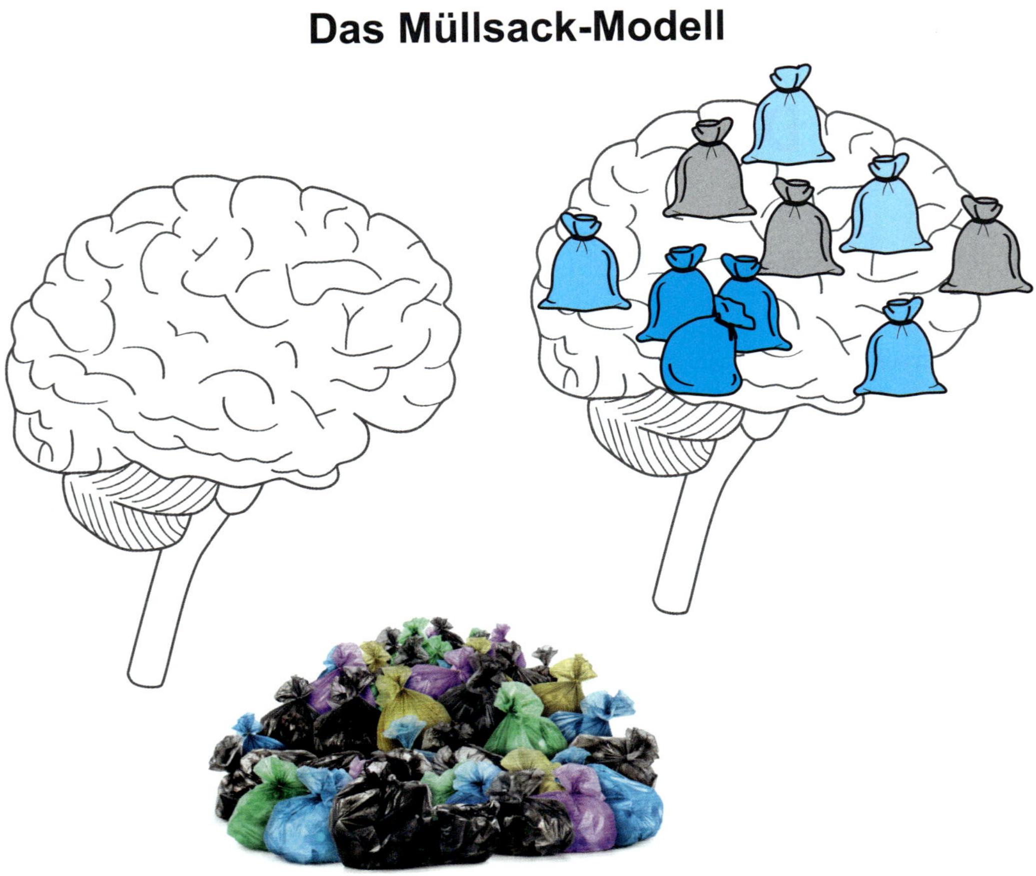

Abb. 3.2 Müllsackmodell zur Entstehung der Alzheimer-Demenz [L143, J787-206]

immer seltener, die Müllsäcke häufen sich an und irgendwann gibt es kein Durchkommen mehr. Der Zellmüll stapelt sich immer höher im Gehirn.

Dies resultiert u. a. daraus, dass das körpereigene Eiweiß β-Amyloid nicht mehr – wie im gesunden Gehirn – effektiv gespalten und anschließend abgebaut werden kann. Der gestörte Prozess führt dazu, dass die β-Amyloid-Proteine verklumpen, sich nicht mehr abbauen lassen und sich zunehmend zwischen Nervenzellen festsetzen (Alzheimer-Plaques). In ➤ Abb. 3.3 sollen die Scheren der sog. Scherenenzyme α-, β- und γ-Sekretase darstellen.

Risikofaktor

Wichtigster Risikofaktor der Alzheimer-Krankheit ist das Alter.

FALLBEISPIEL

Alzheimer-Krankheit

Erste Veränderungen hatte die Ehefrau von Herrn B. zunächst gar nicht wahrgenommen, bis ihre Kinder sie darauf hingewiesen hatten. Ihr Mann hatte mehrfach Banküberweisungen getätigt, die eigentlich bereits erledigt waren; dafür hatte er andere Rechnungen nicht beglichen. Einmal fand er den geparkten Wagen in der Stadt nicht mehr wieder und war dann mit der Bahn nach Hause gekommen. Im Alltag störte Frau B. vor allem die Inaktivität ihres Mannes. Aufgaben im Haushalt begriff er nicht, die Gartenarbeit erledigte er nicht wie gewohnt und auch den Männerchor sowie den Kegelverein besuchte er nicht mehr. Immer wieder stockte er im Gespräch und suchte nach den richtigen Worten. Die ganze Tragweite erkannte Frau B. schließlich, als ihr Mann sie nach dem Besuch des Sohnes fragte, was der junge Mann bei ihnen gewollt habe.

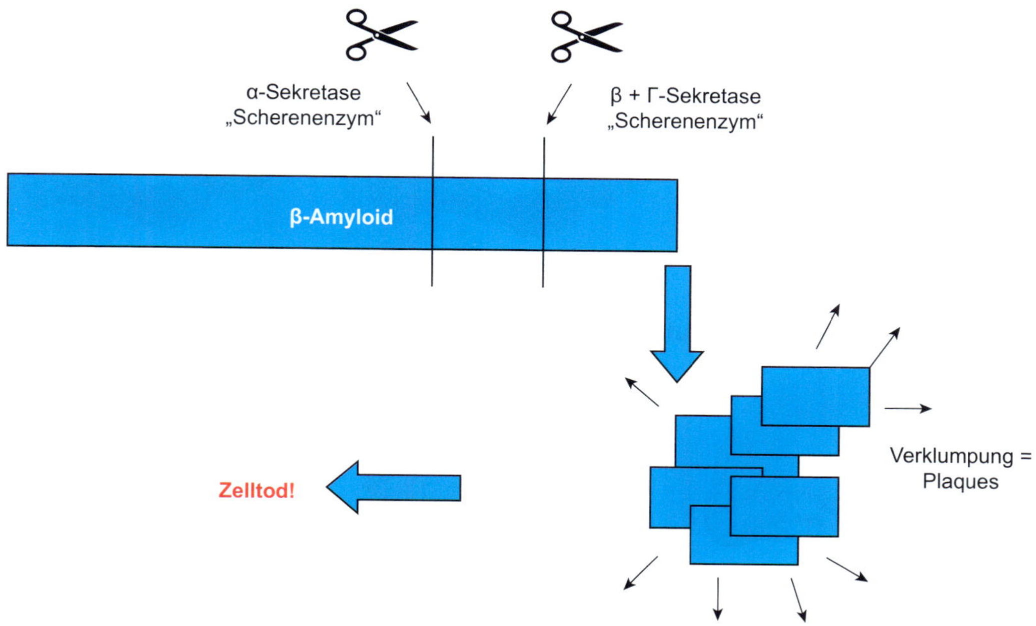

Abb. 3.3 Entstehung der Alzheimer-Demenz. Die Scheren für α-, β- und γ-Sekretase [L143]

Die Alzheimer-Krankheit wird in einen Typ mit frühem Beginn (< 65 Jahre) und einen Typ mit spätem Beginn (> 65 Jahre) unterteilt. Mit Anstieg des durchschnittlichen Lebensalters erhöht sich der Anteil der Neuerkrankten im höheren Alter deutlich. In vielen Fällen verläuft die Erkrankung bei älteren Betroffenen dabei weit weniger rasant als in jungen Jahren.

Medizinische Ursachen

Die Ursachen der Alzheimer-Krankheit wurden bis heute nicht ausreichend erforscht. Die Veränderungen im Gehirn sind hingegen exakt beschrieben. Eiweißablagerungen an den Nervenzellen im Gehirn, sog. amyloide Plaques, führen wahrscheinlich zu einem Funktionsverlust und nachfolgendem Absterben der Gehirnzellen. Diese amyloiden Plaques breiten sich langsam aus, beginnend im limbischen System, in der Hippokampusregion und anschließend im Temporallappen des Gehirns (➤ Abb. 3.4). Später breitet sich die Erkrankung langsam über das gesamte Gehirn aus. Eine weitere Veränderung stellen die neurofibrillären Bündel dar (➤ Abb. 3.5). Sie sind aller Wahrscheinlichkeit nach die eigentliche pathologische Veränderung der Alzheimer-Krankheit. Sie führen, vergleichbar mit „verklebten Spaghetti", zum Funktionsverlust der Nervenzellen in den oben beschriebenen Regionen (➤ Abb. 3.6). Ob nun die amyloiden Plaques oder eventuell Reaktionen des Gehirns auf die Bildung der neurofibrillären Bündel die Krankheitsursache sind, wird wissenschaftlich diskutiert, ebenso, welche dieser Veränderungen das Ziel kurativer Therapieansätze sein soll.

Die Alzheimer-Krankheit tritt in der Regel spontan auf, jedoch sind auch familiäre Häufungen bekannt und Familien, bei denen eine Vererbung diskutiert wird. Der Anteil der spontanen Krankheitsfälle beträgt nach aktuellem Wissensstand fast 90 %.

Was die Entstehung der Alzheimer-Krankheit betrifft, werden seit Jahren Risikofaktoren diskutiert (➤ Kap. 5.4.1), und es häufen sich die Hinweise, dass zwischen der Alzheimer-Erkrankung und mikroangiopathischen Veränderungen ein direkter Zusammenhang bestehen könnte. Bis auf die allgemeine Prophylaxe (➤ Kap. 5.4.3) konnte aber bislang noch keine Therapie entwickelt werden, die das Auftreten der Alzheimer-Krankheit im Vorfeld verhindern könnte.

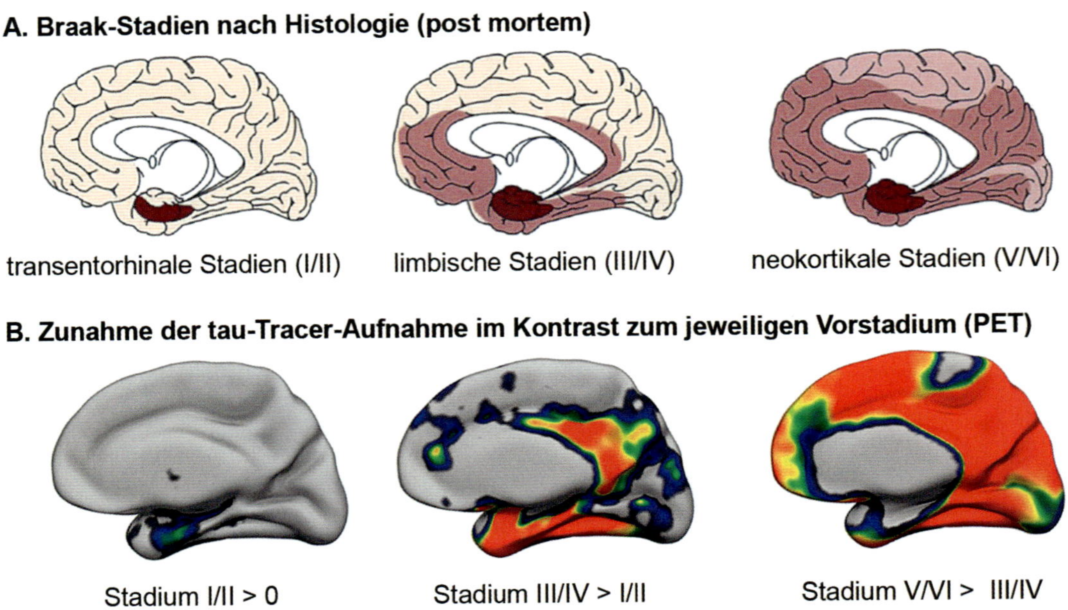

Abb. 3.4 Ausbreitung der pathologischen Veränderungen im Gehirn und Funktionen des Gehirns nach Braak [H462-002]

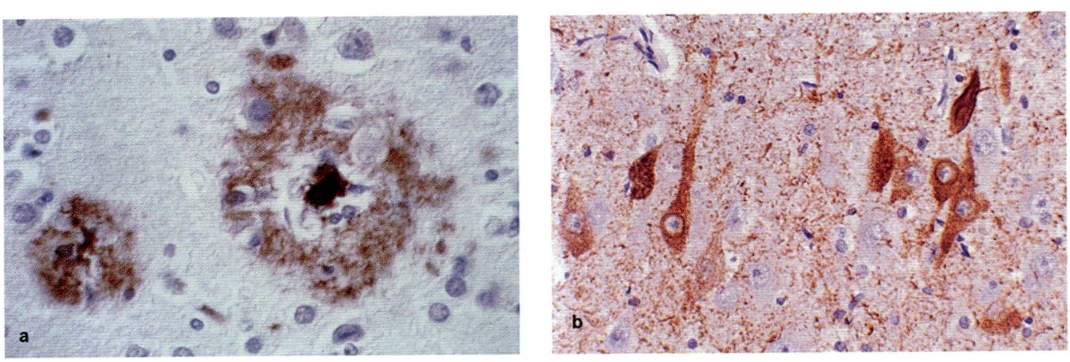

Abb. 3.5 Morbus Alzheimer
Links: Neuritische (senile) Plaque. Im Zentrum sieht man den Amyloidkern. Immunhistochemische Darstellung mit einem Antikörper gegen βA4-Amyloid.
Rechts: Zahlreiche Neuronen mit Zytoskelettaggregaten (Alzheimer-Fibrillen-Veränderungen = „Tangles") im Perikaryon. Immunhistochemische Darstellung mit einem Antikörper gegen Tau-Protein [R448]

Interessante Forschungsaspekte

Auch in der durchgeführten Nonnenstudie (📖 [2]) ließen sich zunächst direkte Verbindungen zwischen Plaques und einer Alzheimer-Erkrankung nachweisen. Bei einigen Untersuchungen zeichneten sich dann allerdings erstaunliche Ergebnisse ab: Einige Nonnen, die ein entsprechendes Alzheimer-Gehirn aufwiesen, waren bis zu ihrem Tod mit 85 Jahren sowohl physisch als auch geistig fit und sehr aktiv. Diese Widersprüche bezüglich der Plaques-Theorie wurden weiter erforscht, und dabei zeichnete sich eine nur ca. 10%ige Korrelation zwischen Alzheimer-Diagnosen und dem Vorhandensein von Plaques ab. Auch anderweitige Forschungen identifizierten Erkenntnisse, dass ebendiese Plaques entgegen der

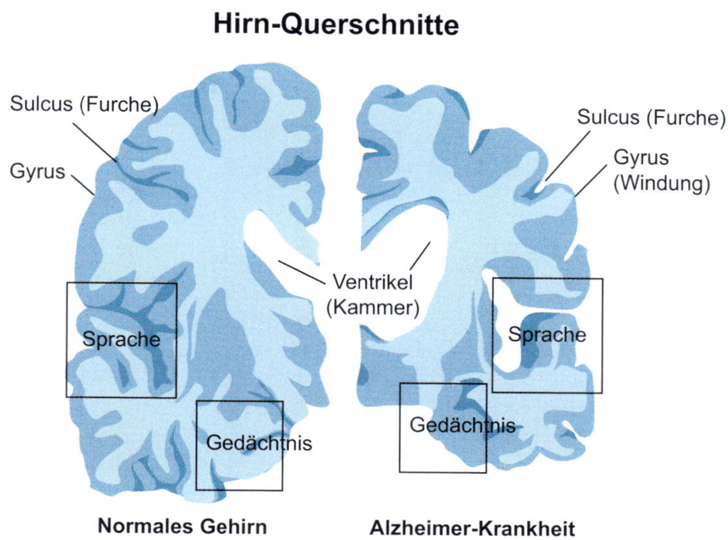

Abb. 3.6 Gehirn von Alzheimer-Betroffenen im Vergleich zum normalen Gehirn [V492]

Forschungsmeinung keinen Zellmüll darstellen, sondern sogar über schützende Funktionen verfügen. Doch die Forschung ist an dieser Stelle noch nicht abgeschlossen.

Symptomverlauf

Da sich der Prozess immer in der gleichen Weise ausbreitet, kommt es zu einem typischen und damit unverwechselbaren Symptomverlauf der Alzheimer-Krankheit:

- Zunächst führen die pathologischen Veränderungen zu Störungen der Emotion.
- Anschließend lassen die Merkfähigkeit, das Gedächtnis und dann die sprachlichen und die motorischen Fähigkeiten des Betroffenen nach.
- Später kommt es zu Inkontinenz, Bewegungsstörungen und letztlich ist auch die Nahrungsaufnahme beeinträchtigt (➤ Kap. 2.3).
- Die Alzheimer-Krankheit ist eine fortschreitende neurodegenerative Erkrankung, die letztlich zum Tod führt.
- Betroffene versterben zumeist an Sekundärerkrankungen wie Infektionen, bei verbesserter internistischer Therapie zunehmend auch an den Folgen der verminderten Nahrungs- und Flüssigkeitsaufnahme.
- Die Therapie zielt vor allem auf die Progressionsverzögerung und die Symptomreduktion ab (➤ Kap. 5).

Vaskuläre (gefäßbedingte) Demenz

Kennzeichen der vaskulären Demenz

- Plötzlicher Beginn
- Stufenartiger Verlauf
- Zeitlicher Zusammenhang mit einem Schlaganfall

Bildhaft kann dieser Verlauf sehr gut anhand eines mit vielen Lichtern bestückten Weihnachtsbaums dargestellt werden. Solange alle Lämpchen intakt sind und mit Strom versorgt werden, leuchtet der Weihnachtsbaum in all seiner Pracht. Werden die Kabel jedoch mit der Zeit brüchig oder gehen einzelne Lämpchen kaputt, fallen nach und nach in bestimmten Bereichen einzelne Lichter aus. Solange nur einzelne Lichter betroffen sind, fällt dies nicht weiter auf. Aber je mehr es werden, umso deutlicher werden die Ausfälle sichtbar. Der Weihnachtsbaum steht hier exemplarisch für das menschliche Gehirn. Je mehr Lichter erlöschen und abhängig von der Region, in der diese ausfallen, kommt es zu immer mehr Fähigkeits- und Fertigkeitsverlusten sowie

Zustandsveränderungen in weiterem Sinne und im Sinne des Bewusstseins (➤ Abb. 3.7).

Risikofaktoren

Risikofaktoren sind Bluthochdruck und Diabetes mellitus.

FALLBEISPIEL

Vaskuläre Demenz

Die Angehörigen von Frau S. konnten die ersten Veränderungen ihrer Mutter sehr genau an einem bestimmten Ereignis festmachen. Nach dem Weihnachtsfest im Jahr 2002 war es zu einer plötzlichen Gangunsicherheit gekommen und die Sprache von Frau S. klang verwaschen. Bereits nach wenigen Tagen, so berichteten die Angehörigen, habe Frau S. sich damals wieder gut erholt und zeigte keine wesentlichen Symptome mehr – bis auf eine Veränderung des Kurzzeitgedächtnisses. Seitdem fiel auf, dass Frau S. immer dann, wenn sie erwachte, deutlich verwirrter erschien und erst nach dem Morgenkaffee „in die Gänge kam". Nach einer Hüftoperation vor fünf Jahren sei sie tagelang verwirrt gewesen, habe ihre Angehörigen nicht mehr erkannt und Tiere im Zimmer gesehen. Nun sei es vor einem halben Jahr plötzlich erneut zu einer weiteren psychischen Verschlechterung gekommen, nachdem sich der Zustand von Frau S. im Vorfeld sogar über Monate hinweg leicht gebessert hatte.

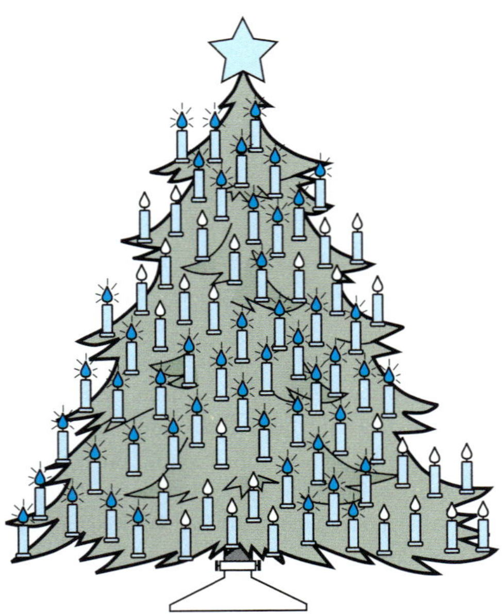

Abb. 3.7 So, wie bei diesem Weihnachtsbaum ein Teil der Lichter ausgefallen ist, sind bei der vaskulären Demenz bestimmte Bereiche des Gehirns nicht mehr intakt [L143]

Die vaskuläre Demenz stellt nach der Alzheimer-Krankheit die zweithäufigste Demenzform dar. In der Regel kommt es im Zusammenhang mit einer Ischämie und dem daraus resultierenden Schlaganfall (Apoplex) zu kognitiven Veränderungen des Betroffenen, die häufig von Dauer sind. Aber auch die längerfristige Schädigung durch mikroangiopathische Veränderungen (z. B. bei Diabetes mellitus) kann eine demenzielle Symptomatik bewirken.

Ischämie

= Unterversorgung des Gehirns aufgrund einer mangelnden Blutzufuhr, die dann zum Absterben von Zellen führen kann **(Infarkt).** Ausgelöst wird ein ischämisches Ereignis durch einen Verschluss der blutzuführenden Gefäße oder eine mangelhafte Kreislaufsituation.

Im Vergleich zur Alzheimer-Krankheit beginnt die vaskuläre Demenz meist plötzlich, häufig nach einem Hirninfarkt (➤ Abb. 3.8). Der weitere Verlauf ist gekennzeichnet durch eine stufenweise Verschlechterung im Zusammenhang mit weiteren ischämischen Ereignissen. Das heißt, der Blutfluss im Gehirn wird erneut unterbrochen, z. B. durch einen erneuten Schlaganfall, was die Demenzsymptome wiederum verstärkt (➤ Abb. 3.9). Häufig stabilisiert sich der Zustand der Betroffenen phasenweise auch ohne eine Behandlung oder bessert sich sogar. Diese Situation kann sich jedoch wiederum plötzlich verschlechtern. Eine Unterscheidung der vaskulären Demenz von der Alzheimer-Demenz aufgrund der psychischen Symptome ist in der Regel nicht möglich. Allerdings treten bei der vaskulären Demenz die neurologischen Symptome sowie Gangstörungen und Inkontinenz häufiger und früher auf (➤ Tab. 3.1).

Die Diagnostik der vaskulären Demenz stützt sich vor allem auf eine Bildgebung des Gehirns, bei der im cCT ein Infarkt erkennbar ist. Weiterhin ist die Anamnese zur Diagnose wichtig, in der ein plötzlicher Beginn der Erkrankung deutlich wird. Im fortgeschrittenen Verlauf lassen sich die Alzheimer-Krankheit und die vaskuläre Demenz jedoch nicht mehr sicher unterscheiden – man spricht von einer gemischten Demenz.

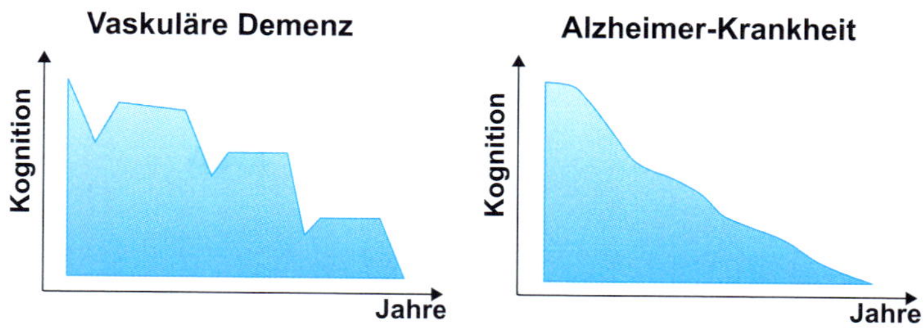

- abrupter Beginn
- stufenweise Verschlechterung
- zeitlicher Zusammenhang zwischen Infarkt und Verschlechterung

- schleichender Beginn
- allmähliche Verschlechterung
- progredienter (fortschreitender) Verlauf

Abb. 3.8 Unterschied vaskuläre Demenz – Alzheimer-Krankheit ([1]) [V492]

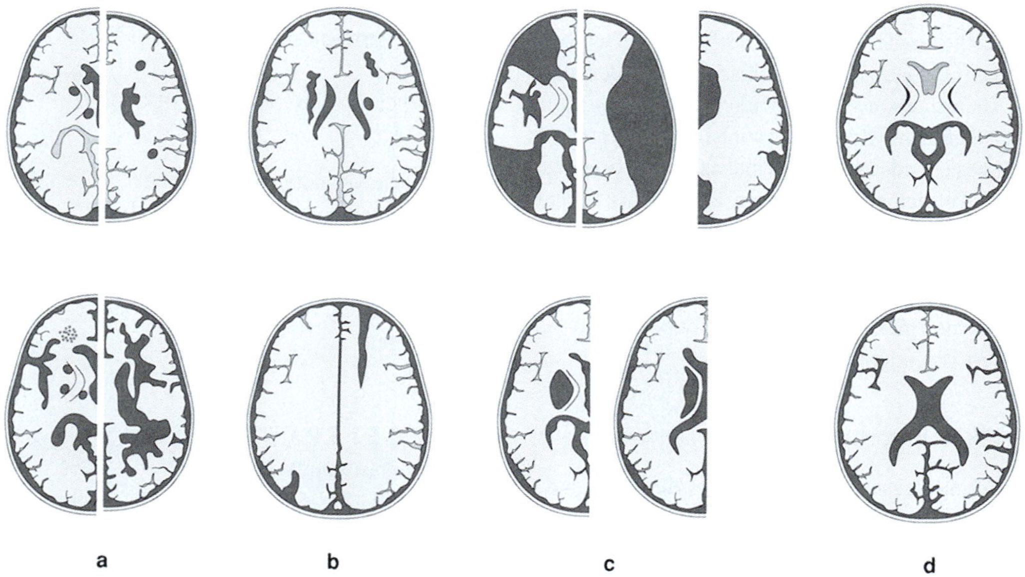

Abb. 3.9 Vaskuläre Demenz – schematische Formen von Durchblutungsstörungen in der Computertomografie des Großhirns (nach Ringelstein)
a) Die zerebrale Mikroangiopathie führt zum Status lacunaris mit multiplen kleinen subkortikalen Infarkten oder einer sog. subkortikalen arteriosklerotischen Enzephalopathie
b) Hämodynamisch verursachte Grenzzoneninfarkte bei Makroangiopathie
c) Territoriale Infarkte durch thrombembolische Verschlüsse
d) Bilaterale symmetrische Ischämien nach globaler hypoxischer Hirnschädigung [R132]

Verschiedene Formen vaskulärer Schädigungen des Gehirns

- Multiinfarktdemenz
- Strategische Infarkte (kleine, einzelne Infarkte mit weitreichender Auswirkung)
- Multiple lakunäre Infarkte
- Subkortikale arteriosklerotische Enzephalopathie (SAE oder Morbus Binswanger)
- Vaskuläre Demenz aufgrund einer zerebralen Blutung
- Zerebrale Angiopathien
- Mischformen aus Alzheimer-Krankheit und vaskulärer Demenz

Die therapeutischen Möglichkeiten bei Betroffenen mit vaskulären Veränderungen sind begrenzt und richten sich zum einen auf die Risikoreduktion

Tab. 3.1 Differenzierung vaskuläre Demenz und Alzheimer-Krankheit

	Vaskuläre Demenz	Alzheimer-Krankheit
Beginn	Plötzlich	Schleichend
Verlauf	Langsam, stufenhaft	Konstant verschlechternd
Neurologische Symptome	Fokalzeichen	Fehlend
Gedächtnis	Leicht beeinträchtigt	Früh und schwer beeinträchtigt
Exekutivfunktionen	Früh und schwerer gestört	Spät beeinträchtigt
Demenztyp	Subkortikal	Kortikal
Bildgebung	Infarkt oder Läsionen	Normal oder Hippokampusatrophie
Gangbild	Früh gestört	Normal
Kardiovaskuläre Anamnese	TIA, Schlaganfall, Risikofaktoren	Wenig auffällig

hinsichtlich weiterer vaskulärer Schäden. Bei teilweise heftigen und plötzlichen psychischen Veränderungen mit Halluzinationen oder starker Unruhe im Sinne eines akuten Verwirrtheitszustands sind zum anderen auch begleitende Psychopharmakagaben notwendig.

Für Antidementiva aus dem Bereich der Alzheimer-Krankheit konnte bislang kein ausreichender Nachweis der Wirksamkeit im Bereich der vaskulären Demenz erbracht werden. Sie werden vor allem bei Mischformen von Alzheimer-Krankheit und vaskulären Veränderungen eingesetzt.

Medikamente bei vaskulärer Demenz

- Cholinesterasehemmer → nur bei Hinweisen auf Mischtyp
- Vasodilatatoren (z. B. Nifedipin, β-Blocker) → fraglicher Effekt
- Kalziumkanalblocker (z. B. Nimodipin) → leichte Verbesserung
- Memantin → mittelschwere und schwere Demenz, eingeschränkte Zulassung nur bei Alzheimer-Krankheit
- Nootropika (z. B. Piracetam) → leichte Besserung bei Multiinfarktdemenz
- Antikoagulanzien (z. B. Aspirin®) → Stabilisierung, Risikoreduktion für Reinfarkt

Frontotemporale Demenz (FTD)

Kennzeichen der frontotemporalen Demenz

- Deutliche Verhaltensänderungen
- Verhaltensstörungen treten zeitlich vor kognitiven Störungen auf
- Frontalhirn-Veränderung im cCT
- Enthemmung, Aggressivität, psychische Störungen

FALLBEISPIEL

Frontotemporale Demenz

Frau M. war vor fünf Jahren in das Altenheim eingezogen. Grund für die Aufnahme war, dass sie oft stundenlang zwischen Wohnzimmer und Esszimmer hin und her lief, ohne zu wissen, was sie in einem der beiden Räume wollte. Ihr Gedächtnis schien jedoch unverändert: Jede neue Pflegekraft kannte sie schnell beim Namen und erinnerte sich auch an kleinste Vorkommnisse im Wohnbereich. Im weiteren Verlauf zeigte sie zunehmend Verhaltensauffälligkeiten; so setzte sie sich z. B. pünktlich um 11:00 Uhr auf ihren Gehwagen vor die Tür der Zentralküche und ließ sich auch durch das Küchenpersonal nicht verdrängen, wenn sie im Weg stand. Frau M. musste von den Pflegenden in den Wohnbereich geführt werden, um kurz danach wieder vor der Küchentür zu stehen. Auch schaute sie aus ihrem Fenster den Arbeitern auf einer nahegelegenen Baustelle oft stundenlang zu. Meist war sie dabei jedoch unbekleidet, aber ohne jede Scham gegenüber den Arbeitern. Nachdem Frau M. plötzlich nicht mehr sprechen konnte, wurde ein Schlaganfall vermutet und ein cCT (kraniale Computertomografie) durchgeführt. Im cCT zeigte sich jedoch ein ausgeprägter Hirntumor, der einen großen Bereich des Frontalhirns verdrängte (➤ Abb. 3.10, ➤ Abb. 3.11).

Unter einer frontotemporalen Demenz (FTD) versteht man eine Demenz, die durch eine Veränderung des **Vorderhirnbereichs** gekennzeichnet ist. Die Ursachen der Veränderung können dabei unterschiedlich sein, z. B. Durchblutungsstörungen, Hirntumoren oder Entzündungen. Typisch im Vergleich zur Alzheimer-Krankheit sind bei der frontotemporalen Demenz die früh auftretenden psychischen Veränderungen. Kognitive Symptome wie z. B. Gedächtnisstörungen sind zu Beginn der Erkrankung hingegen seltener. Häufig kommt es bei Menschen mit einer frontotemporalen Demenz dadurch zu Fehldiagnosen, sodass ihnen Krankheiten wie Persönlichkeitsstörungen, Psychosen, Schizophrenie oder Depressionen zugeschrieben werden.

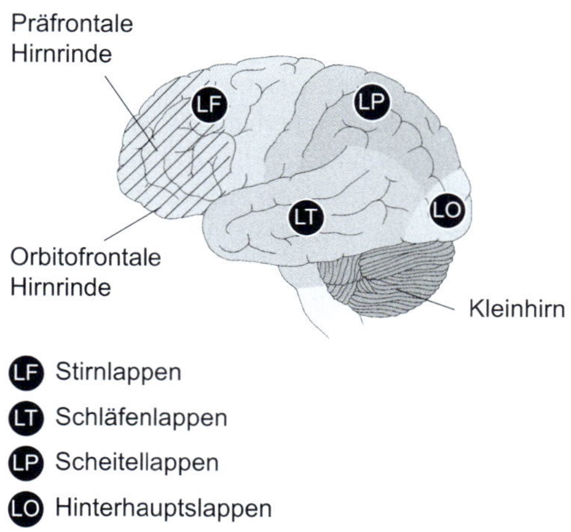

Abb. 3.10 Frontotemporale Demenz schematisch [L190]

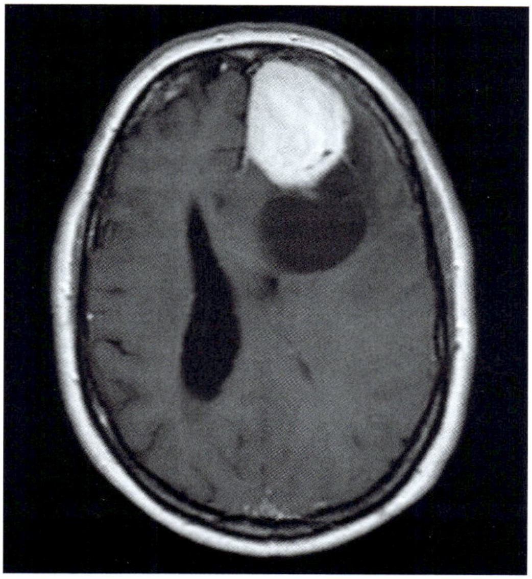

Abb. 3.11 Tumor im Frontalhirn [R132]

Sonderformen der frontotemporalen Demenzformen sind die **aphasischen Demenzen,** die durch eine frühe Störung der Sprache gekennzeichnet sind.

- Die Betroffenen fallen meist durch unangemessenes Verhalten, Distanzlosigkeit, veränderte Essgewohnheiten oder stereotypes Verhalten auf.
- Zumeist fehlt eine Krankheitseinsicht.
- Oft ist aufgrund der Symptomatik eine stationäre psychiatrische Behandlung notwendig.
- In Altenpflegeeinrichtungen und in der häuslichen Umgebung führt das Verhalten von Menschen mit einer frontotemporalen Demenz oft zu schweren Konflikten, aber auch – aufgrund des gut erhaltenen Gedächtnisses und anderer kognitiver Leistungen – zu Über- oder Fehleinschätzungen des Betroffenen.
- Eine Unterform der frontotemporalen Demenzen ist der Morbus Pick. Diese Erkrankungsform tritt bereits in jungen Jahren auf und zeigt eine familiäre Häufung.
- Andere Verlaufsformen der FTD zeigen im Anfangsstadium nur sprachliche Auffälligkeiten (**semantische Demenz** oder **progressive Aphasie**), sind aber nur schwer von der Alzheimer-Krankheit zu unterscheiden.
- Der Schwerpunkt der Therapie liegt in der Behandlung der psychischen Symptome und Verhaltensänderungen; eine ursächliche Therapie besteht nicht.

Lewy-Körperchen-Demenz (LBD)

Kennzeichen der Lewy-Körperchen-Demenz

- Wiederholte Stürze unklarer Ursache
- Leichtes Parkinson-Syndrom
- Demenzsyndrom (➤ Kap. 2.1)
- Szenische optische Halluzinationen

- Wechselnder Verlauf
- Unverträglichkeit von Neuroleptika

FALLBEISPIEL

Lewy-Körperchen-Demenz

Herr F. war bereits seit längerer Zeit im Gehen eingeschränkt. Die Familie hatte dies vor allem auf sein Alter zurückgeführt, genauso wie die verstärkt auftretenden Gedächtnislücken und die fehlende Orientierung im Haus. In den letzten Wochen war Herr F. zudem mehrfach gestürzt. Eine internistische Untersuchung hatte jedoch keine Hinweise auf kreislaufbedingte Ursachen erbracht und auch das cCT war für das Alter von Herrn F. unauffällig. Die Familie erwirkte eine fachärztliche Untersuchung, nachdem Herr F. mehrfach darüber berichtet hatte, dass ein Zirkus in seinem Garten die Zelte aufschlagen und campieren würde. Er sagte, er hätte im Prinzip nichts dagegen, nur die Musik am Abend sei ihm zu laut. Auch fühlte er sich von den kleinen Kindern, die ihn ungefragt in der Wohnung besuchten, gestört. Der Facharzt verschrieb Herrn F. ein Antipsychotikum zur Behandlung der Halluzinationen. Bereits nach der ersten Einnahme wurden jedoch die Bewegungen von Herrn F. steif, er konnte nur noch liegen und kaum mehr schlucken oder sprechen.

Ähnlich wie die Alzheimer-Krankheit zeigt die Lewy-Körperchen-Demenz spezifische Veränderungen im Gehirn. Von Bedeutung ist das Krankheitsbild aber vor allem durch seine spezielle Symptomatik und seine Nähe zum Morbus Parkinson.

Die Betroffenen zeigen schon früh im Verlauf Parkinson-Symptome und stürzen wiederholt. Das Auftreten der Symptome variiert; tageweise erscheinen die Betroffenen unbeeinträchtigt, zeigen dann plötzlich wieder ausgeprägte Zeichen der Erkrankung (fluktuierender Verlauf). Häufig berichten die Betroffenen über szenische Halluzinationen. Unter der Verdachtsdiagnose einer Psychose erhalten die Betroffenen dann nicht selten ein Antipsychotikum. Auf Antipsychotika (Neuroleptika) reagieren Menschen mit einer Lewy-Körperchen-Demenz aber bereits in niedrigen Dosierungen mit übersteigerten Nebenwirkungen, vor allem mit Nebenwirkungen aus dem Bereich der Parkinson-Symptomatik, mit extrapyramidal-motorischen Symptomen (EPS, extrapyramidale Symptome, ➤ Kap. 5.3.3) oder übersteigerter Müdigkeit.

Da die Lewy-Körperchen-Demenz im Gegensatz zur Alzheimer-Krankheit eine nur untergeordnete Rolle spielt, stehen im Moment nur wenige Erfahrungen hinsichtlich der adäquaten Therapie zur Verfügung. Es häufen sich Hinweise, dass Antidementiva zu einer Besserung der Halluzinationen und des Demenzsyndroms führen können, ohne die Beweglichkeit zu verschlechtern.

3.2 Sekundäre Demenzformen

Als sekundäre Demenzformen bezeichnet man Demenzen, die durch außerhalb des Gehirns liegende Erkrankungen oder sonstige Schädigungen, die nicht primär im Gehirn zu suchen sind, ausgelöst werden (➤ Abb. 3.12). Die meisten sekundären Demenzen werden durch die typischen Ursachen wie Medikamente, Alkohol oder Stoffwechselveränderungen verursacht; gerade aber bei jüngeren Betroffenen oder unklaren Verläufen muss auch an Sonderformen, wie parasitäre Erkrankungen oder Vergiftungen, gedacht werden.

Ursachen

- Vergiftung (Intoxikationen mit Blei, Toluol, Benzol, Quecksilber)
- Vitaminmangelerkrankung, z. B. Mangel an Folsäure, Vitamine B_1, B_3, B_6, B_{12}
- Störungen des Salzhaushalts (Elektrolytstörungen, Hyperkalzämie)
- Stoffwechselerkrankungen, z. B. Schilddrüsenunterfunktion, Morbus Wilson, Morbus Cushing
- Entzündungen (Enzephalitis, Neurosyphilis, Panarteriitis)
- Epilepsie
- Neurologische Krankheitsbilder (Multiple Sklerose)
- Schädel-Hirn-Trauma (Unfall, Boxer-Syndrom = Dementia pugilistica)
- Immunologische Erkrankungen (Lupus erythematodes)
- Trypanosomiasis (Schlafkrankheit durch Tsetsefliegen)

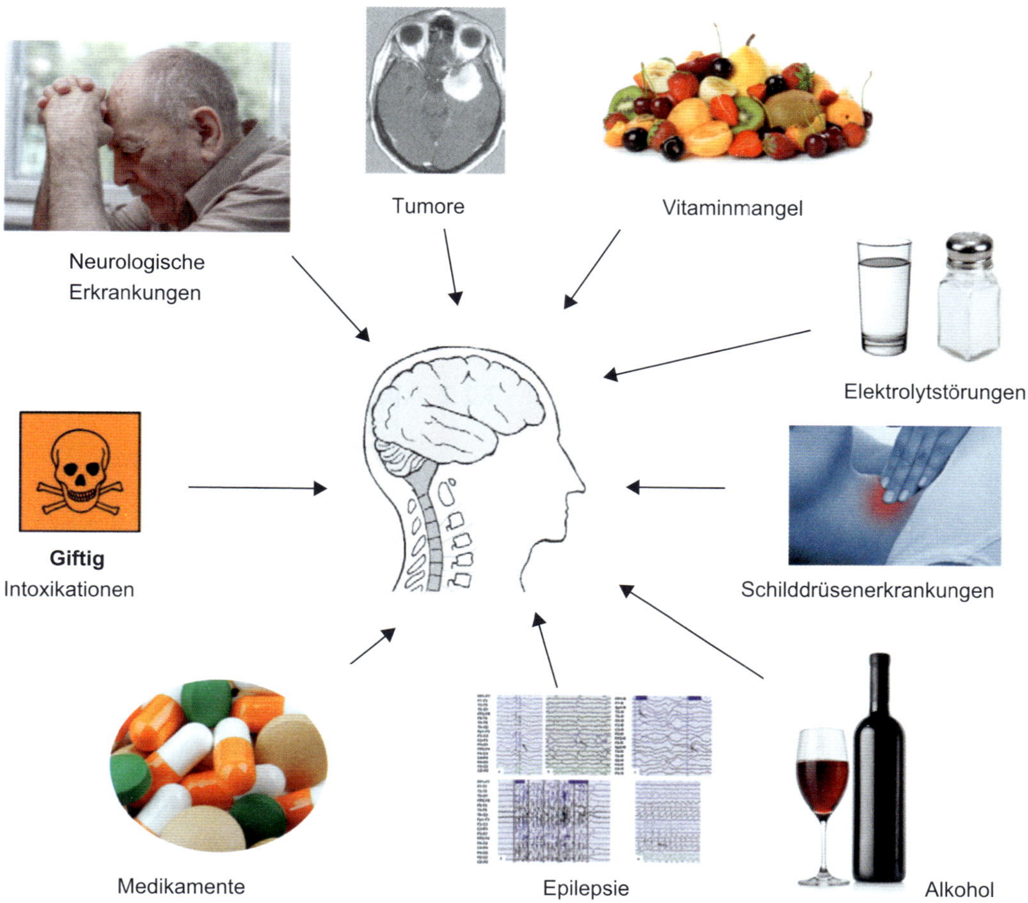

Abb. 3.12 Sekundäre Demenzformen [J787; L190; S008-3; R261; V492]

- Lipidstoffwechselstörungen
- Tumoren (Gliome, Meningeome)
- Psychiatrische Erkrankungen (Depression, Schizophrenie)
- Medikamentenintoxikationen

Viele dieser Ursachen und damit auch die daraus resultierende sekundäre Demenz sind bzw. ist behandelbar. Eine besondere Aufmerksamkeit in der Früherkennung ist daher besonders wichtig. So kann es notwendig werden, dass nicht primär ein Nervenarzt zur Behandlung der Demenz herangezogen werden sollte, sondern der Hausarzt oder Internist.

3.2.1 Medikamentös bedingte Demenzen

Eine Vielzahl an verschiedenen Medikamenten kann für sich alleine, in Kombination oder aber dosisabhängig deutliche kognitive Veränderungen verursachen, die das Ausmaß einer Demenz erreichen können. Zumeist sind diese Veränderungen abhängig von der Medikamentengabe und lösen sich nach der Dosisveränderung oder dem Absetzen des Wirkstoffes wieder auf.

Aufgrund der vielfältigen Krankheitsbilder im Alter ist es oft nicht möglich, notwendige Medikamente einfach abzusetzen, die im Verdacht stehen, demenzielle Symptome auszulösen. Ziel bleibt aber die Vermeidung einer Polypharmazie (mehr als vier Präparate) oder unnötig langfristiger Medikamentengaben.

Benzodiazepine

Benzodiazepine sind – neben Schmerzmedikamenten – die am häufigsten eingesetzten Präparate. Trotz ihres Wirkungsspektrums finden sie vor allem als Schlafmittel Verwendung. Neben dem weitreichend bekannten Abhängigkeitsproblem führen sie bei Betroffenen aller Altersgruppen vor allem zu kognitiven Einschränkungen.

3

Benzodiazepine

- Kognitive Störungen
  - Konzentrationsstörung
  - Aufmerksamkeitsstörung
  - Reaktionsfähigkeit reduziert
  - Merkfähigkeit und Gedächtnis beeinträchtigt
- Abhängigkeit auch bei niedriger Dosierung
- Langfristiges Absetzen bei verzögerten Entzugssymptomen notwendig

Ein Absetzen muss über einen längeren Zeitraum mit schrittweiser Reduktion erfolgen, da sonst Entzugsphänomene mit einer Verzögerung von Wochen entstehen. Anders als Entzugssymptome z. B. bei Alkohol besteht häufig eine Verminderung des Blutdrucks im Entzug, was zu Verwechslungen führen kann. Die Dosisreduktion erfolgt zumeist in Schritten von 4–6 Wochen. Pausen der Benzodiazepingabe sind zu vermeiden. Gerade demenzerkrankte Menschen „vergessen" häufiger die zuvor regelmäßige Einnahme des Benzodiazepins, sodass Entzugssymptome drohen.

Analgetika

Analgetika können demenzähnliche Symptome auslösen, mit kognitiven Störungen einhergehen oder für akute Verwirrtheitssymptome (Delire) verantwortlich sein. Dies gilt insbesondere für Opioide, Opiate, aber auch für die nichtsteroidalen Antiphlogistika, zu denen z. B. auch Acetylsalicylsäure (ASS) gehört. Besonders zu beachten sind „Schmerzpflaster", da aus falscher Anwendung schnell Über- oder Unterdosierungen resultieren.

Beim Auftreten von kognitiven Symptomen bei Schmerzpatienten ist daher zunächst immer eine mögliche Medikamentennebenwirkung in Betracht zu ziehen. Sie unterscheidet sich aber in der Regel von einer primären Demenz darin, dass sie keine Progredienz zeigt. Insofern kann bei Verdacht auf eine medikamentös bedingte Demenz bei fehlender Möglichkeit zum Absetzen des Wirkstoffs (fehlende Alternative oder lebensnotwendig) der Verlauf über mindestens ½ **Jahr** beobachtet werden.

3.2.2 Alkoholdemenzen

Wernicke-Korsakow-Syndrom

Bei chronischem Alkoholkonsum kann es aufgrund eines Mangels an Vitamin B_1 (Thiamin) zu verschiedenen Syndromen kommen:

- Die **Wernicke-Enzephalopathie** ist gekennzeichnet durch Augenmuskellähmungen, Desorientiertheit, Bewusstseinsstörung, Ataxie, Sprech- oder Schluckstörungen.
- Das **Korsakow-Syndrom,** erste Beschreibungen existieren bereits seit 1880 durch den russischen Neurologen Korsakow, äußert sich in anterograder oder retrograder Amnesie, Desorientiertheit und Konfabulationen.

Beide Syndrome können kombiniert auftreten. Durch Therapie mit Vitamin B_1 ist eine ursächliche Behandlung möglich. Unbehandelt kann eine Wernicke-Enzephalopathie auch tödlich verlaufen. Nach langjährigem Konsum von Alkohol oder bei mangelnder Therapie kann es zu chronifizierten Verläufen des Korsakow-Syndroms kommen; hier bestehen die Symptome auf Dauer fort.

Alkoholdemenz

Im Rahmen einer Abhängigkeit kann es aufgrund der toxischen Wirkung des Alkohols zu kognitiven Störungen kommen. Je nach Ausprägung der Störung spricht man vom alkoholbedingten amnestischen Syndrom oder einer Alkoholdemenz. Die Unterscheidung zu anderen primären Demenzformen oder dem Korsakow-Syndrom ist in der Praxis nicht immer möglich.

Symptomatisch zeigen sich häufiger Störungen der Handlungsausführung und Planung (Exekutivfunktionen), in der Anamnese findet sich die typische Suchtvorgeschichte, die Betroffenen sind im Schnitt jünger. Durch Alkoholkarenz kommt es vereinzelt auch zur Abmilderung der Symptomatik.

3.2.3 Stoffwechselbedingte Demenzformen

- Hyper- und Hypoglykämien
- Schilddrüsenerkrankungen (Hyper- und Hypothyreose)
- Andere Endokrinopathien
- Vitamin-Mangelerkrankungen, z. B. Vitamin B_1, B_6, B_{12}, Folsäure
- Chronische Leber und Nierenerkrankungen
- Hyper- und Hyponatriämien

3.3 Differenzialdiagnosen der Demenz

Erster Schritt in der Diagnostik ist das Erkennen des **Demenzsyndroms.** Im Anschluss daran versucht man, spezifische Krankheitsbilder zu identifizieren, die zwar vergleichbare Symptome aufweisen, deren Ursache aber nicht in einer organischen Hirnschädigung liegt. Diese sog. Differenzialdiagnosen sind insofern wichtig, als dass diese Krankheitsbilder oft behandelbar sind oder eine deutlich bessere Prognose aufweisen:

- Körperliche Erkrankungen
- Neurologische Erkrankungen
- Schädel-Hirn-Trauma
- Delir
- Hirntumor
- Akuter Verwirrtheitszustand
- Postoperative Störung
- Stoffwechselstörung
- Medikamentennebenwirkung
- Angststörung
- Belastungsreaktion
- Depression
- Posttraumatische Störung
- Leichte kognitive Störung

3.3.1 Leichte kognitive Störung (LKS)

Der Begriff „leichte kognitive Störung" (LKS) ist gleichbedeutend mit Mild Cognitive Impairment (MCI). Der Begriff des Mild Cognitive Impairment wurde von **Petersen** ([5]) für eine Gruppe von Betroffenen vorgeschlagen, die über die Altersnorm hinausgehende Veränderungen der Kognition erleben, klinisch aber als nicht demenzerkrankt einzustufen sind.

Kennzeichen der LKS (nach Petersen)

- Nachlassendes Gedächtnis.
- Aktivitäten, Beziehungen und existenzielle Erfahrungen des täglichen Lebens (ABEDL®) sind **nicht** beeinträchtigt.
- Normale allgemeine kognitive Funktionen.

Oft ist es nicht möglich, eine beginnende Demenz vom normalen Altern abzugrenzen; daher hat sich für diese Situation der Begriff „leichte kognitive Störung" etabliert. Der Begriff ist jedoch irreführend, da es sich nach der Definition auch um erhebliche Einbußen in einem Teilbereich der Denkfähigkeit (Kognition), z. B. der Merkfähigkeit, handeln kann. Wesentlich ist nur, dass kein anderer Bereich der Kognition betroffen ist.

Betroffene mit einer leichten kognitiven Störung alleine im Bereich des Gedächtnisses entwickeln in 10–30 % der Fälle im weiteren Verlauf eine Demenzerkrankung. Zeigen sie auch in einem weiteren Bereich leichtere kognitive Einbußen und liegt ihr Alter über 75 Jahre, steigt das Risiko, eine Demenz vom Alzheimer-Typus zu entwickeln, bereits über 50 % ([7]).

Aufgrund des erhöhten Risikos müssen alle von einer leichten kognitiven Störung betroffenen Personen regelmäßig nachuntersucht werden. Eine individuelle Vorhersage für den Einzelbetroffenen ist nicht möglich; auch gilt das Konzept der leichten kognitiven Störung, nach anfänglicher Euphorie in wissenschaftlichen Kreisen, im Moment als hypothetisches Konstrukt, weniger als eigenständiges Krankheitsbild.

Medikamentöse Behandlungen dieses Syndroms brachten bislang keine wesentlichen Erfolge.

3.3.2 Demenzsyndrom bei Depressionen

Kennzeichen des Demenzsyndroms bei Depressionen

- Schleichender Beginn über Wochen
- Depressive Begleitsymptome
- Gedächtnisstörungen
- Weitere kognitive Störungen fehlen

Im Rahmen einer depressiven Erkrankung, aber auch bei längeren psychischen Belastungen kann es zu Symptomen kommen, die den Symptomen einer Demenz ähneln. Die Betroffenen bemerken Gedächtnisstörungen, hinter denen sich bei näherer Untersuchung oft Konzentrations- oder Aufmerksamkeitsstörungen verbergen. Im Vergleich zu Alzheimer-Erkrankten klagen die Betroffenen stärker über ihre Gedächtnisstörungen und zeigen weitere typische depressive Symptome, wie innere Unruhe, Schlafstörungen, Gedankenkreisen oder Grübeln. Im Zweifelsfall wird der Betroffene zunächst antidepressiv behandelt, um eine eventuell wirksame Therapie nicht zu versäumen.

3.3.3 Akuter Verwirrtheitszustand (Delir)

Kennzeichen des akuten Verwirrtheitszustands

- Beginn über Tage
- Zusammenhang mit Medikamenten, Operationen oder Infektionen
- Aufmerksamkeitsstörungen
- Wechselnder Verlauf

Im höheren Lebensalter steigt das Risiko, in einen akuten Verwirrtheitszustand zu geraten. Vor allem Medikamente, körperliche Erkrankungen, Flüssigkeitsmangel, Infektionen oder die Kreislaufbelastung durch eine Operation sind Auslöser für eine psychopathologische Veränderung (➤ Tab. 3.2). Anders als die Demenz ist der akute Verwirrtheitszustand gekennzeichnet durch einen akuten Beginn mit einer Störung der Aufmerksamkeit (➤ Tab. 3.3). Zudem können die Betroffenen optische Halluzinationen entwickeln. Zusätzliche Symptome wie Störung des Kurzzeitgedächtnisses, Antriebsstörungen oder Orientierungsstörungen machen eine Unterscheidung von der Demenz unmöglich. Demenzerkrankte Personen haben ein erhöhtes Risiko zur Entwicklung eines Verwirrtheitszustands. Die Therapie des akuten Verwirrtheitszustands besteht in der Beseitigung des auslösenden Faktors, also z. B. Beseitigung des Flüssigkeitsmangels oder in der Therapie des Infektes.

Tab. 3.2 Ursachen für einen akuten Verwirrtheitszustand

Primäre Ursachen (im Gehirn)	Sekundäre Ursachen (andere Organe)	Psychische Ursachen
Tumoren	Niereninsuffizienz	Stress
Infektionen	Anämie	Kommunikationsfehler
Schädel-Hirn-Trauma	Leberversagen	Konflikte
Durchblutungsstörung/Sauerstoffmangel	Intoxikationen	Gewalt
Entzugssyndrom (Alkohol/Medikamente)	Infektionen (Harnwege, Pneumonie)	Reizüberflutung
Epilepsie	Hypoglykämien	Umgebungswechsel
Autoimmunerkrankung	Medikamente	
	Herz-Kreislauf-Störungen	
	Endokrine Störungen	
	Schmerzen	

Tab. 3.3 Unterschiede Demenz, Depression, Delir

	Demenz	Depression	Delir
Beginn	Langsam, schleichend	Plötzlich	Akut
Dauer	Jahre	Monate	Tage bis Wochen
Krankheitswahrnehmung	Keine Krankheitswahrnehmung	Klagen über Vergessen	Nicht klärbar
Orientierung	Je nach Stadium zunehmend gestört	Unauffällig	Stark gestört
Bewusstseinslage	Unauffällig	Unauffällig	Wechselnd, teilweise getrübt
Gedächtnis	Deutlich Merkfähigkeit und Kurzzeitgedächtnis gestört	Leicht gestört, alle Bereiche	Deutlich gestört

Risikofaktoren Delir/akuter Verwirrtheitszustand

- Vorbestehende Hirnschädigung, einschl. Demenz
- Höheres Lebensalter
- Schlechtere Schulausbildung
- Depression
- Körperliche Erkrankungen
- Operative Eingriffe
- Medikamente
- Exsikkose

LITERATUR

1. Gustavo CR. Vascular dementia: distinguishing characteristics, treatment, and Prevention. JAGS. 2003; 51(Suppl.): S296–S304.
2. Klug M. Bahnbrechende Studien aus der Forschung: Die Nonnenstudie Dialog- und Transferzentrum Demenz (DZD). 2015. Aus: http://dzd.blog.uni-wh.de/index.html%3Fp=9977.html (letzter Zugriff: 29.5.2025).
3. Martens S. Müllentsorgung in der Zelle. Medienportal Universität Wien. Forschungsnewsletter Juli/August 2017. Aus: https://medienportal.univie.ac.at/uniview/forschung/detailansicht/artikel/muellentsorgung-in-der-zelle/ (letzter Zugriff: 29.5.2025).
4. Sarhan M et al. The pathophysiology of mixed Alzheimer's disease and vascular dementia. Theranostics 2025;15(18): 9793-9818.
5. Petersen RC et al. Current concepts in mild cognitive impairment. Arch Neurol. 2001; 58(12): 1985–1992.
6. Deutsche Gesellschaft für Neurologie (DGN): S3-Leitlinie Demenzen - Living Guideline. AWMF-Registernr. 038-013, 2025, https://register.awmf.org/de/leitlinien/detail/038-013, 05/2025
7. Quaranta D, Caraglia N, L'Abbate F, Giuffrè GM, Guglielmi V, Iacobucci GM, et al. Neuropsychological predictors of conversion from mild cognitive impairment to dementia at different timepoints. Brain and Behavior. 2023;13(9):e3098.

KAPITEL

4 Untersuchung demenzieller Erkrankungen

Ulrich Kastner

4.1 Allgemeine Informationen

Die Diagnostik einer demenziellen Erkrankung ist eine multiprofessionelle Aufgabe. Neben der ärztlichen Untersuchung muss die Alltagskompetenz des Betroffenen beurteilt werden; psychometrische Tests untersuchen die kognitive Leistungsfähigkeit.

Die Betroffenen bagatellisieren ihre Defizite häufig oder können sie krankheitsbedingt nicht erkennen. Erst indem die Angehörigen befragt werden, ist die eigentliche Ausprägung der **Symptome** im Alltag annähernd zu erfassen.

Diagnostik einer Demenz

- Anamnese des Betroffenen und seiner Angehörigen
- Internistische und neurologische Untersuchung
- Psychologische Leistungstests (➤ Kap. 4.2)
- Bildgebung des Gehirns (cCT oder MRT) (➤ Kap. 4.3)
- Basislaboruntersuchungen und eventuell Biomarker (➤ Kap. 4.4)

Mittels dieser Untersuchungen (➤ Abb. 4.1) und Befragungen kann in über 80 % der Fälle durch geübte Untersucher eine Demenz diagnostiziert

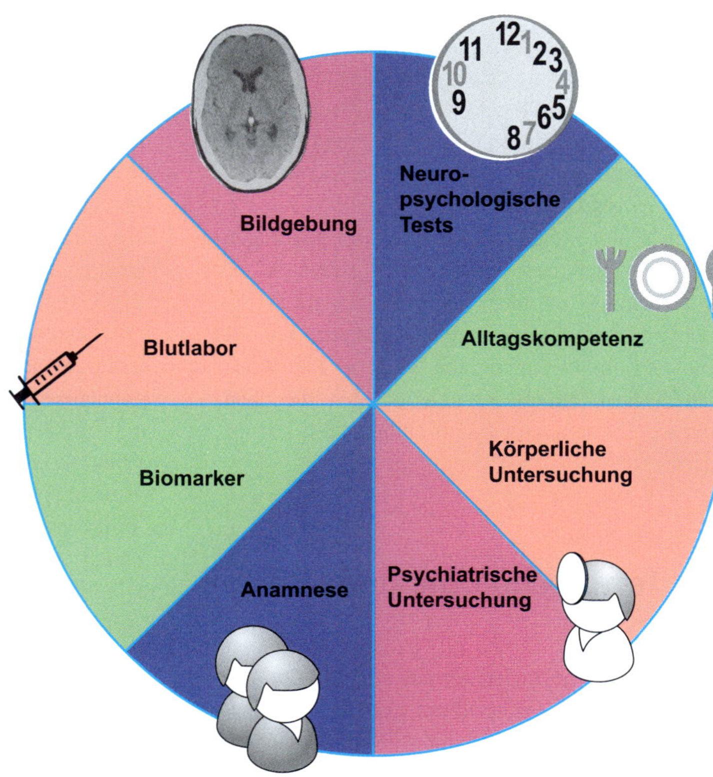

Abb. 4.1 Diagnostik demenzieller Erkrankungen [L190; A400; R281; S008-3; V492, J787]

bzw. ausgeschlossen und ggf. die Demenzunterform bestimmt werden. Die Erfassung des Schweregrads und der Begleitsymptome bildet die Grundlage der einzuleitenden Therapie.

Wichtig bei der Anwendung von Assessmentverfahren ist, damit sensibel umzugehen, weil sie aufgrund der Art ihrer Durchführung auch Fehlermöglichkeiten bergen. Ein Beispiel hierfür wäre ein Mensch mit Demenz, der eine deutlich höhere kognitive Leistungsfähigkeit besitzt, als er bei der Durchführung des Assessments zeigt, weil er vielleicht keine Lust hat, geprüft zu werden.

Im Rahmen der **Erstdiagnostik einer Demenz** werden die Defizite, aber auch Ressourcen in folgenden Teilbereichen erfasst:

- Kognition (Denkvermögen)
- Alltagskompetenz
- Begleitsymptome

Neben den häufig offensichtlichen Einschränkungen des Denkvermögens werden vor allem psychische Störungen und Verhaltensänderungen erfasst. Zudem ist es wichtig, das Ausmaß der Alltagseinschränkungen in körperlicher sowie psychosozialer Hinsicht und die Belastung der Angehörigen festzustellen. Erst durch diese ganzheitliche Beurteilung können das normale Altern, eine leichte kognitive Störung und eine Demenz voneinander abgegrenzt werden. Erst anschließend kann die eigentliche Diagnose gestellt und der mögliche weitere Krankheitsverlauf eingeschätzt werden.

Neben der Krankengeschichte, die aus Eigen- und Fremdanamnese erhoben wird, stützt sich die Untersuchung vor allem auf psychologische Tests. Laborwerte und bildgebende Verfahren, z. B. die kraniale Computertomografie (cCT, ➤ Kap. 4.3.1), dienen dazu, andere Krankheitsbilder, die ebenfalls mit Demenzsymptomen einhergehen können, auszuschließen.

4.2 Testpsychologie und Skalen

Symptome des normalen Alterns und von Demenzerkrankungen im Frühstadium liegen in der Regel nahe beieinander. Sie sind nur schwer aufgrund des alleinigen äußeren Eindrucks zu trennen. Um sie voneinander zu unterscheiden, benötigt man psychometrische Tests, die gezielt die **Kernsymptome einer Demenz** erfassen. Zu den Kernsymptomen gehören:

- Gedächtnis- und Merkfähigkeitsstörungen
- Orientierungsstörungen
- Konzentrations- und Auffassungsstörungen
- Formale Denkstörungen
- Störungen der Urteils- und Kritikfähigkeit

Bei den Tests unterscheidet man:

- Tests, mit denen kognitive Störungen erfasst werden
- Skalen, mit denen die Alltagskompetenz erhoben wird
- Instrumente, mit denen psychische Begleitsymptome und Verhaltensstörungen erfasst werden

Skalen und Fragebögen können das persönliche Gespräch mit den Angehörigen und Betroffenen nicht ersetzen. Sie dienen als Leitfaden für das Gespräch, zur Objektivierung der geschilderten Einbußen und zur Verlaufsbeobachtung.

Im Alltag bewährt hat sich eine Vielzahl verschiedener Instrumente:

- **Such- oder Screeningtests,** um den Verdacht einer Demenz zu erhärten. Damit lassen sich erste Unterscheidungen zwischen Demenzsymptomen und normalem Altern oder anderen psychischen Krankheitsbildern, z. B. Depressionen, treffen.
- Erfassung der **Alltagskompetenz** durch Befragung von Angehörigen oder Pflegenden. Demenzerkrankte Personen erleben ihren Alltag selbst oft als ungestört, überschätzen oder aber verleugnen ihre Defizite.
- Einschätzung des **Schweregrads** der Erkrankung.
- Fachärztliche Untersuchung z. B. in Gedächtnisambulanzen (Memory Clinics).
- Weiterführende Diagnostik in speziellen **Testbatterien.** Auf diese Weise lassen sich verschiedene Demenztypen unterscheiden.

Im mittleren Stadium der Erkrankung kommt es zu einem Symptomwechsel: Psychische Störungen und Verhaltensauffälligkeiten werden wichtiger. Im schweren Stadium schließlich treten eher körperlich betonte Symptome hinzu. Die psychologischen Tests sind diesem Umstand angepasst. So hat es wenig Sinn, mit Betroffenen im schweren Stadium einer Demenz ausgefeilte Gedächtnistests durchzuführen. Viel bedeutender ist es dann,

Handlungsabläufe zu erfassen und Angaben aus der Fremdbeobachtung von Angehörigen oder Pflegenden zu erfragen.

Da heute eine Vielzahl von Einzel- und Kombinationstests zur Verfügung steht, kann im Folgenden nur eine begrenzte Auswahl dargestellt werden.

4.2.1 Screeningtests (Kognition)

Mini-Mental-Status-Test (MMST)

Der wichtigste und international am häufigsten eingesetzte Screeningtest ist der **Mini-Mental-Status-Test** (MMST) nach Folstein. Der MMST umfasst insgesamt elf Fragen und überprüft:

- Zeitliche und örtliche Orientierung
- Aufmerksamkeit
- Konzentration
- In begrenztem Maße das Kurzzeitgedächtnis

Werte von 25 und weniger weisen auf eine kognitive Beeinträchtigung hin. Eine besondere Bedeutung hat der Test in der Verlaufsuntersuchung. Eine beginnende Alzheimer-Krankheit kann mit dem MMST jedoch nicht zuverlässig diagnostiziert werden. Zudem besteht – wie auch bei vielen anderen Tests – die Gefahr, dass der Betroffene nach jeder Durchführung des Tests hinzulernt und daher in der Folge besser abschneidet. Daher sollte zwischen zwei Testuntersuchungen ein Abstand von mindestens einem halben Jahr liegen.

Typischerweise zeigen Menschen mit einer Demenz im MMST Schwierigkeiten in den Bereichen zeitliche Orientierung, Rechenleistung, konstruktive Praxis sowie Umsetzen des dreiteiligen Befehls (📖 [1]).

Uhrentest

Einer der einfachsten und schnell durchzuführenden Tests ist der sog. Uhrentest (➤ Abb. 4.2). Hier werden die zu testenden Personen aufgefordert, in einen Kreis die Ziffern einer Uhr einzutragen. Anschließend wird die Person gebeten, mit einem kleinen und einem großen Zeiger die Uhrzeit „10 nach 11" einzutragen. Bei dieser Aufgabe werden neben der räumlichen Konstruktionsfähigkeit auch die Kritikfähigkeit und das logische und abstrakte Denken untersucht. Im frühen Stadium der Alzheimer-Krankheit fällt es den Betroffenen lediglich schwer, die Zeiger korrekt zu legen (➤ Abb. 4.3).

Im späteren Stadium gelingt es nur noch mit erheblichen Schwierigkeiten oder später gar nicht mehr, die Ziffern räumlich korrekt in den Kreis einzutragen. Dagegen können die Betroffenen auch in mittleren Erkrankungsstadien noch gut die Uhr lesen.

Die Ausprägung im Uhrentest entspricht nicht dem Schweregrad der Demenz. Bereits in leichteren Stadien kann die Uhr nicht mehr korrekt gezeichnet werden, mittelschwer erkrankten Menschen gelingt häufig keine Konstruktion mehr. Eine genaue Aussage zu der Art von Gedächtnisstörung oder der

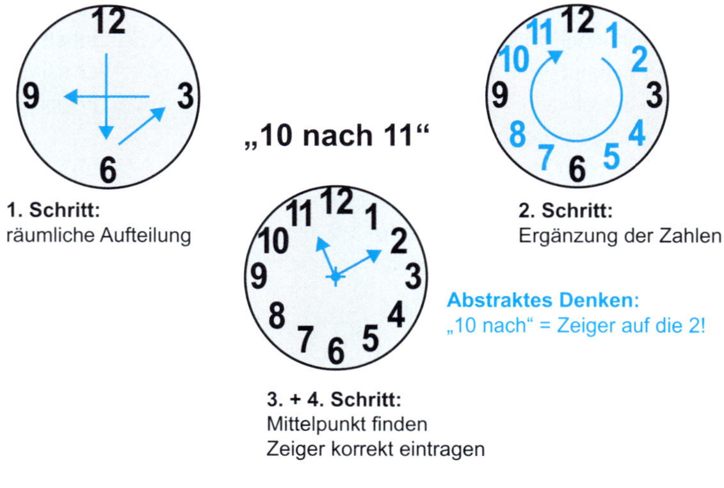

Abb. 4.2 Normale Durchführung des Uhrentests [V492]

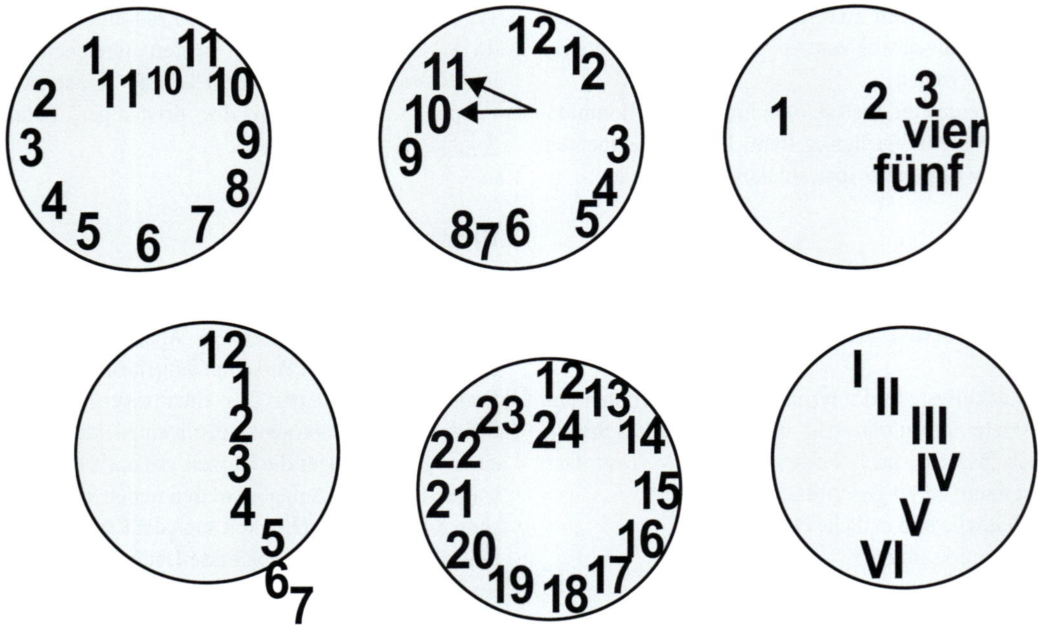

Abb. 4.3 Uhrentests in verschiedenen pathologischen Ausführungen [V492]

Grunderkrankung kann aus dem Uhrentest ebenfalls nicht getroffen werden ([9]).

DemTect

In der Frühphase einer Demenz handelt es sich bei den Betroffenen weniger um eine Gedächtnisstörung als eher um eine Störung der Merkfähigkeit. In größeren Testbatterien finden sich daher regelmäßig Wortlisten, die dieses Störungsbild am besten abbilden können. Diese Wortlisten wurden in einer abgewandelten Form im DemTect übernommen:

Dem Betroffenen werden der Reihe nach zehn Begriffe vorgesprochen, die er sich einprägen soll. Nach dem ersten Durchgang soll er sich an möglichst viele Begriffe erinnern. Danach gibt es einen zweiten Durchgang mit den gleichen zehn Wörtern. Auch jetzt soll sich der Betroffene wieder möglichst viele Begriffe einprägen (➤ Abb. 4.4).

Gesunde Probanden lernen nach den beiden Durchgängen dazu, auch wenn sie sich im ersten Durchgang nur wenige Begriffe merken konnten. Menschen mit der Alzheimer-Krankheit hingegen erinnern sich im zweiten Durchgang kaum an mehr Begriffe als im ersten. Bei einem dritten Durchgang erinnern sie sich in der Regel an keinen Begriff oder aber an falsche, zuvor nicht vorgelesene Worte.

Ein anderer Bereich des DemTect zeigt weitere spezifische Veränderungen bei Alzheimer-Erkrankten: Die Betroffenen werden angewiesen, Zahlen in Worte umzuwandeln und umgekehrt, z. B. 209 zu „zweihundertundneun" oder „sechshunderteinundachtzig" zu 681. Hier haben die Betroffenen ebenfalls Probleme und schreiben dann z. B. „600 1 80" ([5]).

4.2.2 Erweiterte Testpsychologie

In Gedächtnisambulanzen wird die Testpsychologie um die Prüfung weiterer kognitiver Funktionen und zusätzliche Leistungstests ergänzt. Einen Testschwerpunkt bildet neben der verbalen Gedächtnisleistung das visuelle Gedächtnis. Daneben ist es von

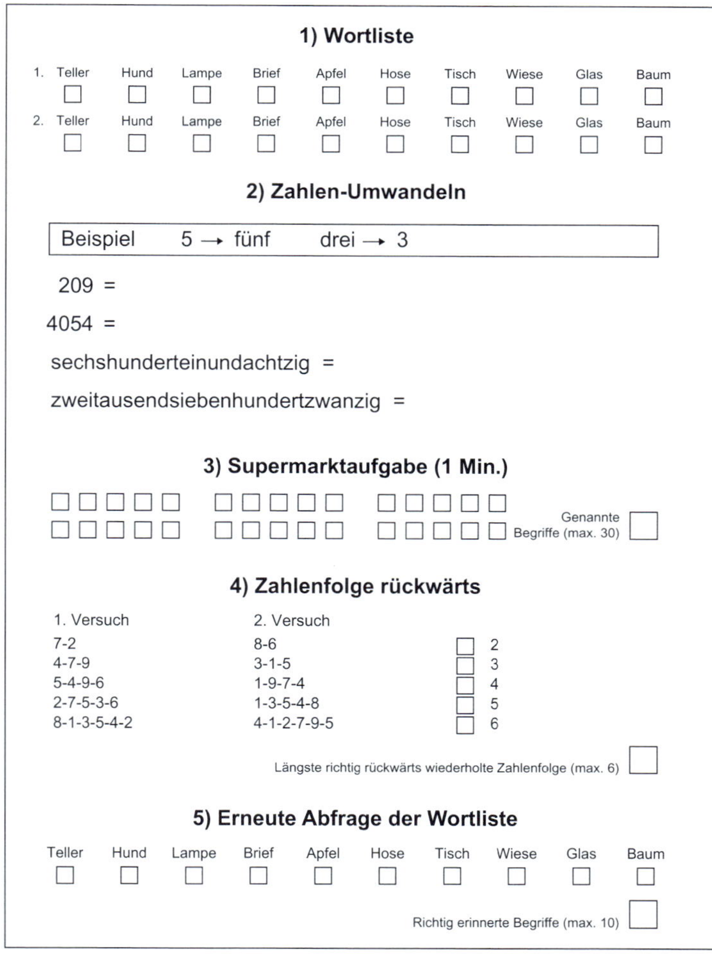

1) Wortliste

1.	Teller	Hund	Lampe	Brief	Apfel	Hose	Tisch	Wiese	Glas	Baum
	☐	☐	☐	☐	☐	☐	☐	☐	☐	☐
2.	Teller	Hund	Lampe	Brief	Apfel	Hose	Tisch	Wiese	Glas	Baum
	☐	☐	☐	☐	☐	☐	☐	☐	☐	☐

2) Zahlen-Umwandeln

Beispiel 5 → fünf drei → 3

209 =

4054 =

sechshunderteinundachtzig =

zweitausendsiebenhundertzwanzig =

3) Supermarktaufgabe (1 Min.)

☐☐☐☐☐ ☐☐☐☐☐ ☐☐☐☐☐

☐☐☐☐☐ ☐☐☐☐☐ ☐☐☐☐☐

Genannte Begriffe (max. 30) ☐

4) Zahlenfolge rückwärts

1. Versuch	2. Versuch	
7-2	8-6	☐ 2
4-7-9	3-1-5	☐ 3
5-4-9-6	1-9-7-4	☐ 4
2-7-5-3-6	1-3-5-4-8	☐ 5
8-1-3-5-4-2	4-1-2-7-9-5	☐ 6

Längste richtig rückwärts wiederholte Zahlenfolge (max. 6) ☐

5) Erneute Abfrage der Wortliste

Teller	Hund	Lampe	Brief	Apfel	Hose	Tisch	Wiese	Glas	Baum
☐	☐	☐	☐	☐	☐	☐	☐	☐	☐

Richtig erinnerte Begriffe (max. 10) ☐

Abb. 4.4 Struktur des DemTect (nach Kessler, Calabrese, Kalbe, 2000) [V492]

großer Bedeutung, die Sprache der Betroffenen zu beurteilen. Wortfindungsstörungen sind frühe Symptome der Alzheimer-Krankheit. Den Probanden werden daher Bilder angeboten, die sie benennen sollen. Bestimmte Begriffe wie Hängematte, Trichter oder Dominostein fallen erkrankten Personen deutlich schwerer ein als gesunden Menschen. Oft gebrauchen sie Umschreibungen wie „ein Netz, in dem man liegen kann", „damit füllt man Flaschen" oder „so etwas wie Würfel", um den Begriff zu erklären. Die bekannteste Testsammlung zur Erfassung einer Alzheimer-Demenz ist die CERAD-Testbatterie (Consortium to Establish a Registry for Alzheimer's Disease) (📖 [8]) (➤ Abb. 4.5).

4.2.3 Erfassung der Depressivität

Die Diagnostik einer Depression erfolgt nach demselben Ablauf wie die der demenziellen Syndrome. An Anamnese und körperlichen Befund schließen sich ebenfalls Testverfahren und Skalen an. Neben den Screeninginstrumenten zum Demenzausschluss (➤ Kap. 3.3) werden Fremd- und Selbstbeurteilungsinstrumente eingesetzt, um das Auftreten bzw. den Schweregrad der Depression zu beurteilen. In den Selbstbeurteilungsbögen beantworten die Betroffenen selbst den Fragenbogen, bei Fremdbeurteilungsbögen erfolgt die Befunderfassung aus der Beobachtung des Untersuchers oder aber aus den Angaben der Angehörigen oder Pflegenden.

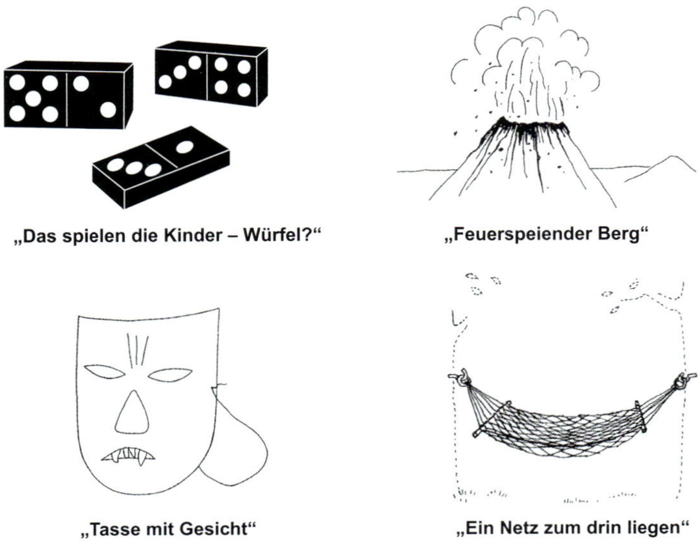

Abb. 4.5 Auszug aus der CERAD-Testbatterie, Wortfindungsstörung im Boston Naming Test (BNT) [V492]

- Selbstbeurteilungsskalen
  - Self-Rating-Depression-Scale (SDS)
  - Beck-Depression-Inventar (BDI)
- Fremdbeurteilungsskalen
  - Hamilton-Rating-Scale for Depression (HAMD)
  - Geriatric Depression Scale (GDS)
- Multidimensionale Skalen (d. h. Depression und Demenz)
  - Test zur Früherkennung von Demenzen mit Depressionsabgrenzung (TFDD)
  - Brief-Assessment Instrument (BAI)

4.2.4 Erfassung von Verhaltensstörungen

Cohen-Mansfield

Die Cohen-Mansfield-Skala bzw. das Cohen-Mansfield Agitation Inventory (CMAI) dokumentiert herausforderndes Verhalten. Eine Vielzahl von Verhaltensänderungen wie Kratzen, Stoßen, zielloses Umherwandern oder Schlagen wird in ihrer Auftretenshäufigkeit während einer Woche erfasst. Ziel ist es, entgegen globalen Äußerungen wie „Herr M. ist aggressiv.“ eine differenzierte Erfassung des Verhaltens durchzuführen, besonders häufige Veränderungen zu erkennen, um mit geeigneten Maßnahmen zu reagieren. Die Skala kann auch als Verlaufsinstrument eingesetzt werden, um therapeutische oder pflegerische Maßnahmen zu evaluieren.

idA (innovatives demenzorientiertes Assessmentsystem)

Die idA-Skala fokussiert sich ebenso wie der CMAI-Bogen darauf, den Grund hinter Verhaltensweisen spezifischer einzuschätzen, um deren Sinn und deren Bedeutung verstehbar zu machen und Verhalten nicht nur als störend oder herausfordernd abzutun.

Basierend auf dem NDB-Modell (Need-Driven-Behavior-Modell) beinhaltet die idA-Skala spezifische Leitfragen, die darauf ausgerichtet sind, den Prozess der verstehenden Diagnostik möglichst nachvollziehbar, differenziert und systematisch durchzuführen, die Erhebung auszuwerten, entsprechend zu dokumentieren und individuelle Maßnahmen zu gestalten (➤ Kap. 8.3.14).

BEHAVE-AD

In der von Reisberg entwickelten Skala werden neben Verhaltensänderungen auch psychische Symptome wie Wahn, Angst oder Halluzinationen betrachtet. In vielen Kategorien wird die Belastung der Pflegenden ebenfalls mit erfasst.

Neuropsychiatrisches Inventar (NPI)

Das NPI ist das in wissenschaftlichen Studien mit am häufigsten eingesetzte Instrument. In zwölf Kategorien werden die Auftretenshäufigkeit, die Form und die daraus resultierenden Auswirkungen der Verhaltensänderung auf die Pflegenden erfasst. Unter anderem werden die Bereiche Wahn, Angst, Depressivität, Antrieb, sowie Schlaf oder Essverhalten berücksichtigt. Aufgrund der detaillierten Erfragung ergibt sich ein relativ hoher Zeitaufwand, sodass die Skala trotz genauer Wiedergabe als Alltagsinstrument wenig Beachtung findet.

4.2.5 Schmerzbeurteilung

Die Kommunikation zwischen Arzt und Schmerzpatient setzt eine intakte Kognition voraus. Die Fähigkeit zur Lokalisationsbeschreibung, zur Schilderung der Intensität und Schmerzqualität oder Aussagen über die Dauer und Auslösemomente des Schmerzes sind integrale Bestandteile einer modernen und wirksamen Schmerztherapie. Gerade diese Fähigkeiten sind den Betroffenen im Verlauf der Erkrankung verloren gegangen.

Menschen mit Demenz haben aus zweierlei Gründen Probleme, Schmerzen in adäquater Art und Weise zu äußern: Zum einen bedingt durch die Beeinträchtigung der verbalen Kommunikationsfähigkeit aufgrund kognitiver Defizite, zum anderen aufgrund einer veränderten Schmerzphysiologie.

Zudem treten im Rahmen der Demenzerkrankung Störungen der Sensibilität und Schmerzwahrnehmung auf. Abgeschwächte, verstärkte oder qualitativ veränderte Schmerzwahrnehmungen sind häufige Symptome bereits in frühen Stadien. Mit Fortschreiten der Erkrankung können dem Umfeld immer weniger gezielte Schmerzangaben mitgeteilt werden, was die Beurteilung der Schmerzsymptomatik zunehmend erschwert. Äußerst negative Folgen sind häufig, dass Betroffene zu spät oder in nicht angepasster Dosierung Schmerzmedikationen erhalten.

In eine angemessene Schmerztherapie muss deshalb dringend eine entsprechende Schmerzdiagnostik mit einbezogen werden. Nur so können das Bestehen von Schmerzen sowie deren Intensität eingeschätzt werden. Eine solche Diagnose umfasst die Schmerzdimensionen Lokalisation, Affekt, Intensität, Verhalten, Kognition sowie soziale Faktoren.

Auch durch Fremdbeurteilungsinstrumente wie dem ECPA (Echelle comportementale de la douleur pour personnes âgées non communicates, ➤ Tab. 4.1) oder dem PAINAD gelingt eine bessere Einschätzung der Schmerzsymptomatik. Maßgeblich sind hier Beobachtungen in der Pflege, der Kommunikation oder der Reaktion bei Aktivität (📖 [5]).

Beurteilungskategorien der ECPA

- Verbale Äußerungen
- Gesichtsausdruck
- Spontane Ruhehaltung
- Ängstliche Abwehr
- Reaktion bei Mobilisation
- Reaktion bei der Pflege von schmerzhaften Zonen
- Verbale Äußerungen in der Pflege
- Auswirkungen auf den Appetit
- Auswirkungen auf den Schlaf
- Auswirkungen auf die Bewegung

Tab. 4.1 ECPA

Dimensionen und Items des ECPA	
Dimension 1: Beobachtungen außerhalb der Pflege	
ITEM 1 – verbale Äußerungen: Stöhnen, Klagen, Weinen, Schreien	
0	Patient macht keine Äußerungen
1	Schmerzäußerungen, wenn Patient angesprochen wird
2	Schmerzäußerungen, sobald jemand beim Patienten ist
3	Schmerzäußerungen oder spontanes leises Weinen, Schluchzen
4	Spontanes Schreien bzw. qualvolle Äußerungen

Tab. 4.1 ECPA *(Forts.)*

Dimensionen und Items des ECPA	
ITEM 2 – Gesichtsausdruck: Blick und Mimik	
0	Entspannter Gesichtsausdruck
1	Besorgter, gespannter Blick
2	Ab und zu Verziehen des Gesichts, Grimassen
3	Verkrampfter und/oder ängstlicher Blick
4	Vollständig starrer Blick/Ausdruck
ITEM 3 – Spontane Ruhehaltung	
0	Keinerlei Schonhaltung
1	Vermeidung einer bestimmten Position, Haltung
2	Patient wählt eine Schonhaltung (aber kann sich bewegen)
3	Patient sucht erfolglos eine schmerzfreie Schonhaltung
4	Patient bleibt vollständig immobil
Dimension 2: Beobachtungen während der Pflege	
ITEM 4 – Ängstliche Abwehr bei Pflege	
0	Patient zeigt keine Angst
1	Ängstlicher Blick, angstvoller Ausdruck
2	Patient reagiert mit Unruhe
3	Patient reagiert aggressiv
4	Patient schreit, stöhnt, jammert
ITEM 5 – Reaktionen bei der Mobilisation	
0	Patient steht auf/lässt sich mobilisieren, ohne spezielle Beachtung
1	Patient hat gespannten Blick/scheint Mobilisation und Pflege zu fürchten
2	Patient klammert mit den Händen/macht Gebärden während der Mobilisation und Pflege
3	Patient nimmt während Mobilisation/Pflege Schonhaltung ein
4	Patient wehrt sich gegen Mobilisation und Pflege
ITEM 6 – Reaktionen während Pflege von schmerzhaften Zonen	
0	Keinerlei negative Reaktionen während der Pflege
1	Reaktionen während Pflege, ohne weitere Bezeichnung
2	Reaktion beim Anfassen oder Berühren schmerzhafter Zonen
3	Reaktion bei flüchtiger Berührung schmerzhafter Zonen
4	Unmöglichkeit, sich schmerzhafter Zonen zu nähern
ITEM 7 – Verbale Äußerungen während der Pflege	
0	Keine Äußerungen während der Pflege
1	Schmerzäußerungen, wenn man sich an den Patienten wendet
2	Schmerzäußerung, sobald Pflegende beim Patienten ist
3	Spontane Schmerzäußerung oder spontanes leises Weinen, Schluchzen
4	Spontanes Schreien bzw. qualvolle Äußerungen

Tab. 4.1 ECPA *(Forts.)*

Dimensionen und Items des ECPA	
Dimension 3: Auswirkungen auf Aktivitäten	
ITEM 8 – Auswirkungen auf den Appetit	
0	Keine Veränderungen bezüglich Appetit
1	Leicht reduzierter Appetit, isst nur einen Teil der Mahlzeiten
2	Muss animiert werden, einen Teil der Mahlzeiten zu essen
3	Isst trotz Aufforderung nur ein paar Bissen
4	Verweigert jegliche Nahrung
ITEM 9 – Auswirkungen auf den Schlaf	
0	Guter Schlaf, beim Aufwachen ist der Patient ausgeruht
1	Einschlafschwierigkeiten oder verfrühtes Erwachen
2	Einschlafschwierigkeiten und verfrühtes Erwachen
3	Zusätzliches nächtliches Erwachen
4	Seltener oder fehlender Schlaf
ITEM 10 – Auswirkungen auf Bewegungen	
0	Patient mobilisiert und bewegt sich wie gewohnt
1	Patient bewegt sich wie gewohnt, vermeidet aber gewisse Bewegungen
2	Seltenere/verlangsamte Bewegungen
3	Immobilität
4	Apathie oder Unruhe
ITEM 11 – Auswirkungen auf Kommunikation/Kontaktfähigkeit	
0	Üblicher Kontakt
1	Herstellen von Kontakt erschwert
2	Patient vermeidet Kontaktaufnahme
3	Fehlen jeglichen Kontakts
4	Totale Indifferenz
Totale Punkte (0 = kein Schmerz, 44 = maximaler Schmerz)	

- Auswirkungen auf die Kommunikation

Aufgrund der Intensität wird der jeweiligen Kategorie ein Wert von 0 bis 4 zugeordnet; aus der Summierung der Einzelkategorien erhält man den Gesamtwert (📖 [6]).

Ziel ist es, in der Betreuung demenzerkrankter Menschen eventuelle Schmerzen durch eine gute Fremdbeobachtung qualitativ und quantitativ zu beurteilen. Dabei kann man aufgrund von Mimik, ängstlicher Abwehr und den Auswirkungen auf den Alltag Rückschlüsse auf die Schmerzintensität und auf den Therapieerfolg ziehen. Sich allein auf die verbalen Äußerungen Betroffener zu verlassen, führt zur Über- und Unterschätzung der Symptomatik.

4.2.6 Ausmaß körperlicher Störungen

In der Betreuung Betroffener, v. a. im fortgeschrittenen Stadium, erhält die Beurteilung körperlicher Funktionen eine höhere Bedeutung als die alleinige Einschätzung der kognitiven Leistungsfähigkeit oder psychischer Veränderungen. Sie dient der Abschätzung etwaiger Risikofaktoren sowie des aktuellen Schweregrads.

Die existierenden Instrumente wie Body-Mass-Index (BMI), Tinetti-Test bei Sturzgefahr oder der Barthel-Index wurden zwar für den gesamten Bereich der Geriatrie entwickelt, sind aber auch gut übertragbar auf demenzerkrankte Personen.

4.2.7 Einschätzung des Schweregrads und des Pflegeaufwands

Bedingt durch das stetige Fortschreiten demenzieller Erkrankungen kommt der Beurteilung des jeweiligen Schweregrads und der damit verbundenen Pflegebedürftigkeit eine wichtige Rolle zu. Durch standardisierte Verfahren versucht man, eine objektive Einschätzung des Schweregrads zu erzielen. Die Ergebnisse werden in der Einstufung der Pflegeversicherungen, der Indikation bestimmter Medikamente oder deren Erfolg, aber auch zur prognostischen Abschätzung eines vermuteten Versorgungsaufwands benötigt.

Reisberg-Skalen

Die Global Deterioration Scale (GDS) nach Reisberg beschreibt in sieben Stadien kognitive Leistungseinbußen. Neben Merkfähigkeit, Orientierung und Wortfindung werden auch die Gedächtnisleistung und einzelne alltagspraktische Fähigkeiten beurteilt. Körperliche Veränderungen und eine Einschätzung der Pflegebedürftigkeit werden dagegen im Functional Assessment Staging (FAST) erfasst. In ebenfalls sieben Stadien liegt der Beobachtungsfokus auf alltäglichen Routinen (➤ Tab. 4.2). In den schwereren Demenzstadien 6 und 7 erfolgt eine weitere Differenzierung von pflegerelevanten Veränderungen wie Inkontinenz, Gangstörung, Waschen mithilfe, Störung des Schluckreflexes bis hin zur Bewusstseinsstörung (📖 [2]).

Tab. 4.2 GDS und FAST in Gegenüberstellung

	Stadien	GDS	FAST
1	Kein kognitiver Abbau	Weder durch subjektive Klagen noch im Gespräch mit dem Arzt	
2	Sehr leichter kognitiver Abbau	Subjektive Klagen lediglich über Gedächtnisverlust, z. B. man vergisst, wohin man vertraute Dinge gelegt hatKeine objektiven Anzeichen für einen Gedächtnisverlust im Arztgespräch	Name vergessen, Verabredung, Sachen verlegt, subjektiv erlebt, von Außenwelt nicht wahrgenommen
3	Leichter kognitiver Abbau	Leistungsverschlechterung bei anspruchsvollen beruflichen Tätigkeiten und gesellschaftlichen AnlässenObjektive Anzeichen einer Beeinträchtigung werden nur im intensiven Gespräch erkennbar	Wichtige Verabredung vergessen, Schriftstücke nicht zu Ende bringen, Orientierung in unvertrauter Umgebung erschwert, Routinen unbeeinträchtigt
4	Mäßig kognitiver Abbau	Reduziertes Wissen um aktuelle EreignisseVerminderte Fähigkeit zur Durchführung komplexer AufgabenVerminderte Fähigkeit, finanzielle Angelegenheiten zu erledigen	Probleme beim Einkaufen, Kontoführung, Terminen, berufliche Schwierigkeiten
5	Mäßig schwerer kognitiver Abbau	Betroffener kann sich nicht mehr an einen wichtigen Aspekt des aktuellen Lebens erinnernHat eventuell Schwierigkeiten beim Auswählen von Kleidungsstücken; kann nicht mehr ohne eine gewisse Hilfe auskommen	Pflegeperson muss Angelegenheiten regeln, Kleidung auswählen, vernachlässigte Körperpflege, Autofahren nicht mehr möglich
6	Schwerer kognitiver Abbau	Betroffener weiß größtenteils nichts mehr über kürzliche EreignisseZunehmende Probleme mit Anziehen und BadenEntwickelt schließlich Probleme beim Gang zur ToilettePsychische Veränderungen wie unruhiges Verhalten können sich einstellen	Psychische Störungen/Verhaltensstörungen

Tab. 4.2 GDS und FAST in Gegenüberstellung *(Forts.)*

	Stadien	GDS	FAST
6a			Fehlerhaftes Anziehen
6b			Baden/Duschen alleine nicht mehr möglich
6c			Vergessen, nach Toilettengang zu spülen
6d			Harninkontinenz
6e			Stuhlinkontinenz
7	Sehr schwerer kognitiver Abbau	Sämtliche verbalen Fähigkeiten sind verlorenInkontinenz, progressiver Verlust grundlegender psychomotorischer Fähigkeiten	Körperliche Störungen
7a			Verminderung des Wortschatzes
7b			„Letzte gesprochene Worte", keine verständliche Sprache
7c			Gehstörung
7d			Sitzen im Sessel erschwert
7e			Reaktion auf Reize, Greif- und Schluckreflex funktioniert
7f			Bewusstseinsstörungen

Clinical Dementia Rating (CDR) nach Berg

Das Clinical Dementia Rating bestimmt in den Kategorien Gedächtnis, Orientierung, Urteilsvermögen und Problemlösung, gesellschaftliche Aktivität, Heim (Leben zu Hause) und Hobbys sowie in der Körperpflege das jeweilige Defizit (➤ Tab. 4.3). Der Mittelwert der Einzelkategorien bestimmt den Gesamtschweregrad in 5 Stadien von gesund über fragliche, leichte und mittelschwere Demenz hin zu schwerer Demenz.

BPS (Beurteilungsbogen der Pflegebedürftigkeit von Senioren) nach Gutzmann

In mittelschweren bis schweren Stadien bietet die von Gutzmann weiterentwickelte Skala die Möglichkeit, pflegerelevante Einschränkungen zu erfassen. Beurteilt werden u. a. das psychoorganische Syndrom, körperbezogene Pflegebedürftigkeit, Störungen der sozialen Kompetenz, Aggressivität und Depressivität. In einer Untersuchung bestand gerade bei Heimbewohnern ein enger Zusammenhang zwischen Pflegestufenzuerkennung und psychischer Beeinträchtigung.

Pflegetagebuch

Nach Einführung des neuen Pflegestärkungsgesetzes 2017 erhielten psychische Beeinträchtigungen der Selbstständigkeit eine stärkere Gewichtung in der Begutachtung zur Erlangung eines Pflegegrads (➤ Kap. 11.5.2). Dennoch fällt es durch die langsame Progredienz demenzieller Erkrankungen häufig schwer, den Zeitpunkt zu bestimmen, an dem der Betroffene die Kriterien erfüllt, die zu Erlangung eines Pflegegrads notwendig wären. Im Alltag hat sich hier der Einsatz von Pflegetagebüchern bewährt (➤ Tab. 4.4). Für einen begrenzten Zeitraum von zumeist einer Woche erfolgt eine Minutenerfassung der erbrachten notwendigen Pflegeleistung.

Vordrucke sind im Internet frei verfügbar oder werden von verschiedenen Pflegekassen kostenlos zur Verfügung gestellt.

Tab. 4.3 Clinical Dementia Rating (CDR) [F1227-002]

<table>
<tr><th>Bereich</th><th>Keine = 0</th><th>Fraglich = 0,5</th><th>Leicht = 1</th><th>Mäßig = 2</th><th>Schwer = 3</th></tr>
<tr><td>Gedächtnis</td><td>Kein Gedächtnisverlust oder leichte, nicht ständig auftretende Vergesslichkeit</td><td>Beständige leichte Vergesslichkeit, teilweise Erinnerung an Ereignisse, „gutartige" Vergesslichkeit</td><td>Mäßiger Gedächtnisverlust; ausgeprägter für kurz zurückliegende Ereignisse; Defizit beeinträchtigt Alltagsaktivitäten</td><td>Schwerer Gedächtnisverlust; nur sehr gut Gelerntes wird behalten; neue Informationen gehen rasch wieder verloren</td><td>Schwerer Gedächtnisverlust, nur Fragmente bleiben übrig</td></tr>
<tr><td>Orientierung</td><td>Vollständig orientiert</td><td>Vollständig orientiert; nur leichte Zeitgitterstörung</td><td>Mäßige Zeitgitterstörung; zum Ort der Untersuchung orientiert; kann anderswo Probleme mit der topografischen Orientierung haben</td><td>Ausgeprägte Zeitgitterstörung; meist zur Zeit desorientiert, oft auch zum Ort</td><td>Nur zur eigenen Person orientiert</td></tr>
<tr><td>Urteilsvermögen und Problemlösen</td><td>Löst alltägliche Probleme, bewältigt geschäftliche und finanzielle Angelegenheiten gut; Urteilsvermögen verglichen mit früherer Leistungsfähigkeit gut</td><td>Leicht beeinträchtigt beim Lösen von Problemen und beim Beurteilen von Ähnlichkeiten und Unterschieden</td><td>Mäßige Schwierigkeiten beim Lösen von Problemen und beim Beurteilen von Ähnlichkeiten und Unterschieden; soziale Urteilsfähigkeit normalerweise erhalten</td><td>Stark beeinträchtigt beim Lösen von Problemen und beim Beurteilen von Ähnlichkeiten und Unterschieden; soziale Urteilsfähigkeit normalerweise beeinträchtigt</td><td>Unfähig, irgendetwas zu beurteilen oder Probleme zu lösen</td></tr>
<tr><td rowspan="2">Leben in der Gemeinschaft</td><td rowspan="2">Leistung, Selbstständigkeit und Verhalten bei der Arbeit, beim Einkaufen, in ehrenamtlichen Tätigkeiten und bei sozialen Aktivitäten normal</td><td rowspan="2">Leichte Beeinträchtigung dieser Aktivitäten, geringe Verhaltensauffälligkeiten, höchstens leichtgradige Störung sozialer Integration</td><td rowspan="2">Keine selbstständige Leistung bei diesen Aktivitäten, obwohl sie z. T. noch ausgeübt werden; erscheint bei flüchtiger Betrachtung normal, mäßige Verhaltensauffälligkeiten, mäßige Störung der sozialen Integration</td><td colspan="2">Keine selbstständige Leistungsfähigkeit außer Haus</td></tr>
<tr><td>Wirkt gesund genug, um zu Festlichkeiten außer Haus mitgenommen zu werden, starke Verhaltensauffälligkeiten, starke Störung der sozialen Integration</td><td>Wirkt zu krank, um zu Festlichkeiten außer Haus mitgenommen zu werden, extreme Verhaltensauffälligkeiten, extreme Störung der sozialen Integration</td></tr>
<tr><td>Haushalt und Hobbys</td><td>Das Leben zu Hause, Hobbys und intellektuelle Interessen sind gut erhalten</td><td>Das Leben zu Hause, Hobbys und intellektuelle Interessen sind ein wenig beeinträchtigt</td><td>Leichte, aber eindeutige Beeinträchtigung der Leistung zu Hause; schwierige Aufgaben werden nicht mehr ausgeführt; komplizierte Hobbys und Interessen werden aufgegeben</td><td>Nur einfache Aufgaben werden aufrechterhalten; stark eingeschränkte Interessen</td><td>Keine nennenswerte Leistungsfähigkeit zu Hause</td></tr>
</table>

Tab. 4.3 Clinical Dementia Rating (CDR) [F1227-002] *(Forts.)*

Bereich	Keine = 0	Fraglich = 0,5	Leicht = 1	Mäßig = 2	Schwer = 3
Körperpflege	Vollständig in der Lage, sich um sich selbst zu kümmern		Muss aufgefordert werden, vernachlässigt ihr/sein Äußeres und die persönliche Hygiene	Benötigt Hilfe beim Anziehen, bei der Körperpflege, würde alleine verwahrlosen	Benötigt viel Hilfe bei der Körperpflege; oft inkontinent, Zeichen der Verwahrlosung

Tab. 4.4 Inhalte eines Pflegetagebuchs (Beispiel)

Erforderliche Hilfe bei:	Zeitaufwand in Minuten				Art der Hilfe
	Morgens	Mittags	Abends	Nachts (22–6 Uhr)	U = Unterstützung; TÜ = Teilweise Übernahme; VÜ = Vollständige Übernahme; A/B = Anleitung/Beaufsichtigung
Körperpflege					
• Ganzkörperwäsche					
• Teilwäsche					
• Duschen					
• Baden					
• Mund-/Zahnpflege					
• Kämmen					
• Rasieren					
Darm- und Blasenentleerung					
• Wasserlassen					
• Stuhlgang					
• Richten der Kleidung					
• Wechseln von Windeln					
• Wechseln/Entleeren des Urinbeutels/Stomabeutels					
Ernährung					
• Mundgerechte Nahrungszubereitung					
• Anreichen der Nahrung					
Mobilität					
• Aufstehen/Zu-Bett-Gehen					
• Umlagern					
• An- und Auskleiden					
• Gehen/Bewegen im Haus					
• Stehen					
• Treppensteigen					

Tab. 4.4 Inhalte eines Pflegetagebuchs (Beispiel) *(Forts.)*

Erforderliche Hilfe bei:	Zeitaufwand in Minuten				Art der Hilfe
• Verlassen/Wiederaufsuchen der Wohnung					
Hauswirtschaftliche Versorgung					
• Einkaufen					
• Kochen					
• Wohnung reinigen					
• Spülen					
• Wechseln/Waschen der Wäsche/Kleidung					
• Beheizen der Wohnung					

4

Instrumental Activities of Daily Living (IADL)

Die IADL-Skala nach Lawton und Brody ist ein auf dem ADL-Score basierendes Verfahren zur Erfassung der Alltagskompetenz. Es erfasst acht Aktivitäten des täglichen Lebens, z.B. die Benutzung öffentlicher Verkehrsmittel, des Telefons, aber auch die Kompetenz bei der eigenen Körperpflege.

Bayer-ADL

Die Bayer-ADL-Skala wird in der Fremdbeurteilung von demenzerkrankten Personen im frühen Erkrankungsstadium eingesetzt. Die Beurteilungskriterien stammen dementsprechend eher aus dem Bereich der sozialen als aus dem Bereich der physischen Kompetenzen. Die Beurteilung der Beeinträchtigung erfolgt auf einer 10-Punkte-Skala. Aus dem Summenwert der 25 Einzelkriterien wird dann ein Durchschnittswert berechnet.

Barthel-Index

Der von **Dorothea W. Barthel** entwickelte Barthel-Index ist ein Verfahren zur Erfassung grundlegender Alltagsfunktionen und wird vor allem in der Geriatrie eingesetzt. Dabei werden vom Arzt oder vom Pflegepersonal zehn unterschiedliche Tätigkeitsbereiche mit Punkten bewertet, u. a. Körperpflege, Mobilität, Treppensteigen, Betttransfer, Toilettenbenutzung, An- und Auskleiden oder Körperpflege.

Nurses Observation Scale for Geriatric Patients (NOSGER)

Die Nurses' Observation Scale for Geriatric Patients (NOSGER) erfasst mit 30 Unteritems Auffälligkeiten in sechs Dimensionen: Sozialverhalten, Verhaltensstörungen, Stimmung, ADL, IADL und Gedächtnis.

4.3 Bildgebende Verfahren

Lange Zeit dienten bildgebende Verfahren wie die Computertomografie (CT) nur der Ausschlussdiagnostik einer Demenz vom Alzheimer-Typus. Man versuchte, Zeichen zu finden, die Hinweise auf andere Krankheitsbilder gaben.

Seit der Verfeinerung der Untersuchungsmethoden, v. a. seit der Einführung der Kernspintomografie oder Magnetresonanztomografie (MRT), hat sich der Fokus der Bildgebung in den letzten Jahren zunehmend in Richtung einer Funktionsdiagnostik entwickelt. Durch die funktionelle Kernspintomografie wird es möglich, ähnlich wie im PET oder im SPECT die Aktivierung bestimmter Hirnareale zu erkennen. In diesem heute noch experimentellen Bereich dürfte die Zukunft der bildgebenden Verfahren liegen.

Aktuell besteht der Anspruch an die Bildgebung im Erkennen von:

- Ausmaß der globalen Atrophie
- Bestehender Atrophie bestimmter Hirnareale (frontal, temporal, ein- oder beidseitig)
- Anzeichen für Durchblutungsstörungen
- Zeichen eines aktuellen oder früher stattgefundenen Hirninfarkts
- Raumforderungen, wie Tumor oder Blutungen

Die Diagnose einer primären Demenz alleine aufgrund der Bildgebung ist zum aktuellen Zeitpunkt nicht möglich.

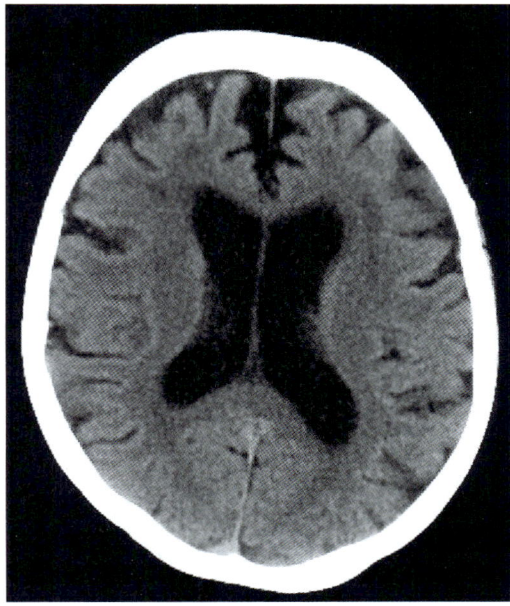
Abb. 4.6 cCT [R261]

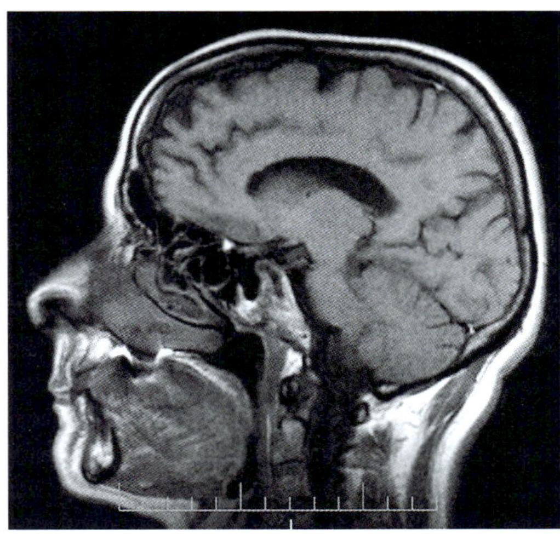
Abb. 4.7 MRT [R281]

4.3.1 cCT und MRT

Der Nachweis von Strukturveränderungen des Gehirns ist die Stärke der kranialen Computertomografie (cCT). So können mit ausreichender Sicherheit Tumoren, Blutungen, aber auch ein Normaldruckhydrozephalus diagnostiziert werden. Daneben dient das cCT dem Erkennen von Schlaganfällen und bestimmten Atrophiemustern (globale Atrophie, Seitendifferenz oder Frontal-/bzw. Temporalatrophie) des Gehirns. Das cCT ist mittlerweile flächendeckend verfügbar und kostengünstiger als andere Verfahren.

Die Stärken der Magnetresonanztomografie (MRT) liegen in der feineren Darstellung der Hirnsubstanz; sie ist damit sensitiver als das cCT (➤ Abb. 4.6). Im höheren Lebensalter kann dies jedoch zum Problem werden, da bei einer Vielzahl von Personen höherer Altersgruppen v. a. durchblutungsbedingte Veränderungen nachgewiesen werden können, ohne dass eine entsprechende Symptomatik vorliegt. In der genaueren Darstellung von zentralen Strukturen wie dem Hippokampus liegen die Vorteile des MRT (➤ Abb. 4.7) gegenüber dem cCT, vor allem in der Frühdiagnostik und bei jüngeren Betroffenen.

4.3.2 Weitere Verfahren

Neben der rein bildlichen Darstellung durch cCT und MRT kommen auch nuklearmedizinische Untersuchungen vor allem in der Frühdiagnostik zum Einsatz. Aufgrund der hohen Kosten gelten sie aber nicht als Routineverfahren und können eigentlich nur im wissenschaftlichen Bereich eingesetzt werden. Durch die gesetzlichen Krankenkassen werden die Kosten nicht übernommen. Die Positronenemissionstomografie (PET) und das SPECT (Single-Positronenemissionscomputertomografie) weisen durch radioaktiv markierte Zucker den Stoffwechsel im Gehirn nach und lassen so Rückschlüsse auf Unterfunktionen bestimmter Regionen im Gehirn zu.

4.4 Laboruntersuchungen

Zum aktuellen Zeitpunkt gibt es **keinen** geprüften Einzeltest zur Untersuchung des Vorliegens einer bestimmten Demenz, v. a. aber keinen Alzheimer-Test. Blutlaboruntersuchungen und Urinuntersuchungen dienen dazu, sekundäre Krankheitsbilder auszuschließen. Die Untersuchung des Nervenwassers (Liquor) kann, neben dem Erkennen von neurologischen Krankheitsbildern und Entzündungen, auch durch den Nachweis bestimmter Eiweiße den Verdacht auf eine bestimmte primäre Demenzform erhärten.

4.4.1 Routinelaboruntersuchung

Als Mindeststandard werden ein Blutbild, Leber- und Nierenwerte, Glukose im Serum, Cholesterin, Schilddrüsenparameter und Vitamin B_{12}/Folsäure gefordert. Weitere Untersuchungen werden auf die jeweilige Krankengeschichte abgestimmt, so z. B. eine Vergiftung mit Blei.

In der Regel werden Untersuchungen durchgeführt, die Hinweise auf folgende **häufigere Erkrankungsbilder** geben können:

- Schilddrüsenerkrankung → Thyreoidea-stimulierendes Hormon (TSH)
- Anämie → Blutbild
- Leberschädigung → Glutamat-Oxalacetat-Transaminase (GOT), Glutamat-Pyruvat-Transaminase (GPT), Gamma-GT
- Nierenschädigung → Kreatinin
- Mangelerkrankung → Vitamin B_{12}, Folsäure
- Elektrolytstörungen → Natrium, Kalium, Kalzium
- Exsikkose → Hämatokrit, Blutbild
- Alkoholismus → Gamma-GT
- Diabetes mellitus → Blutzucker (BZ), Urinteststreifen
- Benzodiazepinmissbrauch → Urinnachweis

Seltenere Krankheitsbilder sind:

- Borreliose → Borrelientiter
- HIV → Serologie
- Neurolues (Syphilis) → Treponema-pallidum-Hämagglutinations-Assay (TPHA) im Urin
- Vergiftungen → Blei, Benzol, Quecksilber

4.4.2 Biomarker

Als Biomarker werden messbare Substanzveränderungen des Organismus bezeichnet, die den Verdacht einer Demenzkrankheit bzw. einer spezifischen Unterform bestärken können. Aktuell werden Biomarker nur aus dem Liquor von Betroffenen gewonnen und können die Diagnose einer Alzheimer-Krankheit bestärken oder entkräften. Die Diagnose alleine anhand der Veränderungen dieser Biomarker zu stellen, ist dagegen nicht möglich:

- Beta-Amyloid 1–42 (erniedrigt bei Alzheimer-Krankheit)
- Gesamt-Tau-Protein (erhöht bei Alzheimer-Krankheit)
- Phospho-Tau (erhöht bei Alzheimer-Krankheit)

Die gleichen Biomarker spielen auch bei weiteren Demenzerkrankungen eine Rolle. Andere Substanzen stehen für den Routineeinsatz noch nicht zur Verfügung.

4.5 Frühdiagnostik

Unter Frühdiagnostik versteht man die Untersuchung Betroffener bei subjektiv empfundenen kognitiven Störungen oder aber bei familiärer Häufung, ohne das Vollbild einer demenziellen Erkrankung (📖 [12], [13]).

Subjektive Gedächtnisprobleme

- Allgemeine Gedächtnisprobleme
- Verlegen von Dingen
- Wortfindungsstörungen
- Zettel schreiben
- Konzentrationsstörungen

Das Risiko, innerhalb eines Jahres an einer Demenz zu erkranken, liegt bei subjektiver Gedächtnisstörung bei 2–5 %, bei Objektivierbarkeit in neuropsychologischen Tests bei bis zu 12,5 %.

Untersuchungsmethoden der Frühdiagnostik

Genetische Diagnostik

- Bei frühen Fällen von DAT (< 60 Jahre) in der Familie
- Aktuell ohne therapeutische Konsequenz

Biomarker im Nervenwasser (Liquor)

➤ Kap. 4.4.2

Spezielle Form der Bildgebung

➤ Kap. 4.3

Neuropsychologische Testbatterien

➤ Kap. 4.2

Ethische Fragestellung

Aus ethischer Sicht steht die Frage im Mittelpunkt, wie Betroffene und Angehörige mit einem potenziell gesteigerten Risiko oder gar der Verdachtsdiagnose einer Erkrankung, zu der es keine eigentliche Therapie gibt, umgehen können.

Hierbei muss u. a. im Fokus stehen, wie bedrohlich diese Situation für die Betroffenen selbst ist. Eine solche Perspektive ruft erhebliche Ängste hervor und kann weitere schwerwiegende psychische Auswirkungen nach sich ziehen. Eine entsprechende Begleitung ist in dieser Phase von höchster Bedeutung.

Des Weiteren bietet sich hier allenfalls bezüglich möglicher Vorsorgemaßnahmen aus juristischer oder finanzieller Sicht ein zeitlich vergrößerter Handlungsspielraum.

Eine hohe Relevanz hat die Frühdiagnostik erst dann, wenn sichere Maßnahmen der Vorbeugung, Prophylaxe oder direkte therapeutische Möglichkeiten bestehen, z. B. durch eine frühzeitig eingeleitete medikamentöse Therapie das Risiko eines Erkrankungseintritts zu senken oder aber wesentlich zeitlich zu verzögern.

Entsprechende überzeugende Untersuchungsergebnisse hierzu liegen jedoch nicht vor.

LITERATUR

1. Folstein MF, Folstein SE, Mc Mugh PR. „Mini Mental State": A practical method for grading the cognitve state of patients for the clinician. J Psychiatr Res. 1975; 12(3): 189–198.
2. Ihl R, Fröhlich L. Die Reisberg-Skalen GDS BCRS FAST – Manual. Weinheim: Beltz-Test, 1991.
3. Kessler J et al. DemTect 40– und DemTect 80+: Neue Auswertungsroutinen für diese Altersgruppen. Fortschritte der Neurologie und Psychiatrie. 2014; 82: 640–645.
4. Klein PJ, Klein EM: Mein Leitfaden Psychiatrie. Basiskompetenzen für den Klinikalltag. Berlin: Springer, 2021.
5. Kunz R. Schmerzerfassung bei Patienten mit Demenzerkrankungen. Geriatrie Journal. 2002; 6: 14–21.
6. Landendörfer P, Hesselbarth S. Schmerz-Beurteilung bei „sprachlosen" Patienten. Der Allgemeinarzt. 2003; 10: 822–828.
7. Lautenbacher S, Kunz M. Schmerzerfassung bei Menschen mit Demenz. Der Anaesthesist. 2019; 68(12): 814–820.
8. Morris JC et al. The Consortium to Establish a Registry for Alzheimer's disease. Neurology. 1997; 39(9): 1159–1165.
9. Shulman K et al. The challenge of time. Clock drawing and cognitive function in the elderly. International Journal of Geriatric Psychiatry. 1986; 1: 135–140.
10. Stolze C. Verdacht Demenz. Fehldiagnosen verhindern, Ursachen klären – und wieder gesund werden. Freiburg: Herder, 2016.
11. Vandermorris S, Strauss E, Sherman EMS. Consortium to Establish a Registry on Alzheimer's Disease. In: Kreutzer JS, DeLuca J, Caplan B (Hrsg.). Encyclopedia of Clinical Neuropsychology. Cham: Springer, 2018.
12. Jessen, Frank, ed. Handbuch Alzheimer-Krankheit: Grundlagen–Diagnostik–Therapie–Versorgung–Prävention. Walter de Gruyter GmbH & Co KG, 2018.
13. Rostamzadeh A, Jessen F. Früherkennung der Alzheimer-Krankheit und Demenzprädiktion bei Patienten mit leichter kognitiver Störung: Zusammenfassung aktueller Empfehlungen. Nervenarzt. 2020 Sep;91(9):832–42.

4

KAPITEL

5 Therapie der Demenzerkrankungen

Eine Heilung der primären Demenzerkrankungen ist zum aktuellen Zeitpunkt nicht möglich; alle therapeutischen Bemühungen richten sich auf eine Stabilisierung oder Verlangsamung der Erkrankung, auf eine Verminderung der Begleitsymptome, eine Entlastung und Unterstützung Angehöriger und Pflegender sowie auf die Sicherung des Hilfssystems.

In wissenschaftlichen Untersuchungen finden sich neben der Symptomreduktion auch Ziele wie die Verzögerung einer Heimaufnahme oder Kostenersparnisse durch Reduktion des Pflegeaufwands.

Therapieziele

- Verzögerung der Progression
- Reduzierung der Beschwerden
- Reduzierung von Krankheitsauswirkungen
- Prävention
- Subjektives Wohlbefinden
- Steigerung des Selbstwerts und der Selbstwirksamkeit zum Erhalt der Identität
- Abwehr einer Fremdgefährdung
- Schutz vor Eigengefährdung
- Schutz vor körperlicher Überlastung des Angehörigen/Pflegenden
- Schutz vor psychischer Überlastung des Angehörigen/Pflegenden
- Kostenreduzierung
- Verzögerung der Heimaufnahme
- Förderung vorhandener Fähigkeiten und Fertigkeiten zur Wahrung der Selbstständigkeit und Selbstbestimmtheit

Da viele Behandlungskonzepte aus dem praktischen Alltag heraus entstehen, fehlen häufig wissenschaftlich überprüfbare Studien hinsichtlich ihrer Wirksamkeit. Nur in wenigen Bereichen existieren neben Erfahrungswerten übertragbare und wissenschaftlich überprüfbare Ergebnisse.

Hier soll eine möglichst große Übersicht über bestehende Therapieansätze oder Maßnahmen dargestellt werden, auch um Anregungen für den Alltag zu geben.

Die Gruppe der Demenzerkrankungen oder der Auswirkungen auf das Lebensumfeld der Betroffenen ist dabei zu heterogen, um Empfehlungen für eine bestimmte Therapie zu geben – selbst innerhalb der Gruppe der Alzheimer-Demenzen muss sich die Therapie an der individuellen Situation des Einzelnen orientieren.

Alle Bemühungen müssen sich auf die Bedürfnisse des Erkrankten ausrichten und nicht der Erkrankte auf mögliche Konzepte von Therapeuten oder Institutionen.

5.1 Gesamtbehandlungskonzept

Ulrich Kastner

Ein Gesamtbehandlungskonzept sieht eine Reihe von Maßnahmen und Therapieempfehlungen, ausgerichtet auf die individuelle Situation des Betroffenen, vor (➤ Abb. 5.1). Das Konzept muss multiprofessionell orientiert sein und wird im Krankheitsverlauf wiederholt angepasst oder ergänzt.

Die **allgemeinmedizinische Basisbehandlung** ist die Grundvoraussetzung für eine erfolgreiche Therapie. Da viele demenzerkrankte Menschen ein vermindertes Krankheitsgefühl auch für somatische Krankheitsbilder haben, sollte die Behandlung neben der Kontrolle allgemeiner Alterserkrankungen vor allem den Ernährungszustand, Schmerzsymptome und die Polypharmazie im Blick haben. Sekundäre Ursachen für die Verschlechterung der Kognition müssen ausgeschlossen oder behandelt werden.

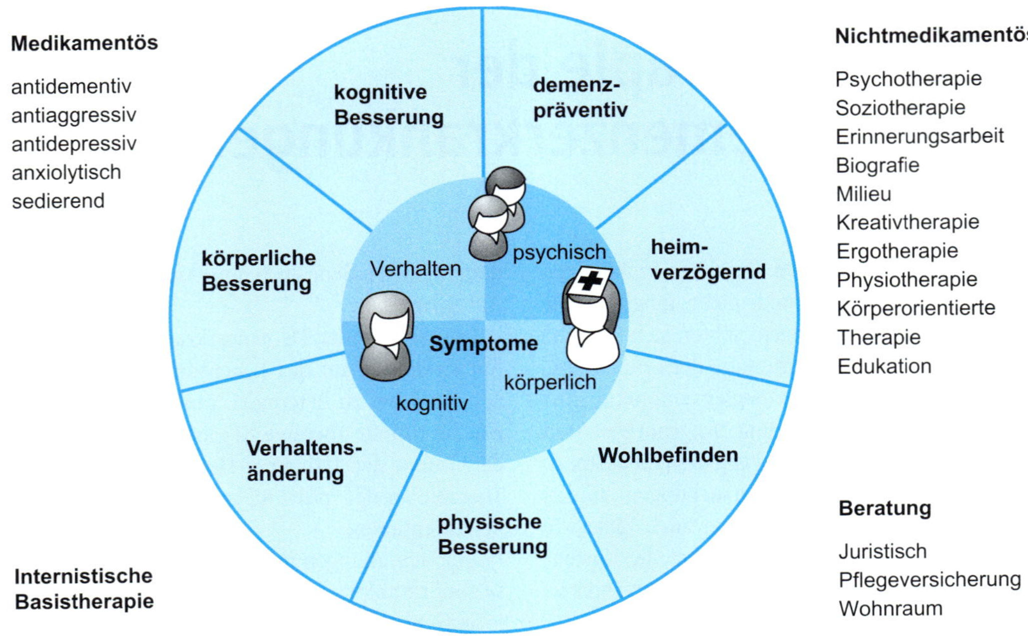

Abb. 5.1 Gesamtbehandlungskonzept bei demenziellen Erkrankungsbildern [V492, R281]

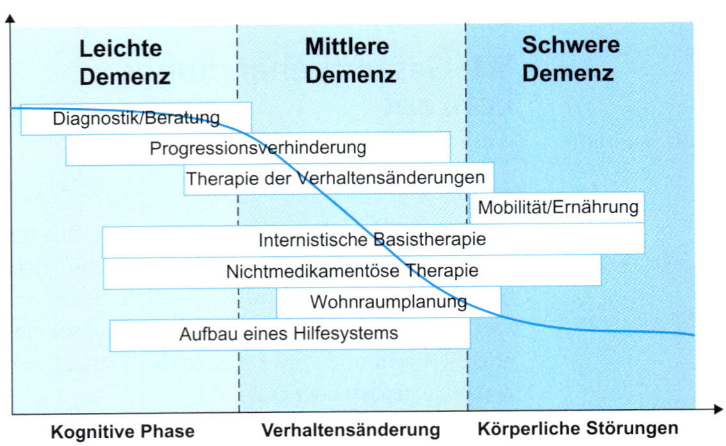

Abb. 5.2 Maßnahmen im Verlauf der Demenz [V492]

- Progressionsverhindernde Maßnahmen und Beratungsangebote für betreuende Angehörige stehen zu Beginn im Vordergrund.
- Ein wirksames Hilfssystem muss unter Berücksichtigung finanzieller, juristischer oder pflegerischer Rahmenbedingungen etabliert werden.
- Im mittleren Stadium kommen vor allem medikamentöse Therapieformen der Begleitsymptome zum Tragen; neue Wohn- und Versorgungskonzepte müssen erarbeitet werden.
- Im letzten Krankheitsstadium überwiegen die somatisch-pflegerischen Maßnahmen, und es stellen sich ethische Fragen hinsichtlich lebensverlängernder oder freiheitsentziehender Maßnahmen.
- Durch das Erreichen einer neuen Krankheitsstufe endet in der Regel nicht die Therapie; sie muss den neuen Anforderungen angepasst werden (➤ Abb. 5.2).

Durch alle Erkrankungsverläufe hindurch benötigen vor allem die Angehörigen durchgängig Begleitung und verlässliche Ansprechpartner. Spezielle Zentren können Hausärzte und Angehörige durch eine multiprofessionelle Personalzusammensetzung mit Pflegenden, Psychologen, Ärzten und Sozialarbeitern in dieser komplexen Aufgabe unterstützen (➤ Kap. 13.4).

5.2 Nichtmedikamentöse Therapie

Veronika Schraut, Ulrich Kastner

Unter dem Oberbegriff **nichtmedikamentöse Therapien bzw. Maßnahmen** findet sich eine Vielzahl an z. T. wissenschaftlich überprüften und evaluierten Therapieformen, Einzelberichten, Alltagskonzepten oder Individualtherapien. Die Therapien können dem ärztlichen, psychologischen, pflegerischen, ergotherapeutischen, physiotherapeutischen, logopädischen oder geragogischen Bereich zugeordnet werden.

Einige Therapieformen sind wissenschaftlich untersucht und als wirksam beschrieben worden und haben dadurch Eingang in die medizinischen Leitlinien gefunden ([4]).

Übersicht nichtmedikamentöser Maßnahmen

- Psychotherapie (➤ Kap. 5.2.1)
- Selbsterhaltungstherapie (➤ Kap. 5.2.2)
- Validation®, Mäeutik und Integrative Validation® (➤ Kap. 8.3.7, ➤ Kap. 8.3.8, ➤ Kap. 8.3.9)
- Erinnerungs- oder Biografiearbeit (➤ Kap. 5.2.4)
- Milieutherapie (➤ Kap. 5.2.5)
- Kreativtherapeutische Verfahren (➤ Kap. 5.2.6)
- Ergo- und Physiotherapie (➤ Kap. 5.2.7)
- Logopädie (➤ Kap. 5.2.8)
- (Multi-)sensorische Verfahren (➤ Kap. 8.3.11, ➤ Kap. 5.2.9)
- Zehn-Minuten-Aktivierung (➤ Kap. 8.3.5)
- Tiergestützte Therapie

5.2.1 Psychotherapie

Ulrich Kastner

Die individuelle Psychotherapie folgt keiner speziellen Psychotherapierichtung, sondern den individuellen Bedürfnissen der Menschen mit Demenz. Kürzere Therapiezeiten, kürzere Intervalle und der Verzicht auf eine allzu große Erwartungshaltung können in dieser Therapieform notwendig werden. Der Fokus liegt überwiegend auf einem wertschätzenden, stützenden Kontakt und der Förderung der bestehenden Ressourcen. Trotz bestehender kognitiver Veränderungen ist eine Psychotherapie bis in mittlere Erkrankungsstadien möglich, wenn auch unter Hinzuziehung von Angehörigen oder anderen Betreuungspersonen.

Wichtige Themen in den Therapiesitzungen sind:

- Der erlebte Kompetenzverlust
- Umgang mit Stress und Stimmungsschwankungen
- Erarbeitung externer Gedächtnisstützen und anderer Hilfsmittel
- Wertschätzung des bisher im Leben Erreichten

Ziele sind:

- Krankheitsbewältigung
- Reduktion von Verhaltensänderungen
- Besserung psychischer Begleitsymptome
- Förderung des Wohlfühlens des Betroffenen und seiner Familie

Im besonderen Fokus steht der Schutz der Betroffenen vor möglichen kognitiven Überforderungen. So darf der Name des Therapeuten oder der letzte Sitzungsinhalt vergessen werden; es obliegt dem Therapeuten, durch Wiederholungen, die Kontinuität zu gewährleisten.

Eine reine Einzeltherapie wird bei den meisten Betroffenen zu kurz greifen und sollte um Beratungs- bzw. Therapieangebote der nächsten Angehörigen erweitert werden. Dies kann sich zu familientherapeutischen Sitzungen entwickeln, die den Regeln der systemischen Familientherapie folgen.

Hinsichtlich der Alltagsbewältigung finden sich auch immer wieder Elemente der kognitiven Verhaltenstherapie, die aber aus bekannten Gründen im fortgeschritteneren Stadium deutliche Einschränkungen erfährt.

5.2.2 Selbsterhaltungstherapie (SET)

Veronika Schraut

Die von Romero und Eder entwickelte Selbsterhaltungstherapie (SET) ist ein fundiertes, (neuro) psychologisches Konzept in der Betreuung und Behandlung von demenziell erkrankten Menschen (📖 [10], [11]). Hierbei gilt der Erhalt des eigenen Selbst als übergeordnetes Ziel. Man verbindet damit einen längeren Erhalt effizienteren Verhaltens, die Abwehr von psychischem Leiden sowie die Reduktion von Verhaltensstörungen. Aus dieser Überlegung heraus werden mit den Angehörigen Betreuungsprinzipien erarbeitet oder verstärkt, die Folgendes zum Ziel haben:

- Vermeidbare Veränderungen umgehen
- Erlebnisarmut vermeiden
- Zuversicht der Bezugspersonen bewahren
- Erhalt von Wohlbefinden und psychischer Gesundheit
- Einbeziehung von Angehörigen und des sozialen Systems Betroffener

Neben der Vermittlung des Wissens um das eigene Selbst wird in Erinnerungsgruppen versucht, durch Übungen zur Biografie und zum eigenen Wissen Verlusten entgegenzutreten oder selbstnahes Wissen zu reaktivieren und die Übungen im Alltag fortzusetzen. Die zentralen Anteile des Selbst werden mit einer speziellen Interviewtechnik ermittelt und dokumentiert. Aus persönlich bedeutsamem Material, wie Videos, Urlaubsfotos oder Zeugnissen, wird dann eine „Erinnerungsmappe" hergestellt.

Die Entlastung der Angehörigen ist ein weiterer zentraler Ansatz der SET, die stationär, aber auch ambulant durchgeführt wird.

Durch den Aufbau individuell angepasster Beschäftigungsaktivitäten, Teilhabe- und Erlebnismöglichkeiten werden Menschen mit Demenz in ihrer Krankheit adäquat begleitet und weder über- noch unterfordert. Da die Erfahrungsangebote spezifisch darauf ausgerichtet sind, Stabilität und ein vertrautes Milieu zu vermitteln, wird es zunehmend möglich, eine vertrauensvolle Umgebung für Betroffene zu gestalten. Dies beinhaltet gleichermaßen die Anpassung der Kommunikation und Interaktion an individuelle Bedürfnisse.

Für die Stabilisierung des Selbst werden vor allem folgende Erfahrungen beschrieben:

- Bestätigende Rückmeldungen
- Systematischer Einbezug individueller Erinnerungen
- Vermeidung von Misserfolgserlebnissen

5.2.3 Validation®, Integrative Validation® und Mäeutik

Veronika Schraut

➤ Kap. 8.3.7, ➤ Kap. 8.3.8, ➤ Kap. 8.3.9

Die von Naomi Feil begründete Methode der **Validation®** versteht die Desorientiertheit eines hochaltrigen Menschen als eigene Lebensphase und vermutet, dass sein Verhalten immer begründet ist. Aufgabe des Gegenübers ist es, die Gründe des Verhaltens zu erkennen und das eigene Handeln in empathischer Weise darauf abzustimmen. Feil geht davon aus, dass auch demenzerkrankte Personen im späten Stadium danach streben, unerledigte Aufgaben aufzuarbeiten. Die Aufgabe des Therapeuten/Betreuers ist es, den Betroffenen dabei zu unterstützen. Begründet wird die Methodik auf dem Stufenmodell der psychosozialen Entwicklung nach Erik H. Erikson, ergänzt um die letzte Phase „Aufarbeiten vs. Vegetieren". Dass im Stadium der Demenz unbewältigte Konflikte aus der Vergangenheit bearbeitet werden, gehört dabei zu den umstrittensten Thesen von Feil.

Nicole Richard erweiterte die Methode bzw. begründete sie neu und bezeichnete sie als **Integrative Validation®**. Sie geht dabei, anders als Naomi Feil, von zugrunde liegenden hirnorganischen Abbauprozessen und den damit in Verbindung stehenden Verlusten und Einbußen aus. Die Methodik konzentriert und orientiert sich an den Ressourcen und der Erfahrungswelt der Betroffenen.

Die dritte Art der Validation wird in der **Mäeutik** (*griech.* Hebammenkunst) von Cora van der Kooij beschrieben und betont die intuitive Kompetenz der Pflegenden, auf die Notwendigkeiten und Bedürfnisse von Menschen mit Demenz einzugehen.

Bindungsarbeit

Stuhlmann (📖 [13]) formulierte die Bedeutung von Bindungsaspekten und Biografie in der Betreuung und Behandlung demenzerkrankter Personen.

Unter Bindung versteht man ein biologisch angelegtes Bezugssystem zu nahestehenden Personen, die Schutz und Sicherheit garantieren können. Bindungserfahrungen, die man vor allem in der frühen Kindheit entwickelt, bleiben oftmals zeitlebens bestehen. Im Rahmen einer demenziellen Erkrankung können vormals kompensierte Bindungsstörungen wieder aufbrechen und zu relevanten Verhaltensänderungen oder psychischen Symptomen führen. Die Arbeit mit Bindungserfahrungen geht demnach weit über eine reine Biografiearbeit hinaus und erfordert von den Bezugspersonen die Kenntnis von eigenen Bindungserfahrungen und den Umgang mit mitunter traumatischen Erlebnissen. Vor allem in der Paartherapie eines erkrankten Menschen und dessen Lebenspartner spielen Bindungsaspekte eine übergeordnete Rolle, können sie doch Verlassensängste, Depression bei Überbehütung oder das Nichterfüllen von Erwartungsinhalten besser erklären und die Konflikte darüber auflösen helfen.

Reaktionen aufgrund von Bindungsstörungen seitens des Betroffenen:
- Rückzug
- Betonung der Selbstständigkeit
- Rasche Erschöpfung
- Eingeengte Einstellungen und Urteile
- Mangelnde Einfühlung
- Depression mit Anklammerung
- Vermeidungsverhalten
- Delegation von Verantwortung
- Vernachlässigung von Pflichten, Aussehen und Körperpflege
- Wahnhafte Umdeutung
- Suchen oder Sammeln
- Verweigerung von Hilfe
- Zurückweisung von Behandlung oder Nahrungsaufnahme
- Verleugnung

5.2.4 Erinnerungs- oder Biografiearbeit

Veronika Schraut

Die Prinzipien der Erinnerungsarbeit mit demenzerkrankten Personen finden sich in einer Vielzahl von eigenständigen Konzepten oder Verfahren wieder. Entwickelt zumeist im angloamerikanischen Raum, wird dies als Reminiszieren, Erinnerungsarbeit, Erinnerungspflege oder Biografiearbeit bezeichnet. Dabei bestehen wesentliche Unterschiede aufgrund berufsbedingter Perspektiven (psychologisch, geragogisch, soziologisch, medizinisch). Allen gemeinsam ist das vorrangige Ziel einer emotionalen Entlastung und nicht die Verbesserung der Kognition. Erfahrungsberichte zeigen aber, dass durch Gruppenarbeit mit lebensgeschichtlichen Themen positive Auswirkungen auf den Verlauf der Erkrankung zu erzielen waren (📖 [10]).

Aber **Biografiearbeit ist keine Therapie,** sondern ein Mittel zum besseren Verstehen, zur Kommunikation, zur Stärkung der Identität oder zur geistigen Aktivierung.

Biografiearbeit beinhaltet daneben auch **Gefahren und Probleme** (gerade im Umgang mit psychotraumatisierten Personen oder psychiatrisch Erkrankten):
- Überbewerten lebensgeschichtlicher Ereignisse seitens der Bezugspersonen.
- Retraumatisierung: Verleugnen, Verdrängen und Vergessen müssen auch als Schutz vor nicht kontrollierbaren traumatischen Erlebnissen verstanden werden.
- Fehlerhafte Erinnerungen.
- Erwünschte Erinnerungen.
- Konfabulationen (gefüllte Gedächtnislücken).
- Verletzung der Intimsphäre.
- Verletzung der Schweigepflicht.
- Reaktion auf Präsentation von Erinnerungsmaterial ist nicht vorher absehbar.
- Informationen aus zweiter Hand können subjektiv gefärbt oder schlicht falsch sein.

Biografiearbeit – vom „Wie" zum „Warum"

Fundiertes biografisches Wissen ist eine der wichtigsten Grundlagen in der Interaktion mit Menschen mit Demenz. Erst durch dieses Wissen wird es möglich, individuelle Kommunikationsmuster und Reaktionen auf bestimmte Verhaltensweisen adäquat auszurichten. Es darf hierbei nicht vergessen werden, dass neben diagnostischen Daten und demografischen Variablen noch weitere wesentliche Anteile für eine ganzheitliche Erfassung der Biografie notwendig sind (➤ Kap. 6.7).

Um Ursachen für bestimmte Verhaltensweisen zu verstehen bzw. solche gezielt auszulösen oder zu verhindern, muss der Blick von „Wie verhält sich ein Mensch?" auf das „Warum?" ausgeweitet werden. Nur durch einen solch sensiblen und fachlichen Umgang mit Biografiearbeit wird es möglich, die individuelle biografische Integrität einer Person zu wahren, den Sinn hinter Verhaltensweisen zu verstehen und zu überprüfen, ob geplante Maßnahmen wirklich dem individuellen Lebenslauf Betroffener entsprechen.

Vorsicht sollte man vor übereilten (Be-)Wertungen von biografischen Informationen und falschen Interpretationen walten lassen!

Äußere und innere Biografie

Biografie ist mehr als nur ein Lebenslauf. Das bedeutet, dass viel mehr erhoben werden muss als nur biografische Eckdaten. Hier kann zwischen der äußeren und der inneren Biografie eines Menschen unterschieden werden.

Die äußere Biografie beinhaltet hierbei grundlegende Informationen wie

- Eckdaten (Daten),
- Erfahrungen (erworbene Kenntnisse – Lebenserfahrung),
- Erlebnisse (individuelle Lebensereignisse).

Die innere Biografie hingegen erfasst die jeweilige Bedeutung, das Erleben, Verarbeiten und Bewältigen der individuellen Lebenserfahrungen sowie Einstellungen, Beziehungen, Sorgen, Prägungen etc. Hier zeigt sich sehr genau, dass erst verstanden werden kann, was ein Aspekt der äußeren Biografie für einen Menschen bedeutet, wenn man weiß, mit welchen Gefühlen diese besetzt sind.

Nicole Richard verbildlicht diesen Ansatz, indem sie beschreibt, wie eine Biografie als eine Art Puzzle des Lebens gesehen werden kann. Jedes Puzzleteil steht hierbei für entsprechende individuelle Erfahrungen, Erinnerungen, Prägungen, Erlebnisse etc. Diese Puzzleteile (Erinnerungsinseln) geben einem Individuum Identität. Beginnt durch eine demenzielle Erkrankung das Puzzle zu zerfallen, wirkt das auch für Betroffene extrem bedrohlich, und es ist die Aufgabe der Pflegenden, den Betroffenen diese Informationen rückzumelden, um ihnen so lange wie möglich Stücke ihrer Identität zurückgeben zu können. Dies kann z. B. durch Schlüsselreize sehr gut erreicht werden. Gelingt dies nicht, kommen häufig entsprechende Schutzstrategien zutage, durch welche demenziell erkrankte Personen versuchen, ihre Würde bestmöglich noch selbstständig aufrechtzuerhalten.

Beispiele für Schutzstrategien sind u. a.:

- Notieren
- Biografieren
- Humorisieren
- Fremdbeschuldigen
- Somatisieren
- Ritualisieren
- Verleugnen

Als Leitlinie für eine biografieorientierte Pflege und Betreuung kann auch das Normalitätsprinzip nach Böhm gesehen werden. Dies beinhaltet, dass eine Alltagsgestaltung von demenziell erkrankten Menschen mit ihnen vertrauten Gegenständen und Abläufen gestaltet werden muss.

MERKE

Marmelade in Portionspackungen oder Plastikwaschschüsseln sind für diese Generation in ihrer Funktion oft unbekannt oder nicht (mehr) zuzuordnen, und ein „Nichtbenutzen" oder „Falschbenutzen" wird fälschlicherweise als Fertigkeitsverlust gesehen.

Erst durch eine derartige Beachtung der Grundsätze biografieorientierter Pflege und Betreuung können Gründe für (herausfordernde) Verhaltensweisen richtig verstanden und entsprechend darauf reagiert werden.

Für eine professionelle und qualitativ hochwertige Pflege und Betreuung von Menschen mit Demenz müssen diese Grundsätze erkannt, beachtet, verstanden und gepflegt werden.

Voraussetzungen

Voraussetzungen für Erinnerungs- und Biografiearbeit sind:

- Zeit und Raum – zum Zuhören und Verstehen
- Vertrauen
- Unterscheidung zwischen persönlich Anvertrautem und Inhalten, die öffentlich bestimmt sind, vor allem auch hinsichtlich der Dokumentation ([7])

Eine zu intensive und nicht selektive Biografiearbeit kann bei einem Betroffenen verdeckte Traumatisierungen aus seiner Lebensgeschichte aufdecken, was zu unkontrollierbaren Abreaktionen führen kann. Das Arbeiten mit biografischen Inhalten sollte sich daher auf die Inhalte beschränken, die vom Betroffenen selbst geschildert werden und die für das Verstehen von Verhaltensweisen, z. B. bei auftretenden Verhaltensänderungen, notwendig sind. Biografiearbeit ist nicht nur eine reine Formalität, z. B. mittels Fragebogen, sondern bedarf eines geschulten Umgangs.

Das Verwenden von biografischem Material „aus zweiter Hand" – z. B. von Angehörigen oder Bekannten – beinhaltet die Gefahr der subjektiven Veränderung oder falscher Erinnerungen. Deshalb gilt es hier unbedingt zu beachten, ob erhobene Informationen von Außenstehenden vermittelt (Fremdbiografie) oder von der Person selbst mitgeteilt (Eigenbiografie) wurden und dass entsprechend behutsam damit umgegangen wird.

Die individuelle Biografie ist ein sensibles und schützenswertes Gut. Der Wunsch nach einem besseren Verstehen von Verhaltensweisen endet mit der Privatsphäre des Gegenübers, gerade auch bei demenzerkrankten Personen.

Reminiszenztherapie

In England entstanden seit ca. 1983 in mehreren Orten sog. Age Exchange Reminiscence Centres, in denen man sich in einer nichttherapeutischen Umgebung zwischen den Generationen über Erinnerungen austauschen kann. Die Zentren sind historisch eingerichtet, werden teilweise als Museum betrieben und bieten so vielfältige Möglichkeiten, „in Erinnerung zu schwelgen" (📖 [1]).

Der Schwerpunkt der sich dort entwickelnden Reminiszenz (*lat.* reminiscentia, von reminisci = sich erinnern) lag in der Reflexion von Erlebtem. Teilweise wurde dieser Ansatz aber bis hin zu einer therapeutischen Technik weiterentwickelt, um auch den Umgang mit konfliktbehaftetem Erleben oder Traumatisierungen zu erlernen.

In Deutschland wird die Reminiszenz vor allem in ihrer einfacheren, weniger belastenden Form in der Altenhilfe eingesetzt.

Formen der Reminiszenz:

- Einfache Reminiszenz. Die Idee liegt darin, die Vergangenheit auf eine informative und genussvolle Art zu reflektieren.

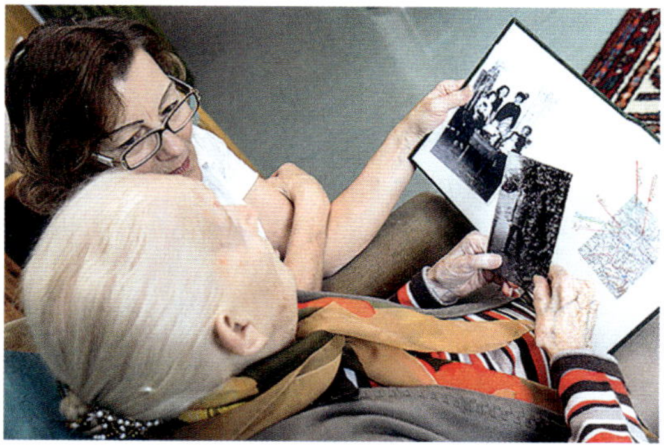

Abb. 5.3 Materialien zur Erinnerungsarbeit: alte Fotografien [K157]

- Evaluative Reminiszenz. Es handelt sich um einen eher therapeutischen Ansatz, der in der Lebensbetrachtung oder in Konfliktsituationen eingesetzt wird.
- Offensive-defensive Reminiszenz. Unangenehme oder Stress auslösende Informationen werden abgerufen. Dies kann Ursache oder Ergebnis von Verhaltensänderung oder emotionaler Belastung sein. Sich damit zu beschäftigen, kann die Belastung auflösen, im besten Fall die Erinnerung – im Sinne einer Traumaverarbeitung – auch beenden.

Eingesetzte Materialien:

- Visuell: Fotografien (➤ Abb. 5.3), Bilder, autobiografisch wichtige Gegenstände
- Musik: bekannte Melodien aus dem Radio, von CD oder Musik mit verschiedenen Instrumenten
- Geruch und Geschmack: Gerüche, Speisen
- Tasten: Berühren von Gegenständen, Oberflächen erfühlen, Malen oder Töpfern

5.2.5 Milieutherapie

Veronika Schraut

Milieutherapie (📖 [12]) oder Soziotherapie meint die Anpassung der materiellen und sozialen Umwelt an die veränderte Wahrnehmung, Empfindung und Kompetenzen von demenzerkrankten Menschen. Das Prinzip stammt aus der Psychiatrie, wird jedoch mittlerweile in vielen medizinischen, aber auch nichtmedizinischen Bereichen eingesetzt.

Der therapeutische Ansatz liegt in mehreren Bereichen, die miteinander in enger Beziehung stehen und sich auf

- den Betroffenen selbst,
- dessen soziales Umfeld,
- dessen Wohn- und Lebensraum und
- die Betreuungsatmosphäre beziehen.

Ziele der Milieutherapie sind neben der Symptomlinderung psychischer Störungen oder Verhaltensänderungen der Erhalt von Orientierungsvermögen, Alltagsfähigkeiten und die Kompetenzförderung des Betroffenen. Klassische Institutionen wie Krankenhäuser oder Altenhilfeeinrichtungen mit krankenhausähnlichem Charakter fördern dagegen die Unselbstständigkeit, die Regression und den sozialen Rückzug (➤ Abb. 5.4). Sie erzeugen Angst, Unruhe bis hin zu psychotischen Symptomen.

Vordringliches Ziel ist daher die Annäherung an den Alltag des Betroffenen vor dem Kontakt mit der Institution oder aber der Einsatz entspannender oder fördernder Maßnahmen.

Die Milieutherapie verfolgt sicherlich den umfassendsten Ansatz, ist jedoch entsprechend schwierig durchzuführen und sehr störungsanfällig. Hier genügt es nicht, Einzelmaßnahmen vorzuhalten, sondern der gesamte Lebensraum, einschließlich der darin Tätigen, muss sich dem Ziel der Milieugestaltung unterwerfen. Wie schwierig dies im Alltag ist, zeigt sich an zahllosen Beispielen, in denen trotz guter Ansätze schon vermeintlich minimale Veränderungen, wie die Krankheit eines Mitarbeiters oder ein neuer Bewohner, ein bislang funktionierendes Konzept kippten. Daher kann nie „das perfekte Milieu" das Ziel sein, sondern immer nur die Bemühung um möglichst viel Normalität und Sicherheit.

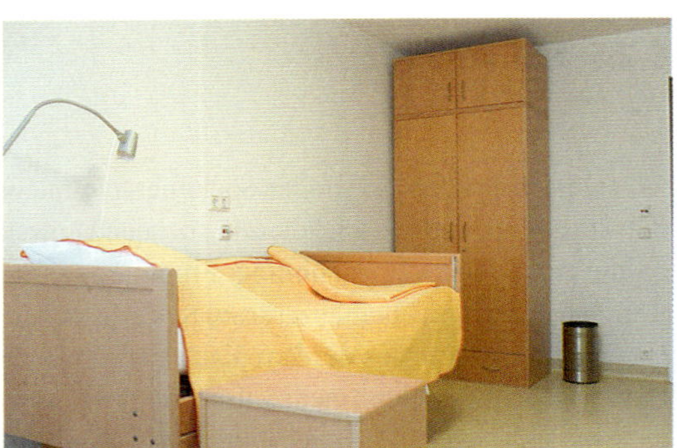

Abb. 5.4 Ein krankenhausähnliches Milieu im Altenheim fördert das Auftreten von herausfordernden Verhaltensweisen oder die Abwehr von Pflegemaßnahmen. [K157]

5.2.6 Kreativtherapeutische Verfahren

Veronika Schraut

Musik, Kunst und Sprache gelten gemeinhin als die Kommunikationsinstrumente des Menschen. Da sich die sprachliche Ausdrucksfähigkeit vieler demenzerkrankter Personen mit dem Fortschreiten der Erkrankung verschlechtert, erhalten therapeutische Verfahren, die sich dieser Techniken bedienen, eine höhere Bedeutung.

Musiktherapie

Gerade der **Musiktherapie** kommt zugute, dass offensichtlich die kognitiven Ressourcen hinsichtlich musikalischer Fähigkeiten deutlich länger erhalten bleiben als die der Sprache. Selbst stumme (mutistische) oder stark sprachverarmte Betroffene „erwachen" beim Singen alter Lieder oder Gedichte. Musik erweist sich als Mittel, um das Selbsterleben zu fördern, das Erinnerungsvermögen anzuregen und gemeinsame soziale Erfahrungen zu vermitteln.

Dabei haben Menschen mit Demenz teilweise völlig andere Zugänge als heutige Generationen zur Musik. Während heute ein eher passiver Musikkonsum vorherrscht, kannten viele Ältere in ihrer Jugend noch kein Radio, geschweige denn andere Medien. Das aktive Musizieren hatte einen viel höheren Stellenwert als heute. Sichtbar ist dies allein in dem Vergleich der Kenntnis alter Volkslieder zwischen an Alzheimer erkrankten Menschen und deren deutlich jüngeren, betreuenden Pflegepersonen in der Altenhilfeeinrichtung.

Kunsttherapie

Ähnliches wird auch aus der **Kunsttherapie** (➤ Abb. 5.5) berichtet. Viele demenzerkrankte Menschen kommen im Rahmen einer Therapie erstmals in Kontakt mit dem aktiven Malen. Anders als Menschen ohne Demenz haben sie aber Schwierigkeiten im eigenständigen Malen und müssen geleitet werden, sonst verharren sie häufig im Zeichnen von abstrakten Zeichen.

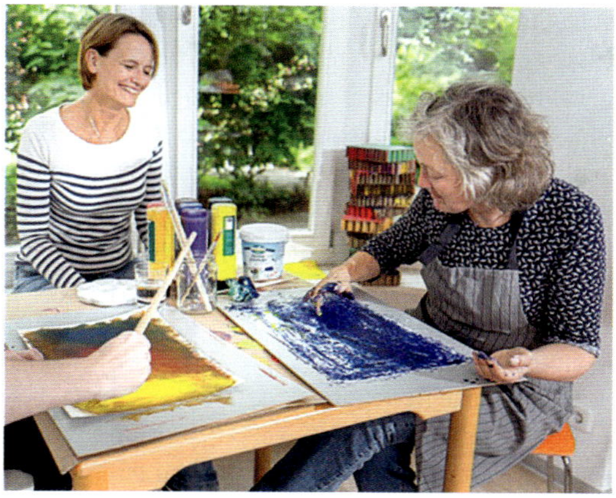

Abb. 5.5 Kunsttherapie [R516]

Ziele der Kunsttherapie

- Stress abbauen
- Selbstsicherheit gewinnen
- Konzentrationsfähigkeit verbessern
- Eine andere Form der Kommunikation erfahren (bei Verlust der Sprache)

In fortgeschritteneren Stadien muss die Therapie den jeweiligen Möglichkeiten des Betroffenen angepasst werden. Wissenschaftliche Überprüfungen über Auswirkungen oder Therapieerfolge stehen aus, sind aber aufgrund des Therapieansatzes mit klassischen Studienmethoden schwer zu erfassen.

5.2.7 Ergotherapie und Physiotherapie

Veronika Schraut

Ergotherapie

Ergotherapie

= *„Ergotherapeuten helfen und begleiten Menschen jeden Alters, die durch Krankheit, Behinderung oder Alter in ihrer Handlungsfähigkeit eingeschränkt sind und Schwierigkeiten bei alltäglichen Aufgaben haben. Ergotherapie zielt darauf ab, die Selbstständigkeit der betroffenen Menschen zu erhöhen, sodass der Alltag in Beruf, Schule und Familie wieder so unabhängig wie möglich bewältigt werden kann"* (Definition Deutscher Verband der Ergotherapeuten e.V. [5]).

Anders als kreativtherapeutische Angebote und andere soziotherapeutische Maßnahmen ist die Ergotherapie ein anerkanntes Heilmittel und daher auch durch Haus- und Fachärzte verschreibungsfähig. In den einzelnen Krankheitsstadien kann der Beitrag eines Ergotherapeuten sehr unterschiedlich sein.

Zu Beginn stehen kognitive Funktionen und Alltagsfertigkeiten im Vordergrund, später Fragen der Biografiearbeit, Orientierung im Raum, Zeit und zur eigenen Person sowie der Reduktion von Begleitsymptomen oder die Unterstützung bei zunehmenden apraktischen Symptomen (➤ Kap. 2.2.1).

Ergotherapie kann in Einzelsitzungen oder in Gruppen stattfinden und sollte im Idealfall in den Alltag übertragbar sein, damit andere Berufsgruppen oder Angehörige die Maßnahmen fortführen können.

Ziele der Ergotherapie

- Förderung der motorisch-funktionellen Fähigkeiten, Erhaltung der Grundmobilität und der Geschicklichkeit
- Aktivierung und Förderung geistig kognitiver und neuropsychologischer Fähigkeiten
- Selbsthilfetraining zur Erhaltung größtmöglicher Selbstständigkeit, vor allem in den Bereichen Essen und Trinken, Körperpflege und Bekleidung, Fortbewegung und Kommunikation, inkl. Beratung der Angehörigen, Hilfen zur Anpassung des Wohnumfeldes und Versorgung mit den notwendigen Hilfsmitteln
- Erhaltung der Kontaktfähigkeit, Kommunikation und Orientierung
- Psychische Stabilisierung und Hilfestellung zur Verarbeitung veränderter Lebensumstände und von Verlusten

Physiotherapie

Schwerpunkt der Physiotherapie ist die Krankengymnastik; sie beinhaltet aber auch andere Verfahren wie Massagen, Elektro- oder Hydrotherapie. Ärztlicherseits verordnet dient sie dazu, bei demenzkranken Personen Mobilität, Aufmerksamkeit und Orientierung zu unterstützen oder zu fördern. In frühen Stadien liegt dabei der Schwerpunkt auf der

Mobilisierung antriebsgeminderter Betroffener oder in der Unterstützung der Kognition durch Bewegungsangebote. In fortgeschrittenen Stadien werden mehr der Erhalt der Mobilität, die Sturzprophylaxe, die Gleichgewichtsförderung oder die Kontrakturprophylaxe berücksichtigt. Daneben beraten Physiotherapeuten Angehörige oder Institutionen bei Hilfsmitteln oder häuslichen Gefahrenquellen hinsichtlich der Mobilität und Sturzgefahr.

5.2.8 Logopädie

Veronika Schraut

Die Logopädie befasst sich mit der Behandlung von Sprach- und Sprechstörungen. In der Demenztherapie stellt zudem die Therapie von Schluckstörungen einen zusätzlichen Schwerpunkt dar. Während Sprachstörungen und die damit verbundenen Veränderungen der Kommunikation im Wesentlichen nur in frühen Stadien begrenzt beeinflusst werden können, zeigen sich durch logopädische Behandlungen bei Schluckstörungen auch in schwereren Stadien der Demenz gute Erfolge. Durch Stimulation des Schluckreflexes, Schlucktraining und Maßnahmen zur Verbesserung der Zungenbewegung kann der Schluckakt positiv beeinflusst werden. Ziel ist letztlich die Vermeidung von Ernährungssonden; daher ist die Logopädie als vorangestellte Maßnahme auch seitens der Krankenkassen genehmigungsfähig.

5.2.9 Körperorientierte und (multi-)sensorische Verfahren

Veronika Schraut

Zu den körperorientierten (somatischen) und (multi-)sensorischen Verfahren zählen z. B. die Basale Stimulation® (➤ Kap. 8.3.11), die Kinästhetik, Entspannungsverfahren und das Snoezelen (➤ Kap. 8.3.11).

Kinästhetik

Durch den zunehmenden Sprachverlust versagt das vertraute Kommunikationsinstrument für den demenzerkrankten Menschen. Mehr denn je ist er auf neue Sinnesmodalitäten angewiesen, um in Kontakt zu seiner Umwelt zu treten. Durch Bewegung und Berührung eröffnen sich hier neue Möglichkeiten. Die Kinästhetik zielt darauf ab, Bewegungsempfindungen im Alltag einzusetzen. Daneben ist sie als Bewegungstherapie bei den sich verstärkenden körperlichen Einschränkungen therapeutisch wirksam (📖 [3]).

Die **sechs Themenbereiche der Kinästhetik** sind:

- Interaktionen
- Funktionale Anatomie
- Menschliche Bewegung
- Menschliche Funktion
- Anstrengung als Kommunikationsmittel
- Gestaltung der Umgebung

Entspannungsverfahren

Entspannungsverfahren wie die Progressive Muskelrelaxation (PMR) oder autogenes Training setzen neben der Möglichkeit der motorischen Ruhe auch einen gewissen Grad an kognitiver Mitarbeit voraus, der nur in leichteren Demenzstadien gegeben ist. Hier können diese Verfahren zu einer guten Stressreduktion bei den Erkrankten führen. Die Verschlechterung depressiver Begleitsymptome oder aber der stressbedingt beschleunigte kognitive Abbau können vermieden werden. In der Regel profitieren demenzerkrankte Personen wie auch viele ältere Menschen eher von geleiteten Entspannungsverfahren wie der PMR (nach Jacobson) als z. B. vom autogenen Training oder benötigen deutlich mehr externe Reize wie Licht, Musik oder Gerüche, um Entspannungszustände erreichen zu können. So haben sich die Aromatherapie (Einsatz von Lavendel) oder das Snoezelen als positiv bei demenzerkrankten Menschen erwiesen.

Sport und Bewegung

Demenzassoziierte motorische Störungen wie

- motorische Fehlleistungen,
- Störungen des Bewegungsablaufs bei Aufmerksamkeitsablenkung,
- gesteigerte Aktivität/Aktivitätsreduktion,
- Immobilität und Kraftminderung

führen zu einem mehrfach erhöhten Sturzrisiko im Vergleich zu kognitiv nicht eingeschränkten Personen.

Kontakt und Informationen
Bewegung bei Demenz: www.bewegung-bei-demenz.de (letzter Zugriff: 9.3.25)

Sport und Bewegungsangebote (➤ Abb. 5.6) für demenzerkrankte Personen verfolgen neben der Schulung und Verbesserung von Alltagsbewegungen eine Verbesserung von Mobilität, Kraft und Balance. Damit tragen sie letztlich zur Reduktion der Sturzgefahr, zur Steigerung des Wohlbefindens und zweitrangig in begrenztem Maße zur Verbesserung der kognitiven Leistungen bei.

Angebote, wie sie z. B. im Rahmen der geriatrischen Rehabilitationsbehandlung zum Einsatz kamen, zeigen dabei sehr unterschiedliche Ergebnisse und werden daher kontrovers diskutiert.

Eine mögliche Ursache der schlechten Vergleichbarkeit mag in einer fehlenden Anpassung des Trainings an den kognitiven Status des Betroffenen liegen. Neuere Ansätze verfolgen daher demenzspezifischere, phasengerechte körperliche Trainingsansätze mit Förderung von Kraft und Funktionstraining sowie die Schulung motorisch-kognitiver Komplexleistungen (📖 [9]).

5.3 Medikamentöse Therapie

Ulrich Kastner

Für die große Gruppe der Alzheimer-Demenzen stehen Antidementiva als medikamentöse Basistherapie zur Verfügung. Sie gelten als progredienzverzögernd und haben positive Wirkungen auf die nichtkognitiven Begleitsymptome. Jedoch reagieren nicht alle Erkrankten gleichermaßen auf die Therapie; teilweise zeigen sich keinerlei Wirkungen oder nur ein Abschwächen der Progression im begrenzten Umfang.

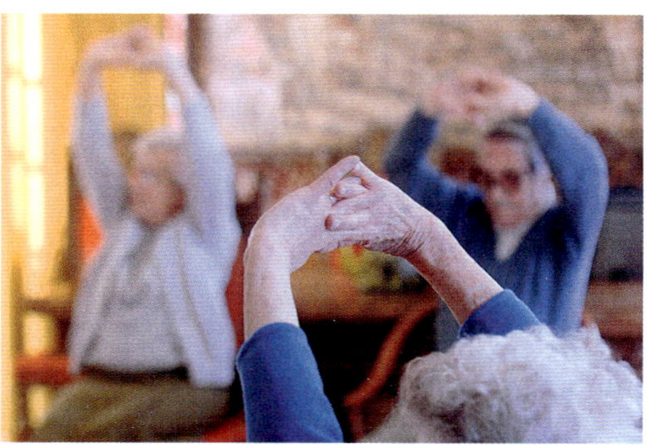

Abb. 5.6 Sport und Bewegung [J787]

Zwei Substanzgruppen sind aktuell für die Indikation **Alzheimer-Krankheit** zugelassen: zum einen die Acetylcholinesterasehemmer bei leichter und mittelschwerer Demenz, zum anderen der NMDA-Rezeptorantagonist Memantin für die mittelschwere und schwere Demenz. Für die vaskuläre Demenz und die Lewy-Körperchen-Demenz liegen erste positive Ergebnisse vor, eine Leitlinienempfehlung existiert jedoch noch nicht.

Verhaltensänderungen und andere **psychische Störungen** können mit Antipsychotika, Antidepressiva oder Anxiolytika (angstlösende Arzneimittel) behandelt werden, sobald nichtmedikamentöse Maßnahmen nicht zielführend waren oder eine akute Eigen- oder Fremdgefährdung befürchtet werden muss. Schlechter behandelbar sind dagegen Schlafstörungen oder unruhiges Umherwandern.

Trotz möglicher positiver Effekte erhalten nur etwa 10–20 % der Betroffenen Antidementiva. Deutlich häufiger werden beruhigende oder schlafanstoßende Medikamente verschrieben. In Pflegeheimen erhalten weiterhin eine hohe Zahl der Bewohner Psychopharmaka, meist niederpotente Neuroleptika oder Benzodiazepine.

Ein Umdenken ist im Gange: In den letzten Jahren zeigt sich ein Trend zur Reduktion unnötiger Psychopharmakagabe, vor allem in der stationären Pflege (📖 [15]).

Aufgrund einer ähnlichen Problematik wurde bereits 1987 in den USA ein Gesetz verabschiedet, das den Umgang mit Psychopharmaka in Altenheimen regelte. Ziel war der Rückgang der nicht indizierten Medikamente (➤ Kap. 5.3.3, OBRA-Richtlinien).

5.3.1 Psychopharmaka

Psychopharmaka greifen in den Stoffwechsel im Gehirn (Transmitter bzw. Botenstoffe) ein und wirken in der Regel symptomatisch (➤ Abb. 5.7).

Entwickelt wurden Psychopharmaka anhand von **Transmitterhypothesen:**

- Der Mangel an **Acetylcholin** führt zum Demenzsyndrom.

5

- Der Mangel an **Serotonin** führt zum depressiven Syndrom.
- Die Störung des **Serotoninspiegels** kann Reizbarkeit oder Aggressivität verursachen.
- Der Überschuss an **Dopamin** führt zu psychotischem Erleben.
- Ein Mangel an **Dopamin** führt zum Parkinson-Syndrom.
- Die gestörte Glutamatfunktion spielt eine Rolle bei Demenz und Depression.
- Ein Mangel an BDNF (Brain-Derived Neurotrophic Factor) beeinträchtigt Neuroplastizität und Regeneration im Gehirn.

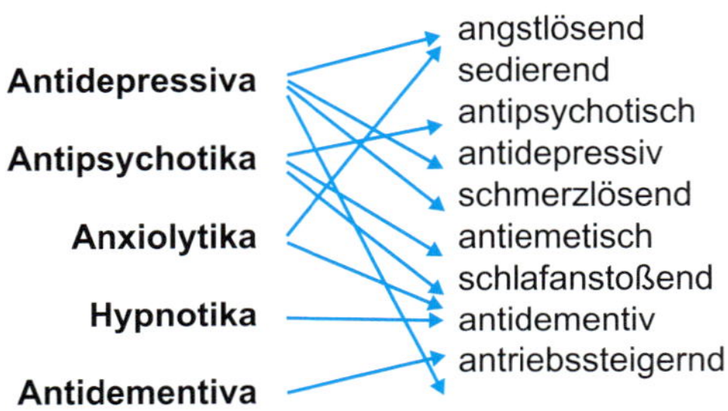

Abb. 5.7 Schema Psychopharmaka [V492]

Wirkweise von Psychopharmaka

- Blockade von Rezeptoren, damit Transmitter keine Wirkung erzielen können (➤ Abb. 5.8)
- Blockade der Wiederaufnahme, d. h. eine verstärkte Verfügbarkeit
- Störung des enzymatischen Abbaus der Transmitter
- Direkte Wirkung an Rezeptoren

Gruppen von Psychopharmaka

Antidementiva (➤ Kap. 5.3.2)

Antipsychotika (Neuroleptika)

- Hauptwirkung der niederpotenten Neuroleptika ist die Sedierung (➤ Abb. 5.9)
- Hochpotente Neuroleptika wirken gegen Halluzinationen (➤ Abb. 5.9)
- Hohe Rate an Nebenwirkungen
- Eingeschränkte Zulassung bei Demenz

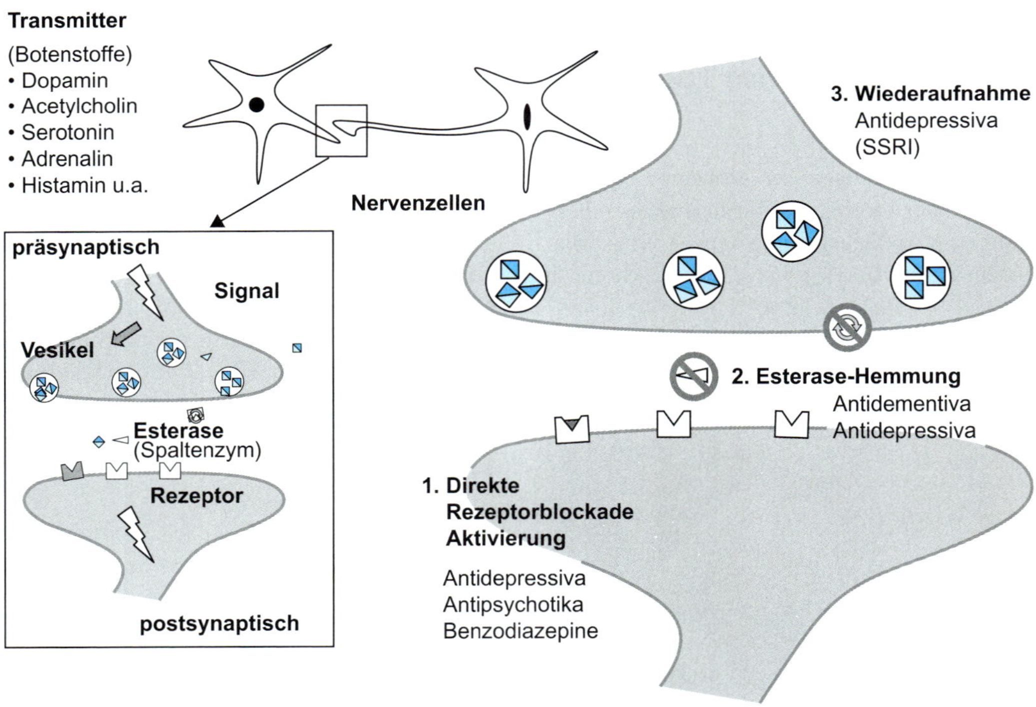

Abb. 5.8 Transmitter im synaptischen Spalt und Wirkweise von Psychopharmaka [R281]

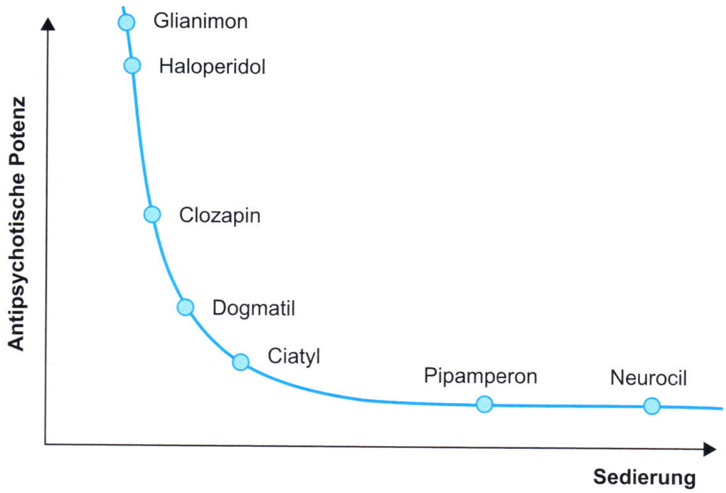

Abb. 5.9 Antipsychotika nach Potenz/Sedierung [V492]

- Zeitlich begrenzte Gaben notwendig
- Deutlich niedrigere Dosis im Vergleich zu jüngeren Betroffenen notwendig
- Keine disziplinarische Gabe erlaubt

Antidepressiva

- Stimmungsaufhellend, angstlösend, beruhigend oder aktivierend, schmerzlösend.
- Einsatz als schlafanstoßende Medikation.
- Klassische Antidepressiva erzeugen Obstipation oder Mundtrockenheit.
- Neuere Antidepressiva können Unruhe, Übelkeit oder Kreislaufprobleme verursachen.
- Bei älteren Menschen ist meist keine Dosisanpassung nötig.
- Vorsicht bei Wechselwirkungen, z. B. verlängerte Blutungszeit bei gerinnungshemmender Therapie.
- Trizyklika gelten als klassische Antidepressiva mit breitem Nebenwirkungsspektrum.
- SSRI (Selective Serotonin Reuptake Inhibitor, selektive Serotoninwiederaufnahmehemmer), SNRI (Selective Serotonin-Noradrenaline Reuptake Inhibitors, selektive Serotonin-Noradrenalin-Wiederaufnahmehemmer), NaSSA (Noradrenergic and Specific Serotonergic Antidepressant, noradrenerges und spezifisch serotonerges Antidepressivum) und atypische Antidepressiva zählen zu den modernen Substanzgruppen.
- Die Wirksamkeit ist vergleichbar, Nebenwirkungsprofile unterscheiden sich jedoch deutlich.

Hypnotika

- Schlafmedikamente (➤ Kap. 2.2.5).
- Meist Benzodiazepine oder Benzodiazepin-Rezeptoragonisten (Zopiclon, Zolpidem). Letztere gelten als Mittel der ersten Wahl bei kurzzeitiger Behandlung.
- Präparate aus anderen Wirkstoffgruppen (Tryptophan, Chloraldurat, niederpotente Antipsychotika, Antidepressiva) oder pflanzliche Präparate (Baldrian, Hopfen – bei leichten Schlafstörungen empfohlen).
- Nach längerfristigem Gebrauch Wirkungsverlust möglich.
- Abhängigkeitsrisiko bei Benzodiazepinen, auch bei Benzodiazepinrezeptoragonisten nicht ausgeschlossen.
- Nur im begründeten medizinischen Ausnahmefall Verordnung über vier Wochen möglich, besser intermittierend einsetzen.
- Anwendung bei Einschlafstörungen, Durchschlafstörungen.
- Schlaf unter Wirkung ist oft nicht physiologisch (veränderte Schlafarchitektur).
- Wirkung sedierend, Schlaf häufig nicht erholsam, Z-Substanzen stören den Schlafrhythmus meist weniger stark.

- Risiko kognitiver Veränderungen und mögliche Verstärkung demenzieller Symptome.
- Gefahr von Verwirrtheitszuständen.

Benzodiazepine

- Schlafanstoßend, muskelentspannend und angstlösend
- Hohes Abhängigkeitspotenzial
- Kognitive Einschränkungen möglich, in Einzelfällen reversible demenzähnliche Symptome (➤ Kap. 3.2.1)
- Entzugssymptome oft zeitverzögert, auch Wochen nach dem Absetzen
- Verlängerte Wirkdauer im Alter (Diazepam bis 72 Stunden)
- Erhöhtes Risiko für Sedierung, Stürze, Verwirrtheit und Delir
- Kopfschmerz
- Gangunsicherheit und Störungen der Koordination

5.3.2 Antidementiva

Antidementiva sind Psychopharmaka, die speziell für die Therapie von Demenzerkrankungen eingesetzt werden.

Besonderheiten von Antidementiva:

- Verzögern das Fortschreiten der demenziellen Symptomatik
- Zugelassen ausschließlich für Alzheimer-Erkrankung
- Acetylcholinesterasehemmer (Aricept®, Exelon®, Reminyl®) wirksam im frühen und mittleren Stadium
- NMDA-Antagonist Memantin (Axura®, Ebixa®) wirksam im mittleren und späten Stadium
- Ziel: Stabilisierung von Kognition, Verhalten und Alltagskompetenz
- Nebenwirkung: u. a. Herzrhythmusstörungen, Schlafprobleme, Übelkeit oder Erbrechen

Acetylcholinesterasehemmer

- Mittel der ersten Wahl bei Alzheimer-Erkrankung im frühen und mittleren Stadium
- Wirksamkeit auf Kognition, Alltagskompetenz und klinischen Gesamteindruck
- Ziel: Ausgleich des Acetylcholinmangels im Gehirn
- Wirkstoffe: Donepezil (Aricept®), Rivastigmin (Exelon®) und Galantamin (Reminyl®)
- Nebenwirkungen (v. a. bei zu schneller Dosissteigerung):
  - Übelkeit, Erbrechen
  - Durchfall
  - Schlafstörungen
  - Kopfschmerzen, Schwindel
  - Muskelkrämpfe
  - Hautirritationen bei transdermalem Pflaster

Glutamatantagonisten

- Memantin reduziert die Glutamatüberstimulation im Gehirn
- Handelsname: Axura® oder Ebixa®
- Ursprünglich für Bewegungsstörungen eingesetzt, heute nur noch für Alzheimer-Demenz zugelassen
- Wirksam im mittelschweren und schweren Stadium
- Verbesserung v. a. von Alltagsfunktionen und Gesamteindruck, weniger deutlich bei Kognition
- Kombination mit Acetylcholinesterasehemmern kann sinnvoll sein
- Nebenwirkungen:
  - Schwindel, Sturzgefahr
  - Unruhe, Halluzinationen
  - Kopfschmerzen
  - Erhöhte Reizbarkeit

Andere Wirkstoffe

- Früher als Nootropika bezeichnet, z. B. Ginkgobiloba-Extrakt, Piracetam, Nimodipin
- Klinische Relevanz umstritten
- Keine Leitlinienempfehlung

5.3.3 Medikamentöse Behandlung von Begleitsymptomen

Psychopharmaka sollten nur dann eingesetzt werden,

- wenn nichtmedikamentöse Maßnahmen scheiterten,
- bei akuter Eigengefährdung,

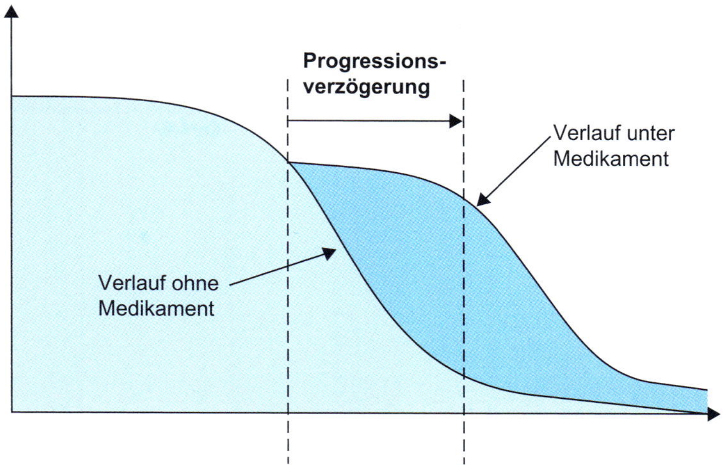

Abb. 5.10 Wirkung von Antidementiva [V492]

- bei akuter Fremdgefährdung,
- mit Einverständnis des Betroffenen oder gesetzlichen Vertreters,
- unter kontinuierlicher Beobachtung und Dokumentation von Nebenwirkungen (➤ Tab. 5.1),
- nach Klärung des Sturzrisikos,
- nach Ausschluss von Kontraindikationen (Glaukom, Herzrhythmusstörungen) und
- für einen begrenzten Zeitraum (Absetz- oder Reduktionsversuche nach zwölf Wochen).

Viele Angehörige und Pflegende wünschen sich, dass der Betroffene „gut eingestellt" wird oder möglichst wieder so wird wie vor der Erkrankung. Solche Erwartungen sind nachvollziehbar, aber in den meisten Fällen nicht realistisch. Deshalb ist es wichtig, dass alle beteiligten Berufsgruppen offen und verständlich darüber aufklären – auch gegenüber den Angehörigen, die diese Hoffnung oft teilen.

Psychopharmaka können – bei sorgfältiger Indikationsstellung und angepasster Dosierung - durchaus helfen, Symptome zu lindern und die Lebensqualität zu verbessern (➤ Abb. 5.10).

Indikationen für Psychopharmaka

- Schwere Aggressivität, Halluzinationen oder Unruhe
  - Atypische Antipsychotika (Neuroleptika) – nur eingeschränkte Zulassungen, Gefahr für Durchblutungsstörungen im Gehirn steigt (zerebrovaskuläres Risiko)
  - Klassische Antipsychotika – deutliche Nebenwirkungen
- Depressivität
  - Klassische Antidepressiva – Delirgefahr
  - Selektive Serotoninwiederaufnahmehemmer – Unruhe
  - Andere Antidepressiva
- Angst
  - Antidepressiva
  - Anxiolytika (Benzodiazepine) – Vorsicht: Suchtgefahr, Sturzgefahr, kognitive Störung, erhöhtes zerebrovaskuläres Risiko
- Unruhe
  - Niederpotente Antipsychotika
  - Antidepressiva
  - Carbamazepin (Antiepileptikum)
- Schlafstörungen
  - Hypnotika
  - Antidepressiva
  - Niederpotente Neuroleptika – Sturzgefahr, Bewegungsstörungen

Nebenwirkungen von Psychopharmaka

➤ Tab. 5.1

Tab. 5.1 Nebenwirkungen von Psychopharmaka

Symptom	Neuroleptika	Antidepressiva		Antidementiva	Anxiolytika
		TZA	SSRI		
Abhängigkeit					X
Blutdruckabfall				X	X
Blutdruckanstieg	X	X			
EKG-Veränderungen	X	X			
Pulsanstieg	X	X			
Pulsabfall			X	X	
Schwindel				X	
Orthostatische Dysregulation	X	X			
Übelkeit			X	X	X
Erbrechen			X	X	X
Gewichtszunahme	X	X	X		
Gewichtsverlust		X	X	X	
Speichelfluss vermehrt				X	
Mundtrockenheit	X	X	X		X
Durchfall			X	X	
Obstipation	X	X			
Harnverhalt	X	X			
Sehstörungen	X	X			
Allergische Hautreaktion	X	X	X	X	
Parkinson-Syndrom und EPS	X				
Frühdyskinesien	X				
Kognitive Verschlechterung	X	X			X
Müdigkeit	X	X		X	X
Metabolisches Syndrom	X	X			
Hormonelle Störungen	X				

Wichtige Begriffe der Psychopharmaka-Therapie

Orthostatische Dysregulation

Bei der orthostatischen Dysregulation handelt es sich um eine Fehlfunktion der Kreislaufregulation. Ausgelöst werden kann sie unter anderem durch Psychopharmaka. Dabei fällt der Blutdruck beim raschen Aufstehen plötzlich ab. Die normalen Regelmechanismen, die das Blut am Versacken in den Beinen hindern, greifen nicht ausreichend. Typische Beschwerden sind Schwindel, Ohrensausen oder Kopfschmerzen. Diese Symptome lassen sich oft verringern, wenn die betroffene Person sich langsam aufrichtet – also zunächst vom Liegen ins Sitzen wechselt und erst dann in den Stand übergeht.

Extrapyramidal-motorische Symptome (EPS)

Unter EPS versteht man eine Gruppe von Symptomen, die meist unter dem Einsatz von Antipsychotika, aber auch anderen Psychopharmaka auftreten können. Dazu zählen Parkinson-ähnliche Symptome, innere Bewegungsunruhe (Akathisie) und Fehlbewegungen (Dystonien oder Dyskinesien).

Je nach ihrem zeitlichen Auftreten unterscheidet man:

- Frühdyskinesien (nach Stunden oder Tagen): z. B. Blickkrampf oder Zungen-Schlund-Krampf
- Spätdyskinesien (nach Monaten und Jahren): z. B. das sog. Pillendreher-Phänomen, unwillkürliches Lecken oder andere Mundbewegungen

Mit modernen Antipsychotika konnte die Häufigkeit von EPS reduziert werden, ganz vermeiden lassen sich EPS jedoch nicht.

Metabolisches Syndrom

Als metabolisches Syndrom bezeichnet man das gleichzeitige Auftreten von erhöhten Blutfettwerten, Bluthochdruck, erhöhtem Blutzucker und bauchbetontem Übergewicht. Beim Einsatz von atypischen Antipsychotika wurde beobachtet, dass es nicht nur zu einer Gewichtszunahme, sondern auch zu einer Veränderung im Blutzuckerstoffwechsel mit Veränderung der Insulinresistenz kommen kann. Das Phänomen wurde zunächst nur bei jüngeren Patienten mit Schizophrenie beobachtet und teilweise deren ungesunder Lebensweise zugeschrieben. Inzwischen ist jedoch bekannt, dass es auch im höheren Alter klinisch relevant ist. Besonders wichtig ist die regelmäßige Kontrolle neu auftretender Blutzuckererhöhungen, um ein entstehendes metabolisches Syndrom frühzeitig zu erkennen.

OBRA-Richtlinien

Wie auch in Deutschland (➤ Abb. 5.11) bestand in Amerika lange Zeit das Problem der Übermedikation oder Fehlmedikation von Heimbewohnern mit Psychopharmaka. Während man in Deutschland den Weg der Aufklärung und Information ging, wählte man in Amerika eine Gesetzesinitiative.

1987 wurde in den USA ein Gesetz (OBRA = Federal Nursing Home Reform Act from the **O**mnibus **B**udget **R**econciliation **A**ct) verabschiedet, das neben vielen anderen Regelungen (z. B. Fixierung) auch die Vergabe von Psychopharmaka bei Altenheimbewohnern regeln sollte. In den ersten Jahren nach Inkrafttreten konnte tatsächlich ein deutlicher Rückgang des Psychopharmakagebrauchs in US-Heimen beobachtet werden. Durch die Verordnung von atypischen Antipsychotika bei Demenz kam es in den

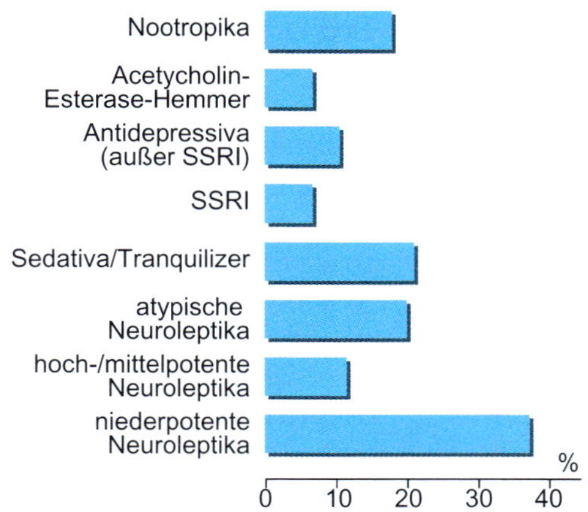

Abb. 5.11 Psychopharmakagaben in deutschen Altenheimen (📖 [6]) [V492]

2000er Jahren zu einem erneuten Anstieg, was wiederum zu neuen Regulationsschritten führte.

Bis heute ist OBRA '87 die gesetzliche Basis für die Kontrolle von Pflegeheimen in den USA. Es gilt als Vorbild für Qualitätsinitiativen auch in Europa, z. B. durch das deutsche Projekt „READY“ (Reduktion von Psychopharmaka bei Heimbewohnern mit Demenz – eine Interventionsstudie) (📖 [16]).

Regeln zur Psychopharmagabe nach OBRA 1987

- Betroffener hat das Recht, die Medikation zu verweigern
- Betroffener hat das Recht, frei von Medikamenten zu sein, die aus disziplinarischen oder praktischen Erwägungen verabreicht werden
- Neuroleptika/Antipsychotika dürfen nur gegeben werden:
  - Bei Psychosen oder psychotischen Symptomen
  - Bei Demenz, wenn Verhaltensstörungen eine Fremd- oder Eigengefährdung beinhalten
  - Nicht zur Behandlung von Schlafstörungen, Unruhe, unkooperativem Verhalten oder als Bedarfsarznei
  - Müssen reduziert und diskontinuierlich gegeben werden, es sei denn, es liegen spezifische Kontraindikationen vor

5.4 Prophylaxe und Vorbeugung

Ulrich Kastner

Da man bis heute die Entstehungsbedingungen demenzieller Störungsbilder nicht sicher klären kann, fällt eine eindeutige Aussage auf die Frage einer möglichen Prävention schwer. Die Empfehlungen zur Prophylaxe sind häufig widersprüchlich und werden teilweise heftig diskutiert.

Im Folgenden werden daher nur die aktuell gängigen Thesen zu Risikofaktoren und Prophylaxen aufgeführt, die aber sicherlich noch in den nächsten Jahren weiter beforscht werden (📖 [2], [4]).

5.4.1 Risikofaktoren

Abgesehen von wenigen klar genetisch bedingten Alzheimer-Demenzformen geht man heute von einer vielfältigen und multifaktoriellen Entstehung aller Demenzformen aus.

Das **Alter** ist der bedeutendste Risikofaktor für alle Demenzerkrankungen – insbesondere für die Alzheimer-Krankheit.

Auch Menschen mit **leichten kognitiven Störungen** entwickeln deutlich häufiger eine Demenz. Ihr Risiko im Vergleich zu kognitiv unbeeinträchtigten Altersgruppen ist mehr als zwanzigfach erhöht.

Außerdem konnte in vielen Studien das **Rauchen** als wesentlicher Risikofaktor bestätigt werden. Bei anderen statistisch erfassten Risikofaktoren sind die Ursachen komplexer. So gilt z. B. eine geringere Schulbildung als Risikofaktor – vermutlich, weil sie mit einem insgesamt niedrigeren sozioökonomischen Status, weniger Zugang zu medizinischer Versorgung und geringerer kognitiver Reserve einhergeht.

Bekannte Risikofaktoren:

- Familiäre Vorbelastung
- Genetische Faktoren
- Rauchen
- Übermäßiger Alkoholkonsum
- Fettreiche Ernährung
- Geringere Schulbildung
- Schädel-Hirn-Traumata in der Vorgeschichte

Die genetischen oder familiären Risikofaktoren sind heute noch nicht abschließend geklärt (➤ Abb. 5.12). Nur etwa 1 % aller Alzheimer-Erkrankungen gelten als eindeutig erblich bedingt

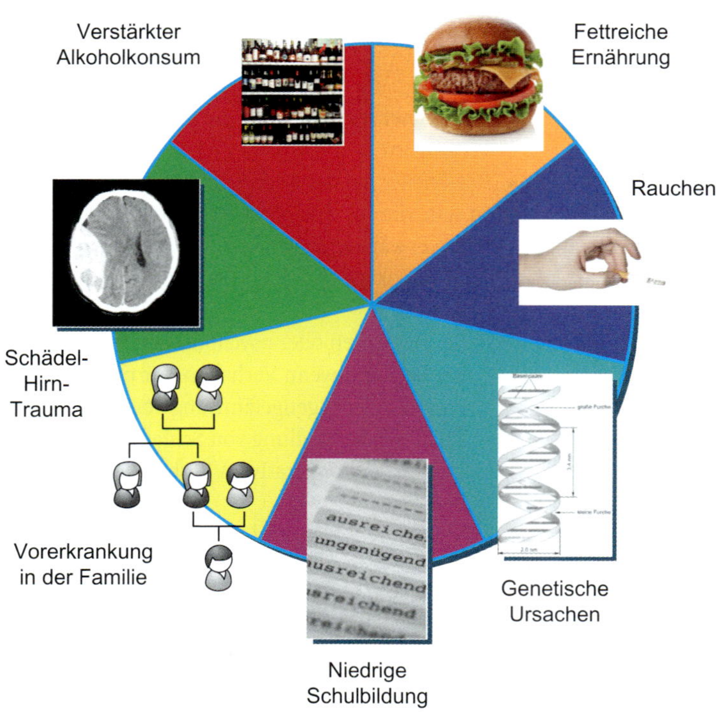

Abb. 5.12 Risikofaktoren [J787-276, J787-277, J787-278, L253, V492]

– hier liegen Mutationen vor, die nahezu sicher zur Erkrankung führen. Insgesamt zeigen etwa 5–10 % aller Fälle eine familiäre Häufung. Die Mehrheit der Alzheimer-Erkrankten erleidet dagegen eine sog. sporadische Demenz (ohne familiäre Häufung). Innerhalb der Gruppe der familiär gehäuften Demenzerkrankungen konnten Genveränderungen ermittelt werden, in deren Folge es unausweichlich zu einer Alzheimer-Krankheit kommt. Es häufen sich Hinweise, dass die Genveränderungen daneben für das frühe Auftreten der Erkrankung (vor dem 65. Lebensjahr) verantwortlich sind (📖 [4], [14]).

5.4.2 Antioxidanzien

Seit Längerem wird vermutet, dass sog. freie Radikale – also aggressive Sauerstoffverbindungen – im Körper zu Schäden auf Zellebene führen können. Auch das Gehirn ist davon betroffen. Diese Radikale entstehen im Stoffwechsel, können aber auch über Luft und Nahrung aufgenommen werden. Ihre Rolle bei der Entstehung von Demenz wird wissenschaftlich diskutiert.

Antioxidative Substanzen gehören zumeist zu den sog. Radikalfängern. Zu ihnen gehören die Vitamine C und E; sie sind aber auch in vielen Lebensmitteln, in Tee, Kaffee oder Knoblauch, vor allem aber in verschiedenen Obst- und Gemüsearten wie z. B. Tomaten und Spargel enthalten.

Neben der Empfehlung zum regelmäßigen Fischkonsum (ungesättigte Fettsäuren als Entzündungshemmer, ➤ Kap. 5.4.3) gehört auch der tägliche Verzehr von Obst und Gemüse zu den empfohlenen Maßnahmen, um das Risiko für Demenz zu senken. Eine zusätzliche Einnahme hochdosierter Vitaminpräparate ist aber nicht notwendig – eine ausgewogene Ernährung reicht in der Regel aus (📖 [4]).

5.4.3 Prophylaxe und Vorbeugung

- Gute Schulbildung schützt! Wer früh viel lernt und geistig aktiv bleibt, hat eine sog. „kognitive Reserve“. Veränderungen im Gehirn fallen dann oft später auf.
- Gutes Hören schützt! Menschen mit unbehandeltem Hörverlust haben ein deutlich höheres Risiko für eine Demenz. Ein Hörgerät hilft – und ermöglicht soziale Teilhabe.
- Vitamine helfen bedingt. Ein Mangel an Vitamin B_{12}, Folsäure und Vitamin D kann die geistige Leistungsfähigkeit verschlechtern. Hochdosierte Vitaminpräparate sind aber nicht pauschal sinnvoll. Eine ausgewogene Ernährung ist die beste Vorsorge.
- Fischöl könnte hilfreich sein. Omega-3-Fettsäuren aus Seefisch haben positive Wirkungen auf Blutgefäße und Entzündungen. Länder mit hohem Fischkonsum zeigen geringere Demenzraten.
- Grüner Tee wirkt möglicherweise günstig. Einzelne Studien weisen auf eine schützende Wirkung durch Enzymaktivierung und antioxidative Effekte hin.
- Rotwein? Nur mit Vorsicht! Bestimmte Inhaltsstoffe wie Resveratrol können Herz und Gehirn schützen – aber nur in geringen Mengen. Mehr Alkohol schadet.
- Körperliche Aktivität. Wer sich regelmäßig bewegt – spaziert, tanzt oder leichte Gymnastik macht – fördert die Durchblutung und schützt das Gehirn.
- Geistig aktiv bleiben! Spiele, Gespräche, Rätsel, Musik oder Geschichten regen das Gehirn an. Wichtig: Es darf Spaß machen, soll aber nicht überfordern.
- Soziale Kontakte stärken das Gehirn! Wer nicht allein ist, bleibt länger fit. Gemeinsames Essen, Singen oder einfach ein Gespräch helfen oft mehr als Tabletten.
- Gute Blutdruckeinstellung. Besonders in der Lebensmitte (ab ca. 40 Jahren) kann ein zu hoher Blutdruck später zu Gedächtnisproblemen führen. Auch im Alter lohnt sich eine gute Einstellung.
- Größerer Kopf – mehr Reserve? Studien zeigen: Menschen mit größerem Gehirnvolumen haben oft eine bessere Reserve gegen den Abbau. Aber: Entscheidend ist, wie das Gehirn genutzt wird.
- Weniger Sorgen – weniger Risiko! Dauerstress schädigt das Gehirn. Entspannung, geregelte Tagesabläufe und kleine Ruheinseln helfen, das Risiko zu senken.
- Depressionsbehandlung! Depressionen können das Risiko für Demenz erhöhen. Eine gute Behandlung schützt auch vor Demenz.
- (➤ Abb. 5.13; 📖 [3]).

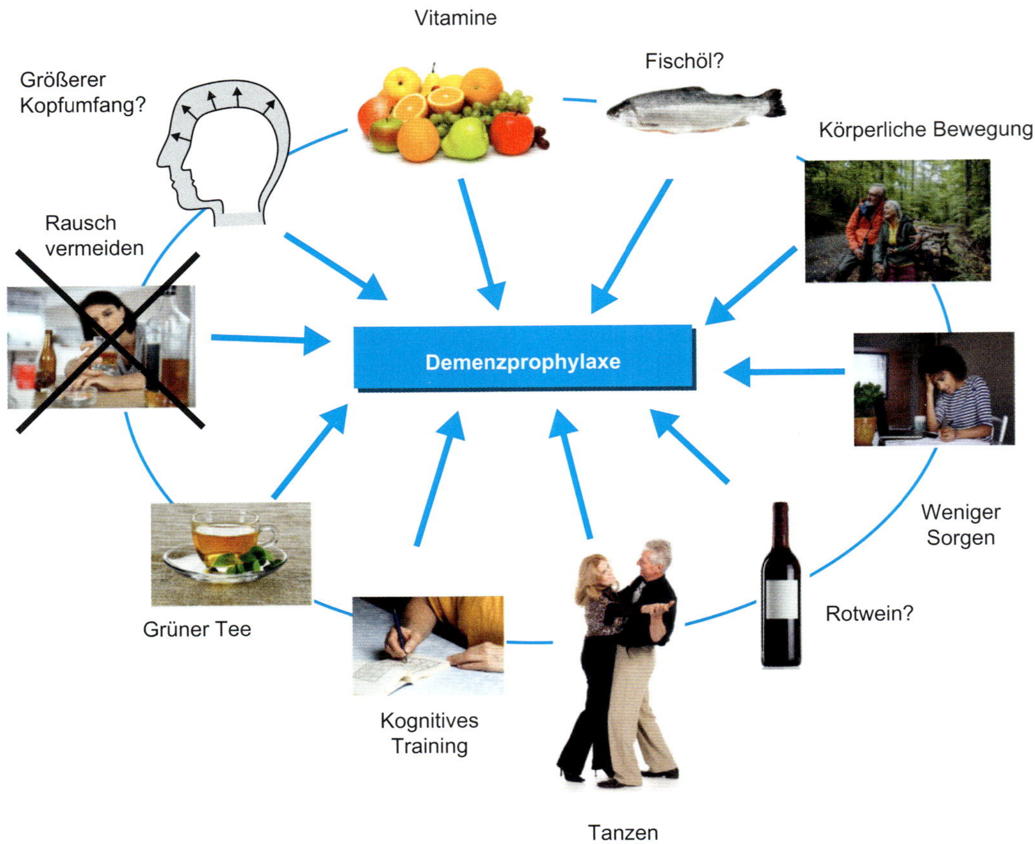

Abb. 5.13 Prophylaxe und Vorbeugung demenzieller Erkrankungen [J787-279, J787-280, J787-260, J787-183, J787-281, J787-282, J787-283, J787-284, J787-197, L190]

5.4.4 Immuntherapien

Setzt man den Organismus einer Fremdsubstanz, Bakterien oder viralen Bestandteilen aus, bildet er in großer Menge Antikörper, welche die Voraussetzung dafür sind, dass durch die Immunabwehr der „Eindringling" unschädlich gemacht werden kann. Dieses Prinzip der Impfung wurde zunächst in Tierversuchen zur Verhinderung amyloider Ablagerungen getestet. Erste Studien am Menschen wurden 2002 wegen Nebenwirkungen (z. B. Hirnentzündungen) abgebrochen – die Suche nach besser verträglichen Verfahren wurde jedoch fortgesetzt.

Ein aktueller Durchbruch gelang mit Lecanemab (Leqembi®), das 2025 als erste Immuntherapie gegen Alzheimer in Europa zugelassen wurde. Der Wirkstoff ist ein monoklonaler Antikörper, der sich gegen lösliche Amyloid-β-Protofibrillen richtet und deren neurotoxische Wirkung mindern soll. Ziel ist eine Verlangsamung des kognitiven Abbaus im Frühstadium der Erkrankung (📖 [8]).

Voraussetzungen für den Einsatz von Lecanemab:

- Leichte kognitive Beeinträchtigung oder frühe Alzheimer-Demenz
- Nachgewiesene Amyloidablagerungen im Gehirn (z. B. PET [Positronenemissionstomografie], Liquor)
- Nicht geeignet für Menschen mit bestimmten Genveränderungen
- Regelmäßige MRT-Kontrollen zur Überwachung auf Nebenwirkungen

Die Therapie ist aufwendig, erfordert eine strenge Auswahl und gute medizinische Begleitung. Ein wesentlicher Kritikpunkt gegen die Immuntherapie ist weiterhin die Diskussion um die Amyloidhypothese. Einige Wissenschaftler halten die Bildung des

Amyloids für eine sekundäre Reaktion oder gar einen Selbstheilungsversuch des Körpers gegen die neurofibrillären Tangles – diese werden durch die Therapie jedoch nicht beeinflusst.

LITERATUR

1. Age Exchange. Aus: www.age-exchange.org.uk (letzter Zugriff: 18.1.2025).
2. Deutsche Alzheimer Gesellschaft e. V.: Prävention, https://www.deutsche-alzheimer.de/praevention (letzter Zugriff: 5/2025).
3. Deutsche Alzheimer Gesellschaft e. V. Zulassung von Lecanemab, https://www.deutsche-alzheimer.de/artikel/zulassung-von-lecanemab-deutsche-alzheimer-gesellschaft-sieht-vorteile-und-herausforderungen (letzter Zugriff: 05/2025).
4. Alzheimer-Forschung-Initiative e.V. (AFI). Ist Alzheimer erblich? – Gene & Vererbung erklärt, https://www.alzheimer-forschung.de/alzheimer/wasistalzheimer/genetische-grundlagen/ (letzter Zugriff: 5/2025).
5. Deutsche Gesellschaft für Neurologie (DGN). S3-Leitlinie Demenzen – Living Guideline. AWMF-Registernr. 038-013, 2025, https://register.awmf.org/de/leitlinien/detail/038-013 (letzter Zugriff: 5/2025).
6. Deutscher Verband Ergotherapie e.V. (DVE) Infos für Patienten. Aus: www.dve.info/ergotherapie/infos-fuer-patienten (letzter Zugriff: 21.1.2025).
7. Hackenholt U, Helmbold A, Isfort M, Kieschnick H, Paderborn DCFDEKU. Projekt Optimierung des Psychopharmaka-Einsatzes in der stationären Altenpflege (OPESA). Abschlussbericht. Katholische Hochschule Nordrhein-Westfalen, Köln; 2024, https://kidoks.bsz-bw.de/4694 (letzter Zugriff: 5/2025).
8. Hirsch RD, Kastner U. Heimbewohner mit psychischen Störungen – Expertise. Köln: KDA, 2004.
9. Hirt R. Biografiearbeit zwischen Erinnerung und Therapie. Aufsatz. 2003. Aus: www.meine-biographie.com/wp-content/uploads/2011/08/Biographiearbeit_zwischen_Erinnerung_und_Therapie1.pdf (letzter Zugriff: 18.1.2025)
10. Landesstiftung Baden-Württemberg (Hrsg.). Training bei Demenz. Dokumentation zum Kongress „Training bei Demenz". Stuttgart: 2008.
11. Livingston G, Huntley J, Sommerlad A, Ames D, Ballard C, Banerjee S, et al. Dementia prevention, intervention, and care: 2020 report of the Lancet Commission. The Lancet. 2020;396(10248):413–46.
12. Romero B. Selbsterhaltungstherapie: Konzept, klinische Praxis und bisherige Ergebnisse. Zeitschrift für Gerontopsychologie u. -psychiatrie. 2004; 2: 119–134.
13. Romero B, Eder G. Selbst-Erhaltungs-Therapie. Konzept einer neuropsychologischen Therapie bei Alzheimer-Kranken. Zeitschrift für Gerontopsychologie u. -psychiatrie. 1992; 5: 267–282.
14. Roßmeier C, Gast J, Riedl L, Hartmann J, Kohl S, Hartmann F, et al. „Deprescribing" von Antipsychotika bei Demenz: Handlungsempfehlungen zu Dosisreduktion und Absetzversuchen. Nervenarzt. 2022;93(9):912–20.
15. Staack S. Milieutherapie. Ein Konzept zur Betreuung demenziell Erkrankter. Hannover: Vincentz, 2004
16. Stuhlmann W. Demenz – Wie man Bindung und Biografie einsetzt. München: Reinhardt, 2004.

KAPITEL

6 Pflege von Personen mit Demenz

Veronika Schraut

Personen mit progredient verlaufenden Demenzerkrankungen haben im Krankheitsverlauf einen zunehmenden Bedarf an Hilfen und Unterstützung. Neben den direkten Angehörigen, die größtenteils die Pflege und Betreuung erbringen, bieten ehrenamtliche und professionelle Helfer mit unterschiedlichsten Qualifikationen Leistungen in diesem Bereich an. Das so gebildete Helfernetzwerk kann die Personen mit Demenz und deren Angehörige entsprechend den individuellen Bedürfnissen, Bedarfen und Gegebenheiten unterstützen und entlasten sowie adäquat in die Lage versetzen, vorhandene Ressourcen und Fähigkeiten der Betroffenen so lange wie möglich weiterhin effektiv in den Alltag einzubinden.

6.1 Auswirkungen der Erkrankung auf Verhalten und Alltagskompetenzen

6.1.1 Verhalten

Menschen mit einer Demenz zeigen im Alltag ein verändertes Verhalten. Zurückzuführen ist dies auf die zugrunde liegende, zur Demenz führende Erkrankung. Besonders deutlich wird dies, wenn die betroffenen Personen auf Anforderungen im Alltag zunehmend scheinbar unangemessen reagieren. Für die Menschen in der direkten Umgebung von an Demenz Erkrankten sind entsprechende Verhaltensweisen zunächst oft unverständlich, verwirrend oder gar peinlich und werden oftmals als belastend erlebt. Nicht selten reagieren sie dann im Kontakt mit den Betroffenen gereizt, vorwurfsvoll oder belehrend und kritisieren, korrigieren oder ermahnen diese immer wieder. Damit konfrontieren sie die Betroffenen jedoch kontinuierlich mit ihren Defiziten und üben ungewollt zusätzlichen Druck aus. Menschen mit Demenz machen deswegen oftmals nicht nur mit fremden, sondern auch mit nahestehenden, vertrauten Personen Erfahrungen, die sie als beschämend oder sogar bedrohlich erleben können.

Ursachen für als herausfordernd erlebte Verhaltensweisen von Menschen mit Demenz:

- Beeinträchtigungen in der Kommunikationsfähigkeit
- Veränderungen der (Sinnes-)Wahrnehmung
- Weitere körperliche Einschränkungen, Erkrankungen oder Beschwerden sowie Schmerzen
- Einfluss von Medikamenten
- Unpassende Umgebungsgestaltungen und -faktoren
- Die demenzielle Erkrankung selbst
- Das soziale Umfeld
- Bevormundung und Abwertung

Werden diese Faktoren nicht entsprechend berücksichtigt, besteht ein hohes Risikopotenzial, dass Menschen mit Demenz bevormundet oder ihnen zunehmend noch vorhandene Fähigkeiten abgesprochen werden. Ein solcher Umgang mit Betroffenen senkt rapide deren Selbstwertgefühl, was Resignation und Isolation fördert oder herausfordernde Verhaltensweisen auslöst oder verstärkt.

Bei allen Verhaltensweisen ist deshalb der Grundsatz zu beachten, dass jedes Verhalten einen Sinn hat und es, so gut es geht, vermieden werden muss, herausfordernde Situationen durch das Außen zu generieren, in denen sich Menschen mit Demenz nicht mehr auskennen oder die auf sie bedrohlich wirken.

Hilfreich hierbei ist es, den Blick ebenfalls darauf zu richten, dass eine Demenz für die Betroffenen auch zu Erfahrungen führen kann, die als angenehm oder entlastend erlebt werden. Tritt z. B. die erlernte Orientierung an Normen und Konventionen im Verlauf der Erkrankung in den Hintergrund, so kann eine bis dahin distanziert und verschlossen erscheinende Person plötzlich „auftauen", auf andere Menschen zugehen und unvermittelt die eigenen Gefühle mitteilen. Wird dieses Verhalten vom jeweiligen Adressaten freundlich aufgenommen, kann dies für diese Person eine neue, beglückende Erfahrung sein.

Aber ganz gleich, ob die Erfahrungen, die eine Person mit Demenz im Alltag macht, sich als angenehm oder unangenehm erweisen, ist ihnen gemeinsam, dass die Betroffenen diesen Erfahrungen schlussendlich schicksalhaft ausgeliefert sind ([21]). Im Verlauf der Erkrankung verlieren sie nämlich die Fähigkeit, bedrohlich oder beängstigend erlebten Situationen und Erlebnissen zukünftig auszuweichen, sich mental darauf vorzubereiten, um sich diesen dann bewusst zu stellen, sie zu reflektieren, zu verarbeiten und zu bewältigen. Ebenso wenig sind Menschen mit einer fortgeschrittenen Demenz ohne Unterstützung in der Lage, angenehme Erfahrungen willentlich zu erinnern oder zu wiederholen. Schließlich werden demente Menschen bei allen Aktivitäten und existenziellen Erfahrungen des täglichen Lebens vollständig abhängig von anderen Personen. Diese Tatsache gilt es zu akzeptieren und in der Pflege und Betreuung zu berücksichtigen. Die Pflegeprozesse müssen sich dementsprechend der Dynamik des Krankheitsverlaufs anpassen. Das heißt, Ziele und Maßnahmen müssen der zunehmenden Hilfsbedürftigkeit der betroffenen Person Rechnung tragen und sich an noch vorhandenen Fähigkeiten und Fertigkeiten orientieren. Indem den Betroffenen Tätigkeiten abgenommen werden, die von diesen noch selbstständig erledigt werden können, wird der Verlust noch vorhandener Ressourcen begünstigt.

Viele Verhaltensweisen von Personen mit Demenz wie ruheloses oder suchendes Umhergehen, Rufen oder Schreien, Sammeln und Horten, Abwehr oder Enthemmung, wiederholtes Nachfragen oder das Ausdrücken negativer Gefühle wie Ärger, Trauer oder Empörung werden von anderen Menschen in der Umgebung als störend empfunden. In der Konsequenz richtet sich die Aufmerksamkeit häufig darauf, diese Verhaltensweisen zu unterbinden. Hier besteht die Gefahr, dass nach „schnellen Lösungen" gesucht wird und die Ursachen für das gezeigte Verhalten nicht eruiert werden und unberücksichtigt bleiben.

Wenn ein bestimmtes Verhalten aufgegeben werden soll, muss stattdessen eine überzeugende, d.h. subjektiv befriedigende Alternative angeboten werden, die das bisherige Verhalten umlenkt oder überflüssig macht.

Geht man von dem Ansatz aus, dass viele der oben beschriebenen Verhaltensweisen als Reaktion der Betroffenen auf das Gefühl der Verunsicherung und Bedrohung zu verstehen sind, die vor allem in unbegleiteten, unstrukturierten, verwirrenden oder stressenden Situationen auftreten, geht es zunächst darum, diese Situationen zu erkennen, um das gezeigte Verhalten zu verstehen. Daraus resultierend ist nach Interventionen zu suchen, die das Gefühl des Unbehagens oder der Bedrohung bei der Person mit Demenz aufheben oder lindern, Begleitung anzubieten oder ein Verhalten als ein für die Person aktuell unverzichtbares zu tolerieren bzw. im Umfeld die Toleranz dafür zu fördern.

Es ist unabdingbar, dass Pflegende und Betreuende sich in die individuelle Erlebenswelt des Menschen mit Demenz hineindenken, eigene Interpretationsmuster und Verhaltensregeln zurückstellen und dessen Erlebenswelt kennenlernen. Betroffene können sich diesbezüglich nicht mehr anpassen.

6.1.2 Kommunikation und Sozialkontakte

Die Fähigkeit zu kommunizieren ist bei Personen mit Demenz im Krankheitsverlauf auf vielfältige Weise bedroht bzw. beeinträchtigt:

- Sie können ihre Aufmerksamkeit zunehmend weniger fokussieren.
- Sie werden leicht abgelenkt durch Reize, die nicht mehr wie früher gefiltert und unterdrückt werden können und deshalb die Aufmerksamkeit stören.
- Störende Reize können von innen, z. B. durch Schmerzen oder Hungergefühl, oder von außen kommen, z. B. durch Geräusche aus der Umgebung.
- Sinneseinbußen, wie Sehschwäche oder Schwerhörigkeit, beeinträchtigen zusätzlich die Aufnahme von Informationen und begünstigen Fehldeutungen und Missverständnisse.
- Sprachbildung und -verständnis können in unterschiedlichem Maße beeinträchtigt sein.

Die Fähigkeit, sich verbal mitzuteilen, kann durch die Demenz so stark eingeschränkt werden, dass die Äußerungen der Betroffenen vom Zuhörer kaum noch entschlüsselt werden können. Dies gilt besonders, wenn die Äußerungen nicht im Kontext mit der aktuellen Situation, der Persönlichkeit und der Lebensgeschichte der Betroffenen gesehen werden.

- Wortfindungsstörungen, Wortverständnisstörungen, stereotype Äußerungen oder schließlich völliges Verstummen zeigen sich als Merkmale der zunehmenden Beeinträchtigung.
- Es können Wortneuschöpfungen oder eine symbolische Sprache auftreten.
- Den nonverbalen Botschaften der Betroffenen, die sich in Mimik, Gestik und vor allem in Handlungen mitteilen, kommt eine zentrale Bedeutung zu.
- Menschen mit Demenz drücken Gefühle und Bedürfnisse durch ihr Verhalten aus. Dabei sind sie darauf angewiesen, dass die Pflegenden diese wahrnehmen, verstehen und angemessen darauf reagieren.

Entsprechend besteht die Aufgabe der Pflegenden darin, die von den Betroffenen nonverbal, also durch das Verhalten, kommunizierten Inhalte zu erkennen und zu interpretieren. Besonders wichtig ist es dabei, deren aktuelle Situation, Persönlichkeit und Lebensgeschichte zu berücksichtigen bzw. zueinander in Beziehung zu setzen.

Weitere wichtige Tipps für die Kommunikation mit demenziell erkrankten Personen:

- Musik als Kommunikationsmittel einbinden
- An biografisch (positiv) bedeutsame Lebensthemen und Erinnerungen anknüpfen
- Warum-Fragen vermeiden
- Zuwendung als Gesprächsstütze nutzen
- Auf Richtigstellungen verzichten

Pflegedokumentation

In der **Pflegeanamnese** sollte demnach festgehalten werden, auf welche Weise sich die demenzerkrankte Person zum Zeitpunkt der Erhebung mitteilt. Auch aktuelle Beeinträchtigungen hinsichtlich

- Aufmerksamkeit,
- Sprachfähigkeit,
- Sprachverständnis und
- Sinneswahrnehmung

sollten dokumentiert werden.

Die individuelle Art, wie die Betroffenen Gefühle und Bedürfnisse äußern, stellt zunächst einmal eine Fähigkeit bzw. eine Ressource dar. Ebenso wichtig ist es, in der Pflegeanamnese das Verhalten der Betroffenen im Kontakt mit anderen Menschen zu beschreiben. Besonderes Augenmerk sollten Pflegende darauf richten, ob jene noch selbstständig für sie als befriedigend erlebte Beziehungen zu anderen Personen herstellen und gestalten können. Benötigt eine Person hierbei Unterstützung, um im Kontakt mit anderen Personen nicht überfordert zu werden, so wird dies in der Dokumentation festgehalten.

Menschen mit Demenz haben wie alle anderen Menschen das Bedürfnis nach Sozialkontakt, um sich aufgehoben und angenommen zu fühlen. Sie verlieren im Verlauf der Erkrankung jedoch die Fähigkeiten, die benötigt werden, um Kontakte selbst herzustellen oder zu pflegen. So können sie sich z. B. zwar durchaus einfühlungsfähig zeigen, wenn sie durch **aktuelle** Beobachtungen den Eindruck gewinnen, dass es einem anderen Menschen in ihrem Blickfeld nicht gut geht, und versuchen, diesen zu trösten. Sie sind aber häufig nicht mehr fähig, Zusammenhänge herzustellen und hier etwa zu erkennen, dass sie durch ihr vorhergehendes eigenes Verhalten (z. B. durch permanentes Rufen) den gerade beobachteten Zustand bei dem Angesprochenen selbst herbeigeführt haben. Menschen mit Demenz können sich die Folgen ihres spontanen, impulsgesteuerten Handelns für sich selbst, aber auch für andere Menschen nicht mehr vorstellen. Sie können ihr Verhalten nicht mehr an Situationen anpassen, nicht abwarten oder sich rücksichtsvoll zurücknehmen oder „Benimmregeln" einhalten.

Durch die Einbußen der Merkfähigkeit und weiterer kognitiver Fähigkeiten berichten sie bei Unterhaltungen wiederholt von früheren Erlebnissen, verhalten sich unangemessen vertraulich oder greifen im Gespräch auf immer gleiche Floskeln zurück. Sie suchen nach Worten und berichten umständlich und weitschweifig am Gesprächsthema vorbei.

Sie erkennen das Telefon oder die Klingel nicht oder benutzen diese falsch. Sie können den Sinn der Botschaften auf Merkzetteln oder Hinweistafeln nicht mehr verstehen. Sie verkennen das eigene Spiegelbild als Person oder reagieren auf im Fernsehen gezeigte Personen oder Stimmen aus dem Radio.

In nicht moderierten Gruppen sind Personen mit Demenz schnell überfordert, ernten durch ihr seltsames, scheinbar rücksichtsloses Verhalten häufig Missbilligung und Kritik. Darauf reagieren sie mit Irritation, Angst oder Ärger und Wut.

Sie ziehen sich zu Beginn der Erkrankung häufig zurück, entweder körperlich, indem sie den Sozialkontakt meiden, oder dadurch, dass sie im Kontakt mit anderen Menschen kaum noch sprechen. Später drücken sie ihre Gefühle zunehmend spontan und unkontrolliert aus, was ihre Mitmenschen verunsichert und den Kontakt mit ihnen eher meiden lässt.

Je weiter die Erkrankung fortschreitet, umso stärker lässt die Erkenntnis- und Steuerungsfähigkeit der Betroffenen nach, sodass sie vermehrt Unsicherheit und Bedrohungsgefühle erleben und nach Schutz und Orientierung durch eine vertraute Person suchen, an die sie sich anschließen können.

Die Mutter, die als Symbolfigur für die Vermittlung von Geborgenheit gedeutet werden kann, wird von den Betroffenen dann häufig lautstark gerufen und aktiv gesucht. Pflegende oder andere Personen in der direkten Umgebung werden als Mutter oder Vater oder andere Vertrauensperson verkannt und angesprochen oder regelrecht verfolgt, weil die Betroffenen das Alleinsein nicht aushalten/ertragen können.

Personen mit Demenz erinnern sich nicht an neu kennengelernte Personen, können nicht an vergangene Kontakte anknüpfen und sind darauf angewiesen, dass Pflegende „Brücken bauen" zu anderen Menschen, denn das Bedürfnis nach freundlich-aufbauendem und Sicherheit gebendem Sozialkontakt bleibt bestehen oder wird sogar stärker.

In der Praxis wird seit 2016 in vielen Einrichtungen der Altenhilfe zunehmend das sog. Strukturmodell zur Entbürokratisierung der Pflegedokumentation mit der Strukturierten Informationssammlung (SIS®) (➤ Kap. 7.2) verwendet, um den Dokumentationsaufwand möglichst gering zu halten.

Die bis zu diesem Zeitpunkt verwendeten Pflegediagnosen helfen den Pflegefachpersonen, ihre Beobachtungen zu strukturieren, indem sie die erhobenen Informationen mit den Merkmalen von Pflegediagnosen vergleichen und den Patienten beim Vorliegen einzelner Kriterien gezielt auf weitere beobachten und befragen. Das Modell der NANDA-I-Pflegediagnosen (➤ Kap. 8.2.1) kann also als eine Art Richtlinie für die Durchführung und Dokumentation der Pflegediagnostik betrachtet werden.

Hinweise für Pflegende

- Sprachverständnis, Aufmerksamkeit und Konzentration und die Fähigkeit zum angemessenen Verhalten im Kontakt sind notwendig, um sich in Gruppen ohne Vermittler wohlzufühlen, d. h. davon zu profitieren.
- Mit fortschreitender Erkrankung müssen sich die Angebote zum Sozialkontakt den abnehmenden Fähigkeiten anpassen, d. h. die Gruppen müssen kleiner und begleitet werden, sich schließlich zu Einzelkontakten in ruhiger Umgebung wandeln, bei denen die nonverbale Kommunikation, Blickkontakt und Berührung zunehmend an Bedeutung gewinnen.
- Menschen mit Demenz drücken Überforderung und Unbehagen über ihr Verhalten aus, zeigen Stresszeichen (Unruhe, Reizbarkeit, Abwehr, herausforderndes Verhalten).
- Isolation und Einsamkeit können sich mitten unter Menschen einstellen und wirken sich ebenso demenzfördernd aus wie Überstimulation und Daueranforderung in permanenten Einzelkontakten.
- Ein individuell ausgewogenes Verhältnis von Sozialkontakt und „Für-sich-sein" des Betroffenen muss immer wieder neu eingeschätzt und eingerichtet werden; dies sollte unter Einbeziehung der Angehörigen/des Sozialdienstes geschehen, um Missverständnisse und Konflikte zu vermeiden (beobachtete Veränderungen im Verhalten des Betroffenen rechtzeitig austauschen und Interventionen/Angebote nach Absprache anpassen).
- Die Wirkung von Spiegeln/Spiegelungen und Fernsehen/Radio sollte beobachtet werden, da diese zu Verkennungen und Irritationen führen können.

6.1.3 Alltagsgestaltung und Schlaf

Tagesstrukturierung, Beschäftigung

Menschen mit Demenz verlieren mit dem Fortschreiten der Erkrankung allmählich die Fähigkeit zur eigenständigen Tagesstrukturierung und zur Planung von Alltagstätigkeiten und Beschäftigungen im Sinne von angenehmer Freizeitgestaltung. Sie sind zunehmend weniger in der Lage zu lernen, da ihnen die kognitiven Fähigkeiten, die Lernen ermöglichen, allmählich verloren gehen.

Der Rückgriff auf Erfahrungen gelingt nur noch lückenhaft oder gar nicht mehr. Aufmerksamkeit und Konzentration werden immer wieder abgelenkt, das Wiederanknüpfen nach Unterbrechungen ist nicht mehr möglich.

Dennoch sind Menschen mit Demenz meist sehr beschäftigt und verlieren auch nicht das Bedürfnis, sich zu beschäftigen.

Wenn man Menschen mit bereits mittelgradiger Demenz beobachtet, die sich selbst überlassen, d. h. ohne Begleitung sind, sieht man häufig folgende Verhaltensweisen:

- Suchendes Umherlaufen oder Begleiten/Verfolgen von anderen
- Sortieren, Ein- oder Ausräumen von Dingen
- Herumtragen oder -schieben von Gegenständen
- Sammeln/Horten von Gegenständen oder Lebensmitteln
- Betasten/Begreifen von Dingen
- Sich selbst stimulieren, berühren
- Sitzen und beobachten/schauen
- Wiederholtes Rufen
- Etwas in Ordnung bringen/Ordnung machen wollen

Häufig werden dieselben Handlungen immer wieder scheinbar endlos wiederholt.

Die Betroffenen wirken bei diesen Aktivitäten oftmals nicht entspannt und zufrieden, sondern eher angestrengt. Dies kann u. a. darin begründet sein, dass sie kaum Erfolgserlebnisse bei oder durch ihre Tätigkeiten haben, weil sie sich diese nicht mehr vergegenwärtigen, nicht reflektieren und sich ihre Gesamtsituation immer weniger bewusst machen können.

Vielmehr scheinen manche der Betroffenen diese Tätigkeiten auszuführen, weil sie sich in einer permanent unerklärlichen, also potenziell bedrohlichen Situation befinden und sich intuitiv mit ihrem Tun beruhigen und rückversichern möchten.

Die Tätigkeiten erinnern auch oft eher an Arbeit als an Spiel und werden für den Beobachter meist erst verständlich, wenn sie in Beziehung gesetzt werden zu der Biografie (Beruf) oder mit ursprünglichen, menschlichen Handlungsweisen zur Sicherung des Überlebens wie etwa Sammeln und Horten (➤ Kap. 5.2.1, ➤ Kap. 5.2.2).

Hinweise für Pflegende

- Menschen mit Demenz benötigen Unterstützung bei der Tagesstrukturierung und Begleitung bei Beschäftigungen, da sie sich zunehmend weniger allein zufriedenstellend beschäftigen können.
- Angebote zur Beschäftigung dürfen vom Betroffenen abgelehnt werden; Selbstbestimmung hat grundsätzlich Priorität.
- Grundsätzlich werden ein gut strukturierter Tagesablauf und ein gezieltes Beschäftigungsprogramm empfohlen. Jedoch dürfen Personen, die eine Aktivität begleiten, nicht fix an dieser festhalten, sondern sollten flexibel auf die aktuellen Bedürfnisse der Betroffenen reagieren und diskrete Hilfestellung bieten, statt auf einem starren Programm oder bestimmten Ergebnissen zu bestehen. Ziele der Aktivität sind angenehme Erfahrungen während der Aktion, Spaß und die dabei vermittelte Lebensfreude.
- Pflegende sollten in diesem Bereich eng mit anderen Berufsgruppen (Physiotherapeuten/Ergotherapeuten/Sozialdienst/Betreuungsassistenten), Angehörigen oder ehrenamtlich Tätigen zusammenarbeiten, Informationen zur Verfügung stellen, Beobachtungen austauschen und Interventionen gemeinsam erarbeiten und abstimmen.
- Alle Angebote, die leistungsorientiert sind, Merkfähigkeit, schnelle Reaktionen oder Schlagfertigkeit erfordern (z. B. Spielfilm anschauen, „Quiz", Wettbewerbe), sind nicht hilfreich, sondern erhöhen eher den Stress.
- Angebote zur Beschäftigung sollen sich an der Biografie der Betroffenen orientieren. Wichtig ist aber hierbei zu beachten, dass die Einbindung des früher ausgeübten Berufs nicht unbedingt positiv auf die jeweilige Person wirkt. Auch hier muss explizit erhoben werden, ob der jeweilige Beruf gerne ausgeübt wurde oder mit schlechten Erinnerungen verknüpft ist.
- Gruppenangebote werden mit Fortschreiten der Demenz zunehmend problematisch; schließlich werden Einzelkontakte in ruhiger, wenig ablenkender Umgebung notwendig.

- Angebote, die Konzentration und Aufmerksamkeit erfordern, eher am Vormittag, Bewegungsangebote eher am Nachmittag anbieten.
- Ausgleich/Abwechslung zwischen Anregung und Entspannung anstreben.
- Keine „Lernerfolge" erwarten, sondern Angebote rechtzeitig den sich verringernden Fähigkeiten anpassen und bereit sein, bei jedem Termin immer wieder neu mit einem Thema zu beginnen, selbst wenn es schon mehrfach vorher bearbeitet wurde, weil ein Anknüpfen für die Betroffenen nicht mehr möglich ist.
- Die seelischen Grundbedürfnisse nach Trost, Sicherheit, Beschäftigung, Einbeziehung, Bindung, Identität und Liebe verstärken sich bei Menschen mit Demenz zunehmend (➤ Kap. 8.3.10)
- Lob, Wertschätzung und Anerkennung als positive Rückmeldungen müssen verstärkt entgegengebracht werden, um das Selbstwertgefühl aufrechtzuerhalten und Motivation zur Nutzung der noch vorhandenen Fähigkeiten und Fertigkeiten auszulösen.

Schlaf

Viele ältere Menschen schlafen auch am Tag einige Zeit. In der Nacht werden ebenfalls viele wach, weil sie die Toilette aufsuchen müssen. Die Anzahl der Stunden des zusammenhängenden Nachtschlafs nimmt im Vergleich zu jüngeren Jahren meist ab. Tag- und Nachtschlaf zusammengerechnet, schlafen viele ältere Menschen jedoch durchaus ausreichend, um sich wohlzufühlen, sodass man nicht von einer Schlafstörung sprechen kann.

Grundsätzlich verändert sich der Bedarf an Schlaf im Alter auch ohne vorliegende Demenzerkrankung und nimmt kontinuierlich ab. Bei Personen mit Demenz ist jedoch häufig zu beobachten, dass sie unangemessen viel tagsüber schlafen. Sie scheinen dafür nachts überhaupt nicht zur Ruhe zu kommen und können trotz völliger Erschöpfung nicht einschlafen.

Schlafstörungen treten häufig bereits im Anfangsstadium der demenziellen Erkrankung auf, oft zu einem Zeitpunkt, an dem die Betroffenen noch in der Lage sind, tagsüber ihre kognitiven Einbußen zu kaschieren. In der Nacht jedoch, wenn als zusätzliche Belastung für das Gehirn Blutzuckerspiegel und Blutdruck sinken, kommt es dann nicht selten zu Verwirrtheitszuständen.

MERKE

Ein gestörter Schlaf kann für Menschen mit Demenz bedeuten, dass sich bereits bestehende demenzbezogene Beeinträchtigungen noch zusätzlich verschlimmern oder sogar dadurch überlagert werden.

Menschen mit Demenz erleben tagsüber immer wieder Situationen des Scheiterns, in denen sie sich bloßgestellt oder ertappt fühlen und die ihnen Unbehagen oder Angst bereiten. Sie sind deshalb häufig emotional sehr gestresst und angespannt.

Im fortgeschrittenen Stadium der Erkrankung nehmen tendenziell begleitend auch Schlafstörungen zu. Die Betroffenen finden häufig keine Ruhe und deshalb auch keinen Schlaf, weil es ihnen nicht mehr möglich ist, sich bei Aufregung und Anspannung selbst zu beruhigen. Sehr typisch ist auch das Sun-Downing-Phänomen (➤ Kap. 2.2.4).

Hierzu sind kognitive Fähigkeiten erforderlich, die es ermöglichen, sich die aktuelle Situation bewusst zu machen und zu erklären, Erfahrungen vom Tage angemessen einzuordnen, Zusammenhänge herzustellen oder sich an getroffene Absprachen zu erinnern.

Nicht nur diese Selbstberuhigungsstrategien stehen den Betroffenen nicht mehr zur Verfügung, sie können auch ganz praktische Handlungen, wie den Lichtschalter oder die Klingel zu betätigen, nicht mehr ausführen, weil sich ihnen die Bedeutung der Dinge nicht mehr erschließt, sie diese nicht mehr erkennen und sachgerecht benutzen können.

In der nächtlichen Dunkelheit besteht zusätzlich die Gefahr, dass die räumliche Orientierung erschwert wird und Gegenstände im Zimmer nicht richtig wahrgenommen, sondern verkannt werden, was Bedrohungsgefühle verstärkt.

Schließlich können nicht gestillte körperliche Bedürfnisse, wie Hunger oder Harndrang, zu Aufregung und Schlafstörungen führen.

Menschen mit Demenz bleiben nicht im Bett, wenn sie keine Ruhe finden, sondern stehen auf, folgen ihren Impulsen und versuchen, ihre Bedürfnisse zu stillen. Dies können sie meist nicht mehr allein, sondern sind hierzu auf Begleitung und Unterstützung angewiesen. Gelassen agierende Pflegende/Angehörige, die um die Einschränkungen bei der Fähigkeit zur Selbstberuhigung wissen, helfen den Betroffenen, zur Ruhe zu kommen, zu entspannen und einzuschlafen.

Es kommt auch vor, dass Menschen mit Demenz übermäßig viel schlafen oder andauernd schläfrig erscheinen. Dieses Verhalten kann unterschiedliche Ursachen haben, die eruiert werden müssen, um zu sinnvollen Interventionen zu gelangen.

- Eine Reizüberflutung führt zu innerem Rückzug/zur Apathie, da dauernde Reize, die nicht verstanden und eingeordnet werden können, zu Dauerstress führen.
- Eine mangelnde Anregung und/oder ein fehlender Sozialkontakt, die Langeweile, Leere und Vereinsamung verursachen, kommen ebenfalls als Ursache für Rückzug und Schläfrigkeit in Betracht.
- Unerwünschte Arzneimittelwirkungen (UAW), zu hohe Dosierungen oder die zu späte Gabe von Schlafmedikamenten können ebenfalls zu vermehrter Schläfrigkeit am Tag führen.
- Das Verabreichen von Bedarfsmedikation in unregelmäßigen Abständen hat negative Auswirkungen auf das Schlafverhalten und den Tag-Nacht-Rhythmus.

Nicht jedes nächtliche Erwachen der Betroffenen stellt eine „Schlafstörung" dar, die medikamentös behandelt werden sollte, sondern kann durchaus physiologische Ursachen haben (Hunger, Durst, Harndrang, Stuhldrang, Ausgeschlafensein, neue Umgebung), was durch pflegerische Interventionen angemessen zu beantworten ist.

Entsprechend vorsichtig, d. h. erst nach genauem Assessment, sollte der Begriff „Schlafstörung" verwendet werden.

Hinweise für Pflegende

Als **schlaffördernde Interventionen** kommen in Betracht:

- Auslastung durch adäquate (körperliche) Beschäftigungen und Tagesaktivitäten – diese Maßnahmen haben Vorrang vor medikamentösen Therapien.
- Lichtgestaltung angepasst an die Tageszeiten.
- Persönliche Abendroutinen/gewohnte Zubettgehzeiten/Strategien im Umgang mit bereits bekannten Schlafstörungen des Betroffenen erfragen und möglichst übernehmen.
- Regelmäßig wiederkehrende Rituale beim „Zubettbringen" (kurzes Gespräch/Gebet/Lied, bei denen der Pflegende auf der Bettkante sitzt/Hand hält).
- Angemessene Umgebungsgestaltung (Nachtlicht, Wärmflasche, kleine Abendmahlzeit vor dem Zubettgehen, Toilettengang, angemessene Zimmertemperatur, leise Musik, bestimmte Art, das Bett herzurichten, Schutz vor Lärmbelästigung, frische Luft).
- Der richtige Zeitpunkt, um schlafen zu gehen (nicht zu früh, nicht zu starren Zeiten, sondern dann, wenn der Betroffene müde erscheint oder Müdigkeit äußert).
- Alternativen zu medikamentösen Therapien sind bestimmte Teesorten oder andere heiße Getränke wie Milch mit Honig, heiße Schokolade etc. oder auch pflanzliche Mittel zur Schlafförderung und/oder Duftöle.
- Alle Interventionen, die tagsüber zur Entspannung hilfreich sind und angewendet werden, können auch nachts erforderlich sein.
- Einschlafrituale müssen verlässlich von allen Pflegenden und bei jedem „Zubettbringen" angeboten werden.
- Von erheblicher Bedeutung sind auch die Beziehungen des Betroffenen zu dem/den Zimmernachbarn, die sowohl den Schlaf fördern als auch empfindlich stören können, wenn der Betroffene sich durch den/die Zimmernachbarn geängstigt oder verunsichert fühlt.
- Das Gleiche gilt für die Beziehungen zu den Pflegenden.
- Möglichkeit der Doppelzimmerbelegung bei vorhandener Angst vor Einsamkeit.
- Es ist meist nicht hilfreich, einen nächtlich mehrfach umherlaufenden, demenzerkrankten Menschen einfach immer wieder zurück ins Bett zu bringen, ohne (sich) nach den Ursachen für die Unruhe und Anspannung zu fragen.
- Schlafmedikamente können als unerwünschte Arzneimittelwirkung die Kognition und Gangsicherheit des Betroffenen negativ beeinflussen.

6.1.4 Mobilität

Personen mit Demenz sind gerade zu Beginn der Erkrankung häufig noch sehr mobil. Dies ist allerdings nicht unproblematisch, denn die Betroffenen sind im Verlauf der Erkrankung immer weniger in der Lage, ihre Handlungen planvoll zu gestalten, sich zu orientieren und Absprachen einzuhalten. Gerade wegen dieser Beeinträchtigungen stehen Personen mit Demenz jedoch oft unter einem hohen psychischen Druck, sind angespannt, unruhig und haben ein ausgeprägtes Bedürfnis, sich zu bewegen. Eine ungeeignete Umgebung, die bedrohlich wirkt, z. B., weil sie dem Betroffenen unbekannt ist, unübersichtlich erscheint oder unpersönlich gestaltet ist, führt zu vermehrter Anspannung. Ebenso verstärken Lärm, verwirrende Geräusche oder optische Signale das Bedürfnis eines Menschen mit Demenz, eine solche Umgebung zu verlassen und einen angenehmeren Ort zu suchen. Der Begriff „Weglauftendenz" hatte sich zunächst für dieses Verhalten etabliert, wurde mittlerweile aber durch den Begriff der sog. „Hinlauftendenz" abgelöst bzw. ergänzt, weil die demenziell erkrankten Personen häufig ein Ziel haben, zu dem sie gehen möchten.

Aus Sicht der Autorin ist dieser Begriff eher problematisch, da er der Person mit Demenz ein geplantes Vorgehen, also eine gezielte Absicht, unterstellt – eine Fähigkeit, die bei den Betroffenen durch die Erkrankung rasch sehr stark beeinträchtigt ist. Der Begriff bewertet das Verhalten eher, als dass er es beschreibt. Die Reaktion, die mit der Verwendung dieses Begriffs bei den Pflegenden provoziert wird, ist häufig entsprechend einseitig auf das Festhalten bzw. Festsetzen des Betroffenen ausgelegt, ohne dessen Bedürfnisse zu hinterfragen. „Ruheloses" oder „suchendes Umhergehen" sind Begriffe, die das Verhalten der Person mit Demenz genauer beschreiben, und sind nach Meinung der Autorin deshalb besser geeignet.

Dieses ruhelose bzw. suchende Umhergehen stellt möglicherweise ein überaus ursprüngliches Verhaltensmuster des Menschen dar. In vergangenen Zeiten hielt sich der Mensch als Nomade immer nur jeweils so lange an einem Ort auf, wie er an diesem seine Bedürfnisse (z. B. nach Nahrung, Wohnen, Sicherheit und Aufgehobensein) befriedigen konnte. War das nicht mehr möglich, machte er sich auf die Suche nach einem Ort, der ihm geeigneter erschien.

Auch unerwünschte Nebenwirkungen von Medikamenten, die zu vermehrter Unruhe bzw. Sitzunruhe führen (Agitiertheit bzw. Akathisie), können Ursache für eine Ruhelosigkeit sein.

Ohne Begleitung und Unterstützung, ohne schützende und fördernde Umgebungsgestaltung geraten Personen mit Demenz leicht in gefahrvolle Situationen, weil sie möglicherweise.

- die eigene Erschöpfung nicht äußern können,
- die Grenzen der eigenen Belastungsfähigkeit nicht beachten können,
- Fehlhandlungen durchführen,
- orientierungslos umherlaufen,
- Situationen oder Gefahren nicht angemessen einschätzen und darauf reagieren können,
- gestörte Handlungsabläufe zeigen,
- Sitzunruhe zeigen,
- stereotype Bewegungsmuster zeigen oder
- ungezielte Bewegungen ausführen.

Im Verlauf der Erkrankung verlieren Personen mit Demenz zunehmend ihre Bewegungsfähigkeit. Aber auch zu Beginn der Erkrankung, z. B. bedingt durch eine zusätzliche Erkrankung oder Behinderung, kann die Bewegungsfähigkeit bereits eingeschränkt sein. Gleichzeitig nehmen die Betroffenen ihre Einschränkungen häufig nicht wahr und verhalten sich nicht entsprechend. Das wiederum kann zu Gefährdungen führen, wenn die Betroffenen ohne Begleitung sind. Deshalb ist es von großer Wichtigkeit, entsprechende Risikofaktoren im Umgebungsbereich zu reduzieren. Eine Überfürsorge durch Außenstehende bezüglich der Sturzgefahr ist jedoch auf jeden Fall zu vermeiden, da ein solches Verhalten wiederum dazu führt, dass vorhandene Fähigkeiten sowie das Selbstwertgefühl der Betroffenen massiv gemindert werden können.

Hinweise für Pflegende

Im Verlauf der Erkrankung kommt es häufig zu folgenden Bewegungseinschränkungen oder -störungen, welche die Sturzgefahr erhöhen und ggf. präventive Maßnahmen nötig machen:

- Probleme beim Treppensteigen
- Gang- und Standunsicherheit
- Gleichgewichtsstörungen
- Koordinationsstörungen

6.1.5 Selbstversorgung

Essen und Trinken

Menschen mit Demenz benötigen eine Unterstützung bei der Ernährung aus unterschiedlichen Gründen, z. B. wenn die **kognitiven Beeinträchtigungen** zu Selbstversorgungsdefiziten führen, wenn also z. B.

- Einkauf und Zubereitung der Nahrung vergessen werden,
- Mahlzeiten vergessen werden,
- Essbesteck nicht mehr erkannt oder dessen Benutzung nicht mehr beherrscht wird,
- Nahrung nicht als solche erkannt, sondern damit gespielt wird,
- Nahrungsmittel ständig gesucht oder gesammelt werden,
- sich das Hunger- und Durstgefühl reduziert,
- die Sondennahrung nicht akzeptiert wird,
- die Betroffenen Nahrung und Flüssigkeit trotz bestehender Schluckbeschwerden zu sich nehmen,
- Schlüsselreize zur Nahrungsaufnahme benötigt werden.

Auch der **soziale Bereich** kann bei der Nahrungsaufnahme beeinträchtigt sein, z. B. wenn

- nicht mehr zwischen eigenem und dem Essen der anderen unterschieden wird,
- die Betroffenen wegen Sitzunruhe zu den Mahlzeiten nicht mehr am Tisch sitzenbleiben,
- die Nahrungsaufnahme in der Gruppe eine Überforderung darstellt, weil die Aufmerksamkeit der Betroffenen durch die Anwesenheit anderer Menschen immer wieder abgelenkt wird, oder
- die Betroffenen von anderen Menschen wegen ihres Verhaltens bei Tisch kritisiert oder abgelehnt werden.

Probleme können ebenso im Bereich **Kommunikation** auftreten, wenn die Person mit Demenz z. B.

- ihre Bedürfnisse nicht mehr anmeldet,
- ihre Vorlieben für bestimmte Speisen oder deren Würzung (z. B. besonders starke Süße) nicht verbal äußern kann oder
- Hunger, Durst, Appetitlosigkeit oder Übelkeit nur mehr nonverbal ausgedrückt werden.

Schließlich treten im fortgeschrittenen Stadium einer Demenz **körperliche Probleme** hinzu, z. B.:

- Störungen im Handlungsablauf, Nahrung wird nicht geschluckt.
- Deutlich erhöhter Nährstoff- und Kalorienbedarf wegen aufgetretener motorischer Unruhe.
- Kau- und Schluckstörungen (➤ Kap. 2.2.5).

Zu beachten sind hier insbesondere die Auswirkungen auf die Sicherheit der Betroffenen, die in der Pflegeprozessplanung berücksichtigt werden müssen.

Hinweise für Pflegende

- Immer die Fähigkeit des Kauens und Schluckens im Assessment einschätzen.
- Ebenso das Verhalten in der Gruppe, die Gruppenfähigkeit beobachten.
- Veränderungen von Appetit/Gewicht weisen unter Umständen als einzige Indikatoren auf Probleme der Betroffenen hin, die physische oder psychische Ursachen haben können.
- Die Fähigkeiten in diesem Bereich verändern sich durch die demenzielle Erkrankung möglicherweise sehr rasch, sodass genaue Verlaufsbeobachtungen/häufige Neueinschätzungen im Pflegeprozess notwendig sind, um rechtzeitig angemessen zu reagieren.
- Fingerfood oder Eat by Walking (auch für Zwischenmahlzeiten) anbieten.
- Auf vertraute Speisen und Getränke (z. B. auch an Sonn- und Feiertagen etc.) zurückgreifen.
- Eine angenehme und vertraute Atmosphäre gestalten (Beleuchtung, Farbschema, Kontraste, Geschirr, Tischdekoration etc.).
- Menschen mit Demenz ggf. nicht mit zu vielen weiteren Personen zu Tisch bitten. „Family Meals" können unter Umständen dazu führen, dass Betroffene zu vielen Eindrücken ausgesetzt sind.
- Pflege- oder Betreuungspersonen nehmen gemeinsam mit den demenziell erkrankten Personen die Mahlzeiten ein, sodass Menschen mit Demenz Bewegungsabläufe bei Essen und Trinken beobachten und ggf. nachahmen können.
- Das Essen per Schöpfsystem austeilen statt vorportionieren.
- Betroffene in die Speiseplangestaltung einbinden.
- Hilfe- und Unterstützungsbedarf durch vertraute Personen bei der Getränke- und Nahrungsaufnahme individuell und situativ anpassen.

- Besteck, Geschirr, Trinkgefäße etc. adäquat nach Farbe, Funktionalität und Material auswählen.

Körperpflege

Personen mit Demenz ist häufig nicht bewusst, dass sie Hilfe bei der Körperpflege benötigen, oder sie empfinden Scham, weil sie sich beschmutzt haben oder weil eine gegengeschlechtliche Pflegeperson sie bei der Körperpflege unterstützen möchte. In diesen Situationen reagieren die Betroffenen häufig irritiert und verunsichert oder sie lassen die notwendigen Pflegemaßnahmen nicht zu. Die Betroffenen antworten häufig „Ich habe mich schon gewaschen." oder „Das mache ich später.", wenn die Pflegenden ankündigen, dem Betroffenen bei der Körperpflege behilflich sein zu wollen.

Auch kann es vorkommen, dass Personen mit Demenz die Situation als sexuelle Annäherung interpretieren und dann ihrerseits mit distanzlosem Verhalten reagieren. Oder sie missverstehen die Situation als sexuellen Übergriff und zeigen massives Abwehrverhalten oder fügen sich verzagt in die Situation. Aber nicht nur für die Personen mit Demenz, auch für die Pflegenden stellt die Situation eine extreme Anforderung dar. Neben ausreichend viel Zeit erfordert sie die Kenntnis sowohl der biografischen Erfahrungen der Betroffenen als auch ihrer individuellen Körperpflegerituale, um Eindeutigkeit in der Situation herzustellen und aufkommende Ängste zu reduzieren. Pflegende müssen über Einfühlungsvermögen, Erfahrung und eine ruhige Gelassenheit sowie ein hohes Maß an Kreativität verfügen, um zu einer einvernehmlichen Lösung mit den Betroffenen zu gelangen. Gelingt es den Pflegenden trotz aller Bemühungen nicht, eine einvernehmliche Lösung zu finden, so ist es im Zweifelsfall günstiger, flexibel zu reagieren und keinesfalls auf die Durchführung der Pflegemaßnahmen zu bestehen. Denn die Person mit Demenz sollte während des gesamten Prozesses das Gefühl haben, dass ihre Autonomie respektiert wird.

Aus diesem Grund ist es wichtig, das Verhalten der betroffenen Person während der Körperpflege im Pflegebericht differenziert zu beschreiben, um die Schwierigkeiten in Folgesituationen möglichst zu vermeiden. Vor allem aber sollte das individuell auf die Person zugeschnittene Vorgehen bei der Beziehungsgestaltung in der Pflegeplanung dokumentiert werden, um ein einheitliches Vorgehen sicherzustellen, einen ggf. notwendigen erhöhten Zeitaufwand darzustellen oder um klarzustellen, dass bestimmte erwünschte Pflegeergebnisse nicht ohne oder gar gegen den Willen der betroffenen Person erreichbar sind.

Hinweise für Pflegende

- Verhalten des Betroffenen genau beobachten/beschreiben.
- Routinen des Betroffenen in den Ablauf einbauen, Autonomiewünsche respektieren.
- Stressreduzierung und Entspannung durch Gesang nutzen (z. B. bekannte Volkslieder oder Songs etc.).
- Pflegerische Konzepte (z. B. Basale Stimulation® etc.) integrieren.
- Bei Abwehrverhalten nicht auf unbedingte Durchführung bestehen, sondern flexibel reagieren und ruhig bleiben.
- Niemals eigene Körperpflegerituale auf Betroffene übertragen.
- Angehörige informieren, zum professionell angezeigten Vorgehen beraten und Absprachen treffen.
- Wenige, fest zugeordnete, ggf. gleichgeschlechtliche Pflegepersonen anbieten.
- Falls Durchführung bei Abwehrverhalten des Betroffenen unverzichtbar, evtl. zu zweit arbeiten, ruhig und zügig vorgehen und nur zwingend notwendige Interventionen durchführen.
- Bei Abwehrverhalten nach der Körperpflege und einer Pause nochmals freundliche Kontaktaufnahme ohne weitere Anforderung.
- Bei Abwehrverhalten Körperpflege auf wichtigste Interventionen beschränken und konzentrieren.

Kleiden

Demenzerkrankte Menschen benötigen ebenfalls Unterstützung, um sich angemessen, d. h. dem eigenen Selbstbild, dem Anlass oder den klimatischen Bedingungen entsprechend, zu kleiden.

- Sie wechseln die Kleidung nicht mehr, wenn sie verschmutzt ist.

- Sie erkennen die eigene Kleidung nicht mehr und tragen fremde Kleidungsstücke.
- Sie kleiden sich in der falschen Reihenfolge oder tragen mehrere Kleidungsstücke übereinander.
- Sie erkennen die Funktion bestimmter Kleidungsstücke nicht und tragen sie in falscher Funktion.
- Sie können sich verbal nicht mitteilen, wenn z. B. die Kleidung unbequem ist, kratzt oder die Art der Kleidung nicht mit dem eigenen Identitätsgefühl übereinstimmt (z. B. Jogginganzug bei einem Herrn, der immer in Hemd und Krawatte gekleidet war), und zeigen ihr Unbehagen stattdessen nicht selten mit wiederholtem Entkleiden.
- Bestimmte Kleidungsstücke oder Accessoires, die der Betroffene als für seine Person unverzichtbar erklärt (Hut, Handtasche, Stock, Schlüssel), können zur inneren Ruhe und Gelassenheit beitragen, deren Fehlen dementsprechend zu Ruhelosigkeit und Anspannung führen.

Erkenntnisstörungen (Agnosie) und Störungen im Handlungsablauf (Apraxie) führen dazu, dass die Betroffenen beim An- und Auskleiden Anleitung und Begleitung benötigen.

Das Identitätsbedürfnis der Betroffenen muss bei der Wahl der Kleidung Priorität haben. Die Pflegenden sollten biografieorientiert handeln, weil eine individuelle, dem Identitätsbedürfnis des Betroffenen Rechnung tragende Kleidung die Orientierung zur Person stärkt, beruhigende Hinweise zur Gesamtsituation gibt und damit zu erhöhtem Wohlbefinden führt.

Vermeintlich praktische Überlegungen bezüglich der Kleidung, z. B. die Waschbarkeit oder Bequemlichkeit, müssen dahinter zurücktreten.

Hierzu sei angemerkt, dass diese Zusammenhänge mit den Angehörigen, die sowohl über die biografischen Informationen bzgl. des gewohnten Kleidungsstils und die persönlichen Vorlieben des Betroffenen vor dessen Erkrankung verfügen als auch die möglichen Reinigungskosten der Bekleidung übernehmen müssen, rechtzeitig (z. B. bei der Erhebung der Pflegeanamnese) besprochen werden sollten, um Missverständnisse und Konflikte zu vermeiden.

Hinweise für Pflegende

- Bei der Erhebung der Pflegeanamnese nach individuellem Kleidungsstil und Gewohnheiten fragen und diese in der Pflegeplanung berücksichtigen.
- Im Gespräch mit den Angehörigen die identitätsstiftende Funktion der Kleidung herausstellen und die daraus resultierenden pflegerischen Prioritäten beschreiben.
- Wichtige persönliche Accessoires unbedingt als solche wahrnehmen und dem Betroffenen zur Verfügung stellen (nötigenfalls in mehrfacher Ausführung).
- Notwendige Kleidungswechsel nur, wenn unbedingt erforderlich – und nicht etwa dann, wenn der Kleidungsstil oder die Kombination bestimmter Kleidungsstücke dem einzelnen Pflegenden oder Angehörigen nicht zusagen –; möglichst diskret vornehmen und Korrekturen vermeiden.
- Wäsche mit gezielten Entscheidungshilfen (z. B. nur zwischen zwei oder drei Kleidungsstücken wählen lassen) für den nächsten Tag gemeinsam aussuchen und die verschmutzte Wäsche abends zusammen zum Wäschekorb bringen (aus dem Blickfeld entfernen).
- Ausgewählte Kleidung gut sichtbar im Zimmer platzieren.
- An- und Ausziehen immer in gleicher Reihenfolge durchführen und bestimmte Aktionen nur wenn nötig übernehmen (Einbindung von Anziehhilfen).
- Toleranz bei Kleidungs- und Farbauswahl (Diplomatie) zeigen.
- Überfürsorglichkeit vermeiden, bei Auftreten von Problemen Durchführen der Maßnahme zu einem anderen Zeitpunkt erneut versuchen.

Toilettenbenutzung

Menschen mit Demenz verlieren im fortgeschrittenen Stadium der Erkrankung allmählich die Kontrolle über die Ausscheidungsfunktionen (➤ Kap. 2.2.5). Sie werden schließlich harn- und stuhlinkontinent.

Zunächst besteht das Problem jedoch häufig darin, dass sie Stuhl- bzw. Harndrang zwar noch bemerken, aber

- diesen nicht mehr angemessen verbal äußern können,

- den Weg zur Toilette nicht mehr bzw. nicht mehr rechtzeitig ohne Hilfe finden,
- mit dem Ausziehen ihrer Kleidung nicht mehr zurechtkommen oder sich nicht mehr säubern können,
- sich schämen, nach Hilfe zu fragen,
- die Toilette nicht mehr erkennen oder
- die Anwesenheit einer anderen Person auf der Toilette nicht einordnen können und irritiert und abgelenkt sind.

Man spricht in diesen Fällen von „funktioneller Inkontinenz", weil die Betroffenen den Harn- oder Stuhldrang noch spüren und aufgrund anderer Probleme einnässen oder einkoten.

Auch hier treten im Zusammenhang mit den angebotenen, körpernahen Hilfen durch Pflegende häufig Probleme auf, wenn Betroffene

- Pflegemaßnahmen in Situationsverkennung (sexueller Übergriff) oder aus Schamgefühl abwehren,
- die Intimreinigung mit falschen Hilfsmitteln (Hände, Kleidung, Handtücher) durchführen,
- die beschmutzte Wäsche aus Scham verstecken oder
- in Situationsverkennung falsche Behältnisse (Papierkorb, Schublade, Waschbecken, Handtasche, Schuhe) zur Ausscheidung benutzen.

Die Pflegenden müssen zunächst eine genaue Einschätzung des Pflegeproblems vornehmen und sich fragen, in welchem Bereich das tatsächlich relevante Pflegeproblem liegt, um zu jeweils sinnvollen, d. h. für alle Beteiligten erträglichen Lösungen zu kommen.

In der schweren Phase der Demenz kommt es zur totalen Harn- und Stuhlinkontinenz. Die Betroffenen spüren Stuhl- und Harndrang nicht mehr; es kommt zu unwillkürlichem Einnässen und Einkoten. Auch in dieser Phase kommt es bei den Pflegeinterventionen häufig zu zusätzlichen Problemen, wenn die Betroffenen im Umgang mit Hilfsmitteln durch die Demenz überfordert sind und z. B.

- eingenässte Inkontinenzslips/Einlagen als störend bemerken und entfernen oder verstecken,
- Blasenkatheter verkennen und herausziehen oder
- am Stuhl befestigte Urinbeutel „vergessen" bzw. nicht mit der eigenen Person in Verbindung bringen und aufstehen.

Hinweise für Pflegende

Bei einer „funktionellen Inkontinenz" liegt das Augenmerk auf den beeinflussenden Aspekten in deren Kontext:

- Mittels Toilettentraining den Miktionsrhythmus an den Blasenrhythmus anpassen, allerdings erst, wenn ein gezieltes Miktionstraining nicht mehr ausreicht, um den Blasenrhythmus zu verändern.
- Besondere Kennzeichnung/Beleuchtung der Toilette nachts bei Orientierungsstörung.
- Besondere Beobachtung des Verhaltens (z. B. auftretende Unruhe bei Harndrang) bei beeinträchtigter verbaler Kommunikationsfähigkeit.
- Zuordnung einer gleichgeschlechtlichen Pflegeperson oder das „Erträglichmachen" der notwendigen Interventionen durch bewusst höflich-korrektes Auftreten oder das Tragen von Dienstkleidung bei ausgeprägtem Schamgefühl.
- Einsatz von leicht zu öffnender bzw. über Jahrzehnte vertrauter Kleidung bei beeinträchtigter Fingerbeweglichkeit/Koordinationsfähigkeit.
- Einsatz eines Toilettenstuhls am Bett bei eingeschränkter Gehfähigkeit.

Beim Einsatz von Inkontinenzmaterial ist der Zeitpunkt des Einsatzes des jeweils angezeigten Hilfsmittels von größter Wichtigkeit. Solange das eingesetzte Inkontinenzmaterial vom Betroffenen als störender Fremdkörper empfunden und entfernt wird, ist dessen Einsatz noch nicht sinnvoll. Weitere Maßnahmen sind in diesem Zusammenhang:

- Schutz der Matratze durch einen entsprechenden Schutzbezug/Querlaken/Auflagen vor Feuchtigkeit.
- Den Betroffenen nicht zum Einnässen in seine Inkontinenzeinlage auffordern; dies wird nicht verstanden, da es im Gegensatz zur frühkindlichen Sauberkeitserziehung steht und für den Betroffenen nicht plausibel ist.
- Den Einsatz von Kathetern möglichst vermeiden bzw. falls dieser unumgänglich ist, mit dem Arzt die Anlage eines suprapubischen Dauerkatheters besprechen und Beinbeutel benutzen.
- Störende Gerüche aus dem Wohnbereich durch häufigere Reinigung der Böden und (abwaschbaren) Wände und Möbel, Einsatz von Aktivkohlefiltern in Abfallbehältnissen, regelmäßiges Lüften, Einsatz von Duftsprays, geschlossene

Türen zum Fäkalbereich minimieren sowie die Angehörigen und Besucher des Wohnbereichs über die zugrunde liegenden, teilweise unvermeidlichen Ursachen informieren.

6.1.6 Sicherheit

Durch die abnehmende Fähigkeit von Personen mit Demenz, z. B. vorausschauend zu denken, Situationen angemessen einzuschätzen, sich zu orientieren und eigene Beeinträchtigungen zu berücksichtigen, besteht ein größeres Risiko, sich zu verletzen bzw. sich Schaden zuzufügen oder zu erleiden. Potenzielle Gefahren entstehen:

- Beim eigenständigen Verlassen der Wohnung/Teilnahme am Straßenverkehr (Autofahren/Radfahren/Benutzung von öffentlichen Verkehrsmitteln, Orientierung in bekannter/unbekannter Umgebung).
- Bei der eigenständigen Haushaltsführung (Umgang mit Haushaltsgeräten, gefährlichen Gegenständen, Putzmitteln, Feuer, Strom, Einkauf von und Umgang mit Lebensmitteln).
- Beim eigenständigen Medikamenten- und Therapiemanagement (Beschaffen, Lagern, Richten und Einnehmen der Medikamente/Einhalten von Verordnungen/Kontaktieren und Aufsuchen von Ärzten oder Therapeuten).
- Bei der eigenständigen Regelung sozialer/finanzieller/rechtlicher Angelegenheiten.
- Bei Kontakt und Beziehungsgestaltung zu fremden Menschen/Umgang mit Geld/Verträgen/Wahrnehmung von Rechten und Pflichten.
- Bei der Selbstsorge (Wahl angemessener Kleidung/Heizen der Wohnung).
- Bezüglich der Fähigkeit, im Bedarfsfall eigenständig Hilfe/Unterstützung zu holen.

Zusätzliche Gefahren entstehen durch nachlassende körperliche Fähigkeiten bei progredientem Verlauf:

- Durch auftretende Schluckstörungen entsteht Aspirationsgefahr.
- Durch auftretende Bewegungs- und Gangstörungen entstehen Verletzungsgefahr und Sturzgefahr.
- Durch auftretende Inkontinenz und Immobilität entstehen Infektions-, Kontraktur-, Thrombose- und Dekubitusgefahr.

Hinweise für Pflegende

- Ein **umfassendes Assessment** durchführen, in dem Gefahren erkannt, benannt und Risiken eingeschätzt werden, um danach die notwendigen Interventionen abzuwägen (Sicherheit/Autonomiebedürfnisse/Lebensqualität).
- **„Gemeinsam sind wir stark"** bedeutet, dass Pflegende, statt einsame Entscheidungen zu treffen (Ausnahme bei akuter, erheblicher Eigen- oder Fremdgefährdung), die Beteiligten/Verantwortlichen (Betroffene, Angehörige, Betreuer, Vorgesetzte, Experten) einbeziehen und damit Verantwortung gemeinsam tragen und teilen.
- **„Nicht mit Kanonen auf Spatzen schießen"**, sondern eigene Ängste/Fantasien reflektieren, damit diese nicht zum unbewussten Motor allen Handelns werden; eine sachliche Analyse der Situation bewahrt vor übertrieben protektivem Handeln und ermöglicht abgestufte Reaktionen (so wenig Einschränkung wie möglich, so viel Sicherung wie nötig).
- **Notfallplan erstellen,** in dem das vorher gemeinsam vereinbarte Vorgehen im „Worst Case" dargestellt wird und der für die Beteiligten verbindlich ist.
- **„Alles zu seiner Zeit"** bedeutet, dass die Progredienz bei der Planung der Maßnahmen berücksichtigt wird: Was heute an Interventionen angemessen ist, kann zukünftig unpassend/unzureichend sein (die regelmäßige Neueinschätzung der Restrisiken bei abnehmenden Fähigkeiten ist eine obligatorische Intervention).
- **Realistische Zielformulierung** bewahrt vor unrealistischen Erwartungen, unangemessenen Interventionen und Schuldgefühlen; absolute Sicherheit kann nicht garantiert werden und damit auch nicht Pflegeziel sein; größtmögliche Sicherheit und Minimierung der Restrisiken sind anzustrebende Pflegeziele.
- **Grenzen erkennen** und in der Konsequenz rechtzeitig darauf aufmerksam machen, dass diese erreicht sind; bei Bedarf Aufgaben an andere (etwa stationäre Einrichtungen, beschützende Einrichtungen, Krankenhaus) abgeben, wenn die pflegerischen Mittel vor Ort zur Herstellung/Bewahrung der Sicherheit des Betroffenen nicht mehr ausreichen.

6.2 Definitionen und Aufgabenprofile professioneller Pflege

„Als Praxis unterstützt Pflege Individuen und Gruppen im Rahmen eines Problemlösungs- und Beziehungsprozesses bei der Bewältigung des Alltags, beim Umgang mit Bedürfnissen, beim Streben nach Wohlbefinden und bei der Erhaltung, Anpassung und Wiederherstellung physischer, psychischer und sozialer Funktionen und beim Umgang mit existenziellen Erfahrungen." (📖 [25])

Der amerikanische Pflegeberufsverband ANA (American Nurses Association) definiert Pflege wie folgt (📖 [20]):

„Pflege ist die Diagnose und Behandlung menschlicher Reaktionen auf vorhandene oder potenzielle Gesundheitsprobleme."

Diese kurze und prägnante Definition macht die enge Beziehung zwischen Pflege und Medizin, aber auch die Abgrenzung deutlich. Sowohl Pflege als auch Medizin stellen den Menschen mit Gesundheitsproblemen in den Fokus ihres professionellen Handelns.

In der Medizin geht es dabei in erster Linie um die Diagnostik und Therapie von Krankheiten und Störungen. Die Pflege hingegen befasst sich mit den **Reaktionen** eines Menschen auf bereits vorhandene Erkrankungen, Behinderungen oder durch andere Faktoren bedingte Beeinträchtigungen der Alltagskompetenzen oder seinen Umgang mit Gesundheitsgefährdungen. Dabei steht die Alltagsbewältigung im Mittelpunkt des pflegerischen Interesses.

In der Pflege existieren verschiedene Ausbildungen, Weiterbildungen und Studiengänge, die auf unterschiedliche Weise für die Versorgung von demenzerkrankten Personen qualifizieren.

6.2.1 Ausbildung und Aufgabenprofil von generalistisch ausgebildeten Pflegefachfrauen und -männern

Seit Inkrafttreten des Pflegeberufegesetzes (PflBG) am 1.1.2020, das das Alten- und das Krankenpflegegesetz ablöste, gibt es die klassischen, bis dato voneinander getrennten Pflegeausbildungen in der Alten- und Krankenpflege in dieser Form nicht mehr.

Die Ausbildung von Pflegefachpersonen findet nun in der generalistischen Pflegeausbildung in grundlegend reformierter Form statt.

Dies bedeutet, dass in den ursprünglichen Berufen zum/zur

- Altenpfleger/-in,
- Gesundheits- und Krankenpfleger/-in und
- Gesundheits- und Kinderkrankenpfleger/-in

nicht mehr ausgebildet wird, sondern im Rahmen der generalistischen Ausbildung der Abschluss als **Pflegefachfrau** oder **Pflegefachmann** (mit Vertiefungsbereich Altenpflege oder Kinderkrankenpflege) erzielt wird.

Die Kompetenz im jeweiligen Aufgabenprofil wird durch eine

- mindestens zweijährige generalistische Ausbildung mit anschließendem Vertiefungsjahr im jeweiligen Fachbereich (Pflegefachfrau/-mann mit Vertiefung Altenpflege oder Pflegefachfrau/-mann mit Vertiefung Kinderkrankenpflege)

oder

- eine generelle dreijährige generalistische Pflegeausbildung (Pflegefachfrau/-mann)

erworben.

Neben der beruflichen Ausbildung wird zusätzlich die primär qualifizierende hochschulische Pflegeausbildung eingeführt, die zu einem erweiterten Ausbildungsziel führt und mit dem akademischen Grad abschließt (➤ Kap. 6.2.3).

Ein wichtiger Aspekt dieser Reform ist, dass die Berufsqualifikation aufgrund der generalistischen Ausbildung zukünftig in allen EU-Mitgliedstaaten anerkannt wird.

Gesetzliche Aspekte

In § 4 PflBG sind explizit vorbehaltene Tätigkeiten der Pflegefachpersonen formuliert, die nicht an andere Personen delegierbar sind. Damit wird erstmalig in Deutschland der Kernbereich der Pflegeprofession, nämlich die Erhebung und Feststellung des individuellen Pflegebedarfs, die Organisation, Gestaltung und Steuerung des Pflegeprozesses sowie die Analyse, die Evaluation und die Sicherung und Entwicklung der Qualität in der Pflege, eindeutig definiert, abgegrenzt und geschützt (📖 [23]).

Auch das Pflegekompetenzgesetz (PKG), welches seit dem 1. Januar 2026 in Kraft ist, spricht den Pflegefachkräften mehr Eingenverantwortung zu und soll die Bürokratie reduzieren. Dadurch soll der Pflegeberuf attraktiver gemacht werden. Gesetz zur Befugniserweiterung und Entbürokratisierung in der Pflege (letzter Zugriff: 16.4.2026).

Das Bundesministerium für Gesundheit (BMG) hat für die Übertragung heilkundlicher Tätigkeiten spezielle Ausbildungsmodule publiziert, welche die Pflegekräfte zur Ausübung dieser vorbereiten. Geregelt sind diese Bestimmungen im § 64d Sozialgesetzbuch (SGB) V. Eine Zusatzqualifikation für die Ausübung findet sich in § 14 PflBG.

Pflegeausbildung: Ausbildungsmodule zur Übertragung von Heilkunde auf Pflegefachpersonen veröffentlicht | BMG (letzter Zugriff: 16.4.2026).

Übertragung ärztlicher Tätigkeiten an Pflegefachpersonen – GKV-Spitzenverband (letzter Zugriff: 16.4.2026).

6.2.2 Qualifikation und Aufgabenprofil von Betreuungsassistenten nach § 53 b SGB XI

Betreuungsassistenten arbeiten als sog. zusätzliche Betreuungskräfte in stationären Einrichtungen (§ 43 b SGB XI) oder sind neben ehrenamtlich Tätigen in der häuslichen Pflege im Rahmen von Angeboten zur Unterstützung im Alltag (§ 45 a SGB XI) tätig. Die Betreuungskräfte-Richtlinie zur Qualifikation und zu den Aufgaben von zusätzlichen Betreuungskräften (📖 [24]) beschreibt deren Aufgabenprofil wie folgt: Betreuungskräfte sollen *„in enger Kooperation und fachlicher Absprache mit den Pflegekräften und den Pflegeteams die Betreuungs- und Lebensqualität von Pflegebedürftigen in stationären Pflegeeinrichtungen verbessern"*.

Für diese Tätigkeit ist kein pflegerischer oder therapeutischer Abschluss erforderlich. Als Qualifikation sind nachzuweisen: ein Orientierungspraktikum in einem Pflegeheim, eine Qualifizierungsmaßnahme, bestehend aus drei Modulen (Basiskurs, Betreuungspraktikum und Aufbaukurs), in einem Umfang von 160 Unterrichtsstunden, ein zweiwöchiges Betreuungspraktikum in einem Pflegeheim sowie regelmäßige Fortbildungen bei bestehendem Arbeitsverhältnis.

6.2.3 Weiterbildung und Studium in der professionellen Pflege

Inzwischen gibt es für Pflegefachpersonen vielfältige Möglichkeiten, sich fachlich weiterzuqualifizieren. In Deutschland werden auf der Basis länderspezifischer Weiterbildungsverordnungen z. B. verschiedene Fachweiterbildungen zur „Pflegefachkraft für psychiatrische Pflege" (zwei Jahre, berufsbegleitend) oder zur „Fachkraft für Gerontopsychiatrie" (ein Jahr, berufsbegleitend) angeboten. Neben der abgeschlossenen Ausbildung zur Pflegefachkraft ist eine einschlägige Berufserfahrung von in der Regel ein bis zwei Jahren Voraussetzung für die Weiterbildungen, die nach erfolgreich abgelegter Prüfung das Führen der o. g. Berufsbezeichnungen erlauben.

Neben diesen Weiterbildungen nach Länderverordnungen gibt es die Möglichkeit, psychiatrische Pflege zu studieren. Die Fachhochschule der Diakonie in Bielefeld bietet beispielsweise seit 2011 den akkreditierten Bachelor-Studiengang „Psychische Gesundheit/Psychiatrische Pflege" an, der im Hauptstudium optional eine spezifisch gerontopsychiatrische Qualifizierung ermöglicht. Neben der abgeschlossenen Ausbildung zur Pflegefachkraft sind dies die Voraussetzungen zur Aufnahme des Studiums:

- Berufserfahrung in einem psychiatrischen Arbeitsfeld sowie
- die Hochschulzugangsberechtigung bzw. eine Hochschulzugangsprüfung für beruflich Qualifizierte.

Aufbauend auf eine bestehende akademische Qualifikation bietet die Universität für Weiterbildung in Krems den Masterstudiengang „Demenzstudien Master of Science (Continuing Education)" an, der die Studierenden interdisziplinär qualifiziert, um Menschen mit Demenz und deren Angehörige bestmöglich zu begleiten und wissenschaftlich fundierte Betreuungskonzepte zu entwickeln. Es werden Kommunikationsmethoden vermittelt und der Erhalt der Lebensqualität steht in diesem Lehrgang im Fokus. Informationen unter: Demenzstudien, MSc (CE) – Universität für Weiterbildung Krems (letzter Zugriff: 29.5.2025).

Weiterhin gibt es an der Universität Witten/Herdecke das Deutsche Zentrum für Neurodegenerative Erkrankungen (DZNE, Deutsches Zentrum für Neurodegenerative Erkrankungen – DZNE - Universität Witten/Herdecke, letzter Zugriff: 2.6.2025). Ein interdisziplinäres Team aus Experten der Pflege- und Gesundheitswissenschaften, Sozialwissenschaften, Gerontologie und Psychologie beschäftigt sich mit verschiedenen Strategien zur Versorgungsqualität von Menschen mit Demenz. Es ist der einzige von insgesamt neun DZNE-Standorten, der sich ausschließlich mit der Verbesserung der Betreuung von Menschen mit Demenz auseinandersetzt.

Mit Wirkung des PflBG gibt es nun deutschlandweit auch die Möglichkeit, Pflege grundständig (primär qualifizierend) an Hochschulen für angewandte Wissenschaften zu studieren. Die bis dato bestehenden dualen Studiengänge laufen somit aus. Die Absolventen erwerben sowohl die Bezeichnung der Pflegefachfrau/des Pflegefachmanns als auch den akademischen Grad B. Sc. Diese Studiengänge sind ein weiterer Schritt in Richtung der vom Deutschen Wissenschaftsrat 2012 geforderten 10–20 % akademisierter Gesundheitsfachberufler und sollen für besonders herausfordernde Tätigkeiten und hochkomplexe Krankheitsbilder in der direkten Patientenversorgung qualifizieren.

6.3 Pflege durch nicht professionell Pflegende

6.3.1 Pflegende Angehörige von Personen mit Demenz

Personen mit Demenz werden überwiegend (ca. 70 %) von nahen Angehörigen zu Hause gepflegt ([1]). Studien belegen, dass zu Beginn bis in die mittleren Krankheitsstadien die Partner die Betreuung und Pflege von Menschen mit Demenz nahezu vollständig übernehmen und es erst im weiteren Krankheitsverlauf zu einer Verlagerung auf die Kinder der Betroffenen kommt. Diese Entwicklung verläuft analog zur Verlagerung des Versorgungsortes von Privathaushalten zu stationären Einrichtungen.

Demenzielle Erkrankungen führen regelmäßig zu krisenhaften Veränderungen in der Paarbeziehung, wobei es zu Rollenveränderungen und Asymmetrie in der Entwicklung der beiden Partner kommt und sich die Paarbeziehung zunehmend zur Pflegebeziehung entwickelt ([14]). Bezogen auf die Belastungen durch die Pflegesituation gibt es Hinweise, dass pflegende Partner – und hierbei Frauen stärker als Männer – in vielen Dimensionen höher belastet sind als pflegende Kinder. Viele Partner sind selbst hochaltrig und haben gesundheitliche Probleme. Die Sorgen, die Pflege des Erkrankten nicht zu Ende führen zu können, einerseits, und der zunehmenden Verschlechterung des Zustands machtlos zusehen zu müssen, andererseits, werden von pflegenden Partnern ebenfalls als belastend erlebt. Auch eine gewisse Funktionalisierung und Bürokratisierung der Paarbeziehung durch das bestehende pflegerische Versorgungssystem spielen hierbei eine Rolle.

Lindernd wirken sich dagegen als befriedigend erlebte soziale Beziehungen aus. Auch die Einschätzung des pflegenden Partners, dass die bisherige Partnerschaft gut war, und die Unterstützung durch professionelle Pflegepersonen, welche die Bedürfnisse des Paares statt der Einzelperson des Erkrankten in den Vordergrund stellen, können sich lindernd auswirken ([33]).

6.3.2 Ehrenamtliche Betreuung von Personen mit Demenz

Inzwischen gibt es vermehrt Angebote zur Schulung von ehrenamtlich Tätigen in der Betreuung von Menschen mit Demenz. Diese Schulungen mit ca. 30–40 Unterrichtsstunden werden z. B. vom Deutschen Roten Kreuz (DRK) oder von kirchlichen Trägern angeboten. Die geschulten ehrenamtlich Tätigen sollen mit ihrem Angebot pflegende Angehörige unterstützen. Sie übernehmen stundenweise die Betreuung demenzerkrankter Personen zu Hause und beschäftigen sich mit den Betroffenen durch Gespräche, gemeinsames Musikhören oder z.B. Spaziergänge. So erhalten die Angehörigen die Möglichkeit, in Ruhe Dinge für sich zu erledigen. Für die Betreuung wird in der Regel ein geringer Kostenbeitrag erhoben, der über die Pflegekasse abgerechnet werden kann. Ehrenamtliche und Angehörige werden vom jeweiligen Träger der Schulung meist auch kontinuierlich begleitet.

Die Pflegekassen sind im Übrigen dazu verpflichtet, auch für pflegende Angehörige entsprechende kostenfreie psychoedukative Bildungsmaßnahmen anzubieten. In diesen sollen die Angehörigen vorwiegend im Verständnis des Krankheitsbilds und im Umgang mit den an Demenz erkrankten Personen geschult werden. Auch Rahmenbedingungen, Angebote und rechtliche Voraussetzungen werden thematisiert.

6.4 Herausforderungen in der professionellen Pflege

„Glück heißt, seine Grenzen kennen – und sie lieben."
R. Rolland ([16])

Zwischen Allmachtsfantasien und Ohnmachtsgefühlen

Die Fähigkeit der professionell Pflegenden, Herausforderungen wahrzunehmen und Grenzen anzuerkennen, ist wichtig, um das eigene Berufsprofil angemessen auszufüllen. Sie hilft Pflegenden, sich abzugrenzen: einerseits von anderen Professionen hinsichtlich einer konstruktiven Zusammenarbeit, andererseits aber auch von unangemessenen Erwartungen seitens Dritter, die überfordern und frustrieren können. Das bedeutet auch, sich begrenzen zu können und andere Professionen, Anschauungen und Blickwinkel anzuerkennen und zu respektieren.

Die professionelle Pflege wird im Berufsalltag durch viele Faktoren begrenzt, die von den Pflegenden selbst häufig nicht oder nur geringfügig beeinflusst werden können. Die konstruktive Auseinandersetzung mit diesen Faktoren führt zur Anerkennung der Realität und stellt insofern das Gegenteil von Resignation dar, als sie etwa in der konkreten Pflegeprozessplanung vor unangemessenen Zielsetzungen und ungeeigneten Interventionen bewahrt und damit erst Erfolge ermöglicht.

MERKE

Wer gegebene Grenzen nicht anerkennt, findet keine konstruktiven Lösungsansätze, sondern schafft sich und anderen in der Konsequenz seines Handelns oftmals zusätzliche Probleme und Konflikte!

Im Folgenden werden herausfordernde Faktoren, aber auch die Möglichkeiten des pflegefachlichen Handelns näher betrachtet.

6.4.1 Gesetzliche Rahmenbedingungen

Das Gesundheits- und Sozialsystem in Deutschland ist gekennzeichnet durch Komplexität, ein extrem spezialisiertes Angebot, Diskontinuität und Episodenhaftigkeit ([25]). Das SGB, in dem die verschiedenen Leistungen sowie die Voraussetzungen für die Geltendmachung von Ansprüchen auf Gesundheits- und Sozialleistungen geregelt sind, umfasst zwölf Gesetzbücher. Die darin enthaltenen Definitionen von Krankheit, Behinderung oder Pflegebedürftigkeit begründen oder verwehren Leistungsansprüche. Die dort festgeschriebenen Regelungen werden im Zuge politischer Entscheidungen laufend angepasst, weiter differenziert und ausgestaltet, was von Leistungsanbietern ein ständiges Schritthalten und Anpassen der Angebote an die aktuell geltenden Regelungen erfordert. Eine lange geforderte, jedoch umfassende Veränderung bedeutet hier die neue Definition des Begriffs der Pflegebedürftigkeit im SGB XI. Mit Inkrafttreten des Zweiten Pflegestärkungsgesetzes (PSG II) im Januar 2017 wurde dieser zusammen mit einem neuen Begutachtungsinstrument zur Feststellung von Pflegebedürftigkeit gesetzlich verankert.

Pflegebedürftigkeitsbegriff nach SGB XI

Pflegebedürftigkeit nach § 14 SGB XI liegt bei Personen vor, die gesundheitlich bedingte kognitive, körperliche oder psychische Beeinträchtigungen der Selbstständigkeit oder von Fähigkeiten aufweisen, aufgrund derer sie Unterstützung durch andere benötigen, oder die gesundheitlich bedingten Belastungen oder Anforderungen nicht selbstständig ausgleichen oder bewältigen können. Die Beeinträchtigung der Selbstständigkeit in sechs festgelegten Bereichen (1. Mobilität, 2. Kognitive und kommunikative Fähigkeiten, 3. Verhaltensweisen und psychische Problemlagen, 4. Selbstversorgung, 5. Bewältigung und selbstständiger Umgang mit krankheits- oder therapiebedingten Anforderungen und Belastungen, 6. Gestaltung des Alltagslebens und sozialer Kontakte) muss außerdem dauerhaft, d. h. voraussichtlich mindestens sechs Monate, bestehen und so ausgeprägt sein, dass sie – ermittelt mit dem neuen Begutachtungsassessment (NBA) – hinsichtlich der Schwere mindestens Grad 1 bis Grad 5 erreicht (📖 [32]).

6.4.2 Beachtung des Berufsprofils

Professionelle Pflege ist eine nichtärztliche Tätigkeit. Folglich besteht die Aufgabe der Pflegenden nicht in der Diagnostik und Therapie von Krankheiten. Die Mitwirkung bei der medizinischen Diagnostik und Therapie besteht vor allem in der gezielten und genauen Krankenbeobachtung, der Kenntnis und Berücksichtigung von erwünschten und unerwünschten Arzneimittelwirkungen, der Durchführung und Dokumentation von ärztlichen Verordnungen im Rahmen der Behandlungspflege und im Bedarfsfall der unverzüglichen Weitergabe von detaillierten Beobachtungen und Informationen an den Arzt in einer sachlichen und exakten Sprache.

Pflegefachkräfte werden andererseits entsprechend ihres Berufsprofils nach Erhalt des Pflegeauftrags eigenständig und eigenverantwortlich tätig: Hierzu gehört die umfassende Einschätzung des psychischen und physischen Befindens, der Fähigkeiten und Beeinträchtigungen hinsichtlich der Alltagsbewältigung sowie der individuellen Umgebungsbedingungen, Wünsche und Bedürfnisse einer Person im Rahmen des Pflegeassessments. Pflegefachkräfte nutzen dabei verschiedene Methoden, wie beispielsweise die Befragung, Verhaltensbeobachtung oder Messung einzelner Parameter, und setzen angezeigte valide Assessmentinstrumente ein. Die aus der Pflegediagnostik resultierenden psychosozialen oder somatischen Interventionen stehen eigenständig neben ärztlich verordneten Maßnahmen der Behandlungspflege. Der Austausch von Informationen sowie das gemeinsame Planen und Abstimmen von Vorgehensweisen und das Entwickeln von Handlungsstrategien stellen die Verbindung im therapeutischen Team her. Die Kenntnis und Einhaltung der professionellen Rolle stellen eine komplexe Anforderung/Herausforderung dar, die sich in der beruflichen Praxis jedoch als ein wesentliches Element für eine gelingende und erfolgreiche Zusammenarbeit mit allen Beteiligten erweist.

6.4.3 Arbeiten im Helfernetzwerk

Ziel der Demenzstrategie ist es, professionelle Netzwerke für Menschen mit Demenz weiter auszubauen und stärker finanziell zu fördern. Damit soll über die vermehrte Unterstützung für Angehörige und Betroffene hinaus auch die Krankheit stärker ins öffentliche Bewusstsein getragen werden.

Im Helfernetzwerk eines Menschen mit Demenz werden im Krankheitsverlauf viele unterschiedlich qualifizierte Helfer mit verschiedensten Angeboten und Aufträgen potenziell tätig. Je nach individueller Situation sind viele von ihnen zeitlich überlappend oder gleichzeitig tätig. Sie arbeiten entweder unmittelbar mit der von Demenz betroffenen Person oder mit deren Angehörigen.

Beispiel für ein Helfernetz

Ein Helfernetz einer Person mit Demenz umfasst verschiedene formelle und informelle Akteure und von der Krankenkasse und der Pflegekasse bewilligte **ambulante** Leistungen nach SGB V und SGB XI. Als Akteure kommen infrage:

SGB-V-Bereich:

- Hausarzt,
- Facharzt für Psychiatrie/Neurologie **oder**
- multiprofessionell erbrachte Komplexleistung durch Fachpersonen der gerontopsychiatrischen

Institutsambulanz einer psychiatrischen Klinik (Facharzt, Sozialarbeiter, Experte für psychiatrische Pflege),
- Ergotherapeut,
- Physiotherapeut,
- Logopäde.

SGB-XI-Bereich:
- Pflegefachkräfte und Pflegeassistenten (ambulanter Pflegedienst),
- hauswirtschaftlich tätige Mitarbeiter (ambulanter Pflegedienst),
- zusätzliche Betreuungskräfte (ambulanter Pflegedienst),
- ehrenamtlich tätige Helfer,
- pflegende Angehörige.

Selbst bei idealtypischen Voraussetzungen und Abläufen, d.h., dass die beteiligten Helferinstitutionen z.B. nach dem Bezugspersonensystem (➤ Kap. 12) arbeiten und auf regelmäßigen gegenseitigen Informationsaustausch und eindeutige Aufgabenzuordnung achten, wird deutlich, dass ein Helfernetz nicht selten aus bis zu zehn verschiedenen Personen bestehen kann. Die Aufgabenbereiche dieser Personen sind z.T. vom Gesetzgeber definiert; sie lassen sich teilweise abgrenzen, überschneiden sich jedoch auch. Schon allein die große Anzahl der Akteure stellt eine Herausforderung dar. Dies gilt sowohl für die betroffene Person mit Demenz als auch für die pflegenden Angehörigen und die Leistungserbringer untereinander. Wegen des hohen Kommunikations- und Abstimmungsbedarfs besteht außerdem ein erhöhtes Risiko für Konflikte und Fehler.

Hinzu kommt, dass die individuellen therapeutischen, pflegerischen, hauswirtschaftlichen und sonstigen Unterstützungsleistungen über verschiedene Wege ärztlich verordnet bzw. bei der Kranken- und Pflegekasse beantragt, genehmigt und organisiert werden müssen. Dies bedeutet eine maximale Anforderung für die pflegenden Angehörigen, die mit der Organisation nicht selten überfordert sind.

Für die Leistungserbringer ist das Arbeiten in einem solchen Helfernetzwerk ebenfalls herausfordernd. Sie benötigen zur erfolgreichen Arbeit eindeutig geregelte Zuständigkeiten und transparente Informationswege und Kommunikation. Auch die Würdigung des jeweils erbrachten Beitrags trägt dazu bei, dass ein gelungenes Miteinander entsteht, von dem die Person mit Demenz und deren Angehörige profitieren können.

Bezogen auf den **stationären Altenhilfebereich** stellt sich die Sachlage ähnlich dar. Auch hier ist oftmals eine Vielzahl unterschiedlich qualifizierter Personen aus verschiedenen Berufsgruppen beteiligt, die von verschiedenen Kostenträgern finanziert werden, um die erforderlichen Unterstützungsleistungen zu erbringen. ➤ Abb. 6.1 zeigt ein potenzielles Helfernetzwerk einer Person mit Demenz, die in einem Pflegeheim lebt und Leistungen aus der Krankenversicherung (SGB V) und der Pflegeversicherung (SGB XI) erhält.

6

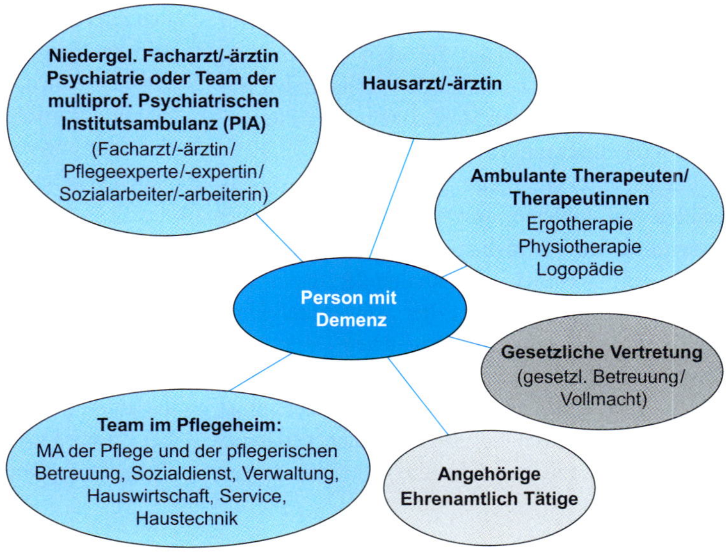

Abb. 6.1 Potenzielles Helfernetzwerk einer Person mit Demenz im Pflegeheim. Informelle Helfer (grau hinterlegt) und formelle Helfer (blau hinterlegt) müssen sich je nach Auftrag/Bedarf abstimmen. [L143]

6.4.4 Balance von Nähe und Distanz

Die beeinträchtigte Alltagskompetenz beim Betroffenen bildet in der Regel die Voraussetzung für das Tätigwerden der professionellen Pflege.

Pflege konfrontiert den Betroffenen ihrem Wesen nach also immer mit Beeinträchtigungen in seinen Alltagsfähigkeiten, was bereits als Kränkung erlebt werden kann. Pflegende kommen dem Betroffenen während ihrer Tätigkeit naturgemäß sehr nah – entweder im Rahmen der somatischen Pflege im körperlichen oder bei der psychiatrischen Pflege im seelisch-emotionalen oder kognitiven Bereich, wenn etwa Wille, Entscheidungsfähigkeit, Stimmung oder Wahrnehmung gestört sind.

Pflegende bewegen sich also häufig in den sehr privaten Bereichen eines Menschen, die eigentlich dem Partner oder den nächsten Angehörigen vorbehalten sind. Dies muss vom Betroffenen zugelassen und ertragen werden. Für die Pflegenden gilt andererseits, sich darüber bewusst zu sein, dass sie sich zwar im intimen Bereich bewegen, sie aber dennoch bei ihrer Berufsrolle bleiben müssen.

In der Pflege von Menschen mit Demenz sind Berührungen ein sehr wichtiges Element. Wichtig ist hierbei zu beachten, dass Berührungen in dieser Interaktion für beide Seiten angenehm, aber auch unangenehm sein können. Es dürfen unter keinen Umständen unangekündigte Berührungen vorgenommen werden, denn diese können starkes Abwehrverhalten bis hin zu aggressiven Verhaltensweisen auslösen.

Allein diese genannten Faktoren können beim Betroffenen bereits zu enormen Widerständen führen und die potenziellen Möglichkeiten der Pflege de facto stark einschränken.

Pflegende müssen ihre Interventionen so auswählen und anbieten, dass sie für den Betroffenen annehmbar und erträglich werden. Dies kann z. B. durch eine bewusst zurückhaltende, dabei aber freundlich-zugewandte Art der Kontaktaufnahme und Beziehungsgestaltung geschehen, welche die unvermeidliche Penetranz der Situation gewissermaßen ausgleicht und den Betroffenen nicht bedrängt. Pflegende, die diskret vorgehen und dabei verlässlich und gelassen auftreten, die um Erlaubnis fragen, bevor sie handeln, und „reagieren", statt voranzustürmen, haben gute Chancen, dass die notwendigen Interventionen von den Betroffenen und deren Angehörigen auch zugelassen werden.

6.4.5 Pflege als Aushandlungsprozess

Schließlich ist es trotz allem möglich, dass der Betroffene oder seine Angehörigen sich nicht kooperativ zeigen oder scheinbar wider besseres Wissen objektiv angezeigte Interventionen, Vorgehensweisen oder Angebote ablehnen.

Hier wird das Akzeptieren der Ablehnung dem Pflegenden vielleicht dadurch erleichtert, dass man sich auf das Wesen eines Angebots besinnt, das nämlich darin besteht, es auch ablehnen zu dürfen. Den Betroffenen zu nötigen oder Zwang auszuüben, verbietet sich selbst dann, wenn Angehörige z. B. ein bestimmtes Pflegeergebnis erwarten oder im Rahmen von Pflegestandards Vorgehensweisen und Pflegeziele festgelegt sind, die Priorität also auf funktional bestimmten Arbeitsabläufen liegt.

Man kann sicher sein, dass es immer gute Gründe für den Betroffenen gibt, sich nicht einzulassen bzw. Angebote abzulehnen. Häufig eröffnen sich gerade dadurch neue Möglichkeiten, dass Pflegefachpersonen ihre professionelle Sicht der Dinge darlegen und die Notwendigkeit einer Maßnahme erläutern und begründen, sie jedoch auch deutlich Respekt und Verständnis für die Entscheidung des Betroffenen zeigen. Pflegefachpersonen müssen sich bewusst sein und dies auch selbstbewusst vertreten, dass Pflege vor allem Beziehungsarbeit ist, die einen Aushandlungsprozess mit dem Betroffenen erfordert, dem Vorrang vor funktional bestimmten Arbeitsabläufen gegeben werden muss.

6.4.6 Progredienz im Krankheitsverlauf

Demenzerkrankungen sind i. d. R. nicht heilbar und verlaufen in den meisten Fällen progredient, d. h., der Zustand verschlechtert sich selbst bei optimaler Pflege im Zeitverlauf.

Die Pflege von Personen mit Demenz wirkt immer in einem Gesamtgeschehen, das nicht Heilung im klassischen Sinne, sondern vielmehr Bewältigung der Erkrankung und ihrer Folgen und relatives Wohlbefinden bei weiter bestehender Erkrankung als Ziele hat.

Von „gesund pflegen" im üblichen Sinne kann also nicht die Rede sein. Vielmehr stellt die Pflege von Personen mit Demenz eine Begleitung der Betroffenen auf deren Weg dar, der mit zunehmenden Verlusten einhergeht und schließlich zum Tod führt.

Nicht nur von dem Betroffenen selbst, sondern auch von seinen Angehörigen und nicht zuletzt von den Pflegenden kann dieser Krankheitsverlauf als so bedrohlich und schockierend erlebt werden, dass es zur Verleugnung der Erkrankung oder ihrer unvermeidlichen Symptome kommt. Wenn eine bewusste Auseinandersetzung mit der Erkrankung unterbleibt, das Loslassen vom Ziel der Heilung des Betroffenen im körperlichen Sinne nicht gelingt und eine „Aussöhnung" mit dem Schicksal ausbleibt, besteht die Gefahr, dass verzweifelt nach dem „Stein der Weisen", sprich der heilenden Arznei, Therapie oder Pflegetechnik, gesucht wird und eine Entwicklung hin zur Annahme und Bewältigung nicht in Gang kommt.

Pflegende werden hier unvermeidlich mit der eigenen Haltung gegenüber zunehmenden Beeinträchtigungen und Verlusten, mit Abhängigkeit und dem Tod konfrontiert.

Sie nehmen eine Schlüsselrolle im Umgang mit den Betroffenen und deren Angehörigen ein, weil diese sich unbewusst häufig emotional an der Haltung der Pflegenden orientieren und bei ihnen Rat und Unterstützung suchen oder ihr Tun mit Ängsten und Zweifeln skeptisch beobachten und kritisieren.

Pflegende, welche die Kompetenzverluste des Betroffenen nicht als eigenes Versagen erleben, sondern aushalten können, die flexibel reagieren und kreativ mit Begrenzungen umgehen, die „loslassen" können, ohne „davonzulaufen", die schmerzhafte Abschiedsphasen nicht verleugnen, sondern „präsent" bleiben als Person in der zwischenmenschlichen Beziehung, wirken „heilsam" für den Betroffenen und sind hilfreich und unterstützend für die Angehörigen.

Übergeordnete **Ziele in der Pflege** von Personen mit Demenz sind die Bewahrung und Förderung des Personseins sowie die Wiederherstellung von relativem physischem und psychischem Wohlbefinden und größtmöglicher Sicherheit bei weitestgehender Selbstbestimmung der betroffenen Person. Die Interventionen passen sich dem Verlauf der Erkrankung an und werden allmählich umfassender, um die zunehmenden Beeinträchtigungen der Alltagskompetenzen möglichst diskret auszugleichen.

Die Pflege wirkt dabei im Rahmen ihrer Möglichkeiten und insofern aktivierend, als sie den Betroffenen mit seiner Erkrankung und damit einhergehenden Einschränkungen als Person mit individuellen Wünschen, Bedürfnissen und eigenen Zielen wahrnimmt, anerkennt und unterstützt.

Als Konsequenz haben diejenigen Pflegeinterventionen Priorität, die das Selbstwertgefühl und die Selbstachtung des Betroffenen stärken und sich auf diese Weise anregend und motivierend auswirken. Dies muss mitunter auch gegenüber skeptischen oder andersdenkenden Angehörigen, gesetzlichen Vertretern oder Fachpersonen kompetent kommuniziert und sachlich-fachlich begründet vertreten werden.

In der Praxis stellt dies eine (hoch-)komplexe, verantwortungsvolle Aufgabe dar, die ein breit gefächertes fachliches Wissen und Können, Erfahrung sowie kommunikative und psychosoziale Kompetenzen erfordert.

6.5 Selbstsorge Pflegender

„Indem man sich mit sich selbst befasst, befähigt man sich dazu, sich mit anderen zu befassen."

Foucault, 1993 (📖 [4])

Die Beachtung der eigenen Grenzen und die Wertschätzung und Berücksichtigung der eigenen Person sind wichtige Voraussetzungen, um als Pflegende(r) gesund zu bleiben. Dies trifft sowohl auf professionell Pflegende als auch auf pflegende Angehörige zu. Dieses Kapitel thematisiert die Selbstsorge Pflegender als Grundlage zur physischen und psychischen Gesunderhaltung.

6.5.1 Stress, Selbstwirksamkeit und Belastungserleben

Definition Stress

Stress ist eine Aktivierungsreaktion des gesamten Organismus auf Stressoren, d. h. auf alles, was individuell als Anforderung, Bedrohung oder Schaden erlebt oder bewertet wird (📖 [34]). Grundsätzlich wird das Individuum durch diese sowohl auf der physischen als auch auf der psychischen Ebene ablaufende Reaktion in die Lage versetzt, außergewöhnliche Anforderungen zu bewältigen. Das subjektive Belastungserleben eines Individuums selbst wird ebenfalls als Stress bezeichnet. Für das Belastungserleben entscheidend ist jeweils die subjektive Bewertung der objektiven Situation (📖 [17]). Hierbei spielt vor allem die Selbstwirksamkeitserwartung, also die eigene Einschätzung oder Erwartung, eine Anforderung bewältigen zu können oder nicht, eine entscheidende Rolle. Sobald ein Individuum zur Einschätzung gelangt, mit einer Anforderung überfordert zu sein, entsteht Stress

Warnsignale für Stress

Es gibt vielfältige Anzeichen, die auf eine drohende oder bereits bestehende Überforderung hinweisen. Sie betreffen den Körper, die Gefühle, die geistige Verfassung und das Verhalten:

- **Körperliche Warnsignale:**
  - Schlafstörungen
  - Atembeschwerden
  - Schwindelgefühl
  - Chronische Müdigkeit
  - Herzklopfen/Engegefühl in der Brust
  - Schluckbeschwerden
  - Kopf-, Rücken- und/oder Magenbeschwerden
  - Appetitlosigkeit
- **Emotionale Warnsignale:**
  - Gereiztheit
  - Angstgefühle
  - Nervosität
  - Lustlosigkeit
  - Unzufriedenheit
  - Teilnahmslosigkeit
- **Kognitive Warnsignale:**
  - Kreisende Gedanken, Grübeln
  - Konzentrationsstörungen
  - Häufige Fehler
  - Leistungsverlust
  - Tagträume/Alpträume
- **Warnsignale im Verhalten:**
  - Gereiztheit gegenüber anderen
  - Andere unterbrechen, nicht zuhören
  - Unregelmäßig essen
  - Vermehrter Alkohol- oder Medikamentenkonsum zur Entspannung
  - Vermehrtes Rauchen
  - Rückgang von Sozialkontakten
  - Zähneknirschen

Beispiele für stressförderndes Denken

- Ich muss es alleine schaffen.
- Ich muss mich mehr anstrengen.
- Was sollen die anderen von mir denken?
- Fehler gibt es bei mir nicht.
- Nein-Sagen ist unhöflich.
- Ohne mich geht es nicht.
- Ich bin nachher wieder schuld.
- Das muss jetzt einfach gehen.
- Wer A sagt, muss auch B sagen.
- Bevor ich das jemandem erklärt habe, mache ich es lieber selbst.

6.5.2 Maximen zur Psychohygiene für professionell Pflegende

Der Begriff Psychohygiene bezeichnet in diesem Kontext die Möglichkeit des entlastenden Austauschs im Kollegenkreis. Beispiele hierfür sind u. a. ein normales Gespräch unter Kollegen, die kollegiale Beratung, Leitungsgespräche, Supervision, Fallbesprechungen oder Mediation etc. Inhalte können Problemstellungen und Schwierigkeiten oder Erfolge und gute Erfahrungen im Arbeitsalltag sein. Durch entsprechende Angebote wird eine gezielte Unterstützung in der Besprechung, Ver- und Bearbeitung dieser Themengebiete ermöglicht. Sinnvoll ist es, je nach Setting auch interdisziplinäre Besprechungen mit anderen Berufsgruppen anzubieten.

Grundlagen für eine wirksame Psychohygiene sind:

- Ich gehe achtsam mit mir selbst um (Körper/Geist/Seele).
- Ich kenne und beachte mein Berufsprofil und die zugehörigen Tätigkeiten und schätze meinen Beruf.
- Ich arbeite sorgfältig und muss mein professionelles Tun deswegen nicht ohne besonderen Anlass rechtfertigen.
- Ich übernehme und trage die Verantwortung für mein professionelles Tun.
- Ich verzichte auf Schuldzuweisungen (auch mir selbst gegenüber).
- Ich registriere, beachte und kenne die gegebenen Grenzen der aktuellen Situation an.
- Ich übernehme keine unlösbaren Aufträge, sondern informiere die Auftraggebenden sachlich über die mir bzw. meiner Profession zur Verfügung stehenden Möglichkeiten und Grenzen.
- Ich verhalte mich konstruktiv, zugewandt, freundlich und trete selbstbewusst auf.
- Ich erweise meinem Gegenüber Respekt und verlange diesen auch für mich selbst.
- Ich bedränge, nötige und zwinge niemanden, etwas gegen seinen Willen zu tun oder zu lassen (Ausnahme: akute, erhebliche Gefahr für Leib und Leben, Notwehr/Nothilfe).

6.5.3 Modellprojekt DemOS

Das vom Bundesministerium für Arbeit und Soziales (BMAS) geförderte und von der Demenz Support Stuttgart gGmbH durchgeführte Modellprojekt DemOS (Demenz|Organisation|Selbstpflege) ist ein Interventionskonzept, das in stationären Altenhilfeeinrichtungen auf Lern- und Prozessbegleitung mit dem Fokus Demenz ausgerichtet ist. Es soll zur nachhaltigen Umsetzung betrieblicher Maßnahmen bei der Förderung und Erhaltung der Gesundheit der Pflegenden motivieren.

In einer Medienmappe mit Kurzfilmen, Broschüren und Praxishilfen (📖 [12]) werden praxisorientierte Handlungsanleitungen mit konkreten Tipps beispielsweise zur Thematisierung und zum Umgang mit den häufig tabuisierten Erfahrungen von Gewalt, Scham und Ekel vorgestellt, mit denen Pflegende im Berufsalltag regelmäßig konfrontiert werden und die sie oftmals als stark belastend erleben, aber auch Vorschläge und Beispiele zur guten Praxis in der Altenpflege. Neben den Pflegenden selbst sollen vor allem die Leitungskräfte für Handlungsbedarfe zur Gesundheitsförderung sensibilisiert werden.

Das Modellprojekt möchte damit einerseits zu einer Kultur des Austauschs und der Verständigung innerhalb multiprofessioneller Teams in der Altenarbeit beitragen und andererseits dazu ermutigen, eigene Grenzen wahrzunehmen und zu beachten. Beide Strategien können sich entlastend auswirken und damit zur Gesunderhaltung der Pflegenden beitragen.

Kontakt und Informationen

Demenz Support Stuttgart gGmbH, Marco-Polo-Zentrum, Zeppelinstr. 41, 73760 Ostfildern, www.demenz-support.de (letzter Zugriff: 29.5.2025) und www.modellprojekt-demos.de (letzter Zugriff: 29.5.2025).

Initiative Neue Qualität der Arbeit, c/o Bundesanstalt für Arbeitsschutz und Arbeitsmedizin, Nöldnerstraße 40–42, 10317 Berlin, https://inqa.de (letzter Zugriff: 29.5.2025).

6.6 Personenzentrierte Pflege nach Kitwood

„Personsein ist ein Stand oder Status, der Menschen von anderen Menschen verliehen wird im Kontext von Beziehungen und sozialer Existenz. Er impliziert Anerkennung, Respekt und Vertrauen. Das Verleihen dieses Status oder seine Verweigerung zeitigen empirisch überprüfbare Auswirkungen."

T. Kitwood (📖 [21])

Nach Kitwood (2000) hängt das individuelle Wohlbefinden eines Menschen in erheblichem Maße davon ab, ob das elementare Bedürfnis nach „Personsein" von den Mitmenschen erfüllt wird. Doch während gesunde Menschen gezielt „nährende" Kontakte zu anderen herstellen können, sind Menschen mit Demenz dazu im Krankheitsverlauf immer weniger in der Lage. Das Ziel der personzentrierten Pflege besteht deshalb darin, in den Kontakten mit

Menschen mit Demenz deren Bedürfnis nach „Personsein“ zu befriedigen.

Dies wird erreicht durch die Überwindung einer tradierten, die Person untergrabenden Haltung, die Kitwood „maligne, bösartige Sozialpsychologie“ nennt und die sich in entpersonalisierenden Verhaltensweisen, den „personalen Detraktionen“, gegenüber Menschen mit Demenz ausdrückt.

Auf der Basis einer wertschätzenden, reflektierten Grundhaltung werden von Kitwood formulierte positive Interaktionsformen, sog. personale Aufwerter (PA), eingesetzt, welche die wichtigsten psychischen Bedürfnisse von Menschen mit Demenz nach Trost, primärer Bindung, Einbeziehung, Beschäftigung und Identität (➤ Abb. 6.2) – zusammengefasst ausgedrückt: nach Liebe, im Sinne von großzügiger, bedingungsloser Annahme – befriedigen.

Tom Kitwood (1937–1998)

Der englische Sozialpsychologe Kitwood (📖 [21]) erkannte und formulierte in zahlreichen Buchveröffentlichungen den wirkmächtigen Zusammenhang zwischen der Bedeutung der Haltung (Sozialpsychologie), die Menschen einem Menschen mit Demenz gegenüber einnehmen, und dessen Wohlbefinden und deren Auswirkung auf den Krankheitsverlauf. Er entwickelte das Dementia Care Mapping (DCM, ➤ Kap. 8.4.2).

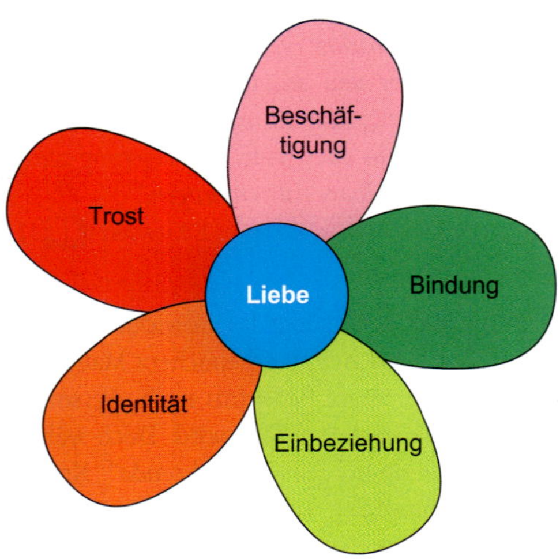

Abb. 6.2 Die wichtigsten Bedürfnisse von Menschen mit Demenz nach Kitwood. [L143]

6.6.1 Personales Wohlbefinden

Die Grundlage von personalem Wohlbefinden der Menschen besteht nach Kitwood in vier wesentlichen Gefühlszuständen, nämlich in

1. dem Gefühl, etwas wert und für andere Menschen wichtig zu sein,
2. dem Gefühl, etwas tun und bewirken zu können, Kontrolle zu haben,
3. dem Gefühl, mit anderen Menschen in Kontakt treten zu können und etwas einbringen/geben zu können, und
4. dem Gefühl des Vertrauens in das Leben und dem Sicherheitsgefühl eines Menschen.

In diesen Gefühlen drückt sich das elementare Bedürfnis des Menschen nach „Personsein“ aus. Wer diese Gefühle erlebt, kann sich als Person erfahren. Das Wohlbefinden eines Menschen hängt in erheblichem Maß davon ab, ob dieses Bedürfnis von den Mitmenschen erfüllt wird. Menschen mit Demenz sind nicht in der Lage, gezielt Kontakte mit anderen herbeizuführen und so zu gestalten, dass diese das Gefühl des eigenen „Personseins“ stärken.

6.6.2 Maligne Sozialpsychologie/Erscheinungsformen

Mit diesem Begriff bezeichnet Kitwood die entpersonalisierende, die Person untergrabende Haltung von anderen Menschen gegenüber Personen mit Demenz, die sich auf unterschiedliche Art und Weise im Verhalten äußert.

Er betont jedoch, dass der Begriff „maligne“ keineswegs bewusst böswilliges Verhalten seitens der Betreuenden/Pflegenden impliziert, sondern betrachtet die Malignität als Teil des kulturellen Erbes im Sinne einer ererbten Pflegetradition, die Menschen mit Demenz stigmatisiert, ausgrenzt und ihres „sozialen Selbst“ beraubt.

Kitwood beschreibt siebzehn entpersonalisierende Verhaltensweisen, sog. „personale Detraktionen“ (PDC), die in der Beobachtungsmethode des Dementia Care Mapping (➤ Kap. 8.4.2) operationalisiert sind.

Beispiele für personale Detraktionen (PDC)

- **Betrügen:** Die Person mit Demenz wird mittels Täuschungsstrategien/Lügen abgelenkt, manipuliert, zum Mitwirken gezwungen.
- **Entmächtigen:** Der Person mit Demenz wird nicht erlaubt, vorhandene Fähigkeiten zu nutzen, bzw. kompensatorische Hilfe zur Vollendung eines Handlungsversuchs wird versagt.
- **Infantilisieren:** Die Person mit Demenz wird überfürsorglich autoritär behandelt.
- **Einschüchtern:** Die Person mit Demenz wird durch Drohungen/körperliche Gewalt unter Druck gesetzt.
- **Stigmatisieren:** Die Person mit Demenz wird behandelt, als sei sie ein verseuchtes Objekt/ein Ausgestoßener.
- **Überholen:** Die Person mit Demenz erhält Informationen bzw. wird mit Alternativen konfrontiert in einem Tempo, das für die Person zu schnell ist, um sie zu verstehen bzw. angemessen zu reagieren.
- **Ignorieren:** Die Person mit Demenz wird nicht beachtet, so als sei sie nicht anwesend.
- **Unterbrechen:** Die Person mit Demenz wird in ihrem Handeln plötzlich und in roher Weise unterbrochen.
- **Invalidieren:** Die subjektive Wahrheit bzw. das individuelle Erleben der Person mit Demenz wird nicht anerkannt und nicht berücksichtigt.
- **Zwingen:** Die Person mit Demenz wird gegen ihren Willen dazu gezwungen, etwas zu tun oder zu unterlassen.

6.6.3 Personzentrierte Pflege

Essenzielle positive Interaktionsformen (PA) nach Kitwood werden ausführlich in ➤ Kap. 8.3.10 beschrieben. Pflegende wenden sie im Kontakt mit der Person mit Demenz an und drücken die personzentrierte Grundhaltung der Pflegeperson in der therapeutischen Beziehungsgestaltung zur Person mit Demenz in allen Alltagssituationen aus: *Anerkennen, Verhandeln, Zusammenarbeiten, Spielen, Timalation, Feiern, Entspannen, Validieren, Halten, Erleichtern, Schöpferischsein, Geben.*

6.7 Psychobiografisches Pflegemodell nach Böhm

„Bevor der Körper mobilisiert wird, muss erst die Seele bewegt werden.“

E. Böhm ([6])

Das psychobiografische Modell ist **kein** klassisches Pflegemodell, da es nicht auf Erkenntnissen beruht, die aus wissenschaftlich anerkannten und nachweisbaren Forschungsmethoden gewonnen wurden, sondern auf jahrzehntelang aufgebautem Erfahrungswissen des Begründers. Es hat sich also aus der Praxis heraus entwickelt. Böhm betont, dass sein Modell sich auch weiter verändert, entwickelt und dynamisch verhält wie die Umstände und die Zeit, in welche die Menschen hineingeboren werden und denen sie sich anpassen.

Das Modell richtet seinen Fokus speziell auf die Pflege der erkrankten Seele eines Menschen (Seelenpflege). Gefordert wird, die herausfordernden Verhaltensweisen von Personen mit Demenz zunächst verstehen zu lernen und das erworbene Verständnis in die direkte Pflege individuell einzuarbeiten.

Es stellt den Erhalt bzw. die Förderung von sozialen Kompetenzen, Autonomie, Selbstwertgefühl und Eigenständigkeit in den Mittelpunkt der pflegerischen Arbeit und zielt auf das „Aufleben“ und die Reaktivierung der Seele alter Menschen (Altersseele), um Lebenslust wiederzugewinnen.

In dem Modell werden die (herausfordernden) Verhaltensweisen der Betroffenen nicht aus Sicht der Krankheitsbilder, sondern auf der Basis biografischer Phänomene gedeutet (Prägungsphase/Auswirkung auf die individuelle Thymopsyche des Menschen, ➤ Kap. 6.7.1).

Böhm geht davon aus, dass alle Erfahrungen und Erlebnisse, die für einen Menschen in den ersten zwei bis drei Lebensjahrzehnten bedeutungsvoll waren, diesen geprägt haben und sein Verhalten und seine Gefühlswelt (Thymopsyche) mit zunehmendem Alter und in Belastungssituationen wieder stärker beeinflussen.

Böhm unterscheidet bei der Erhebung der Lebensgeschichte zwischen drei Arten der Biografie:

- Historische Biografie (Zeit und Umstände)
- Regionale Biografie (regionale Faktoren und Besonderheiten)

6

- Individuelle Biografie (wesentliche Aspekte der Lebensgeschichte)

> **Erwin Böhm (Jg. 1940)**
>
> Der österreichische Krankenpfleger und Pflegeforscher war mehrere Jahrzehnte in der Psychogeriatrie (entspricht in Deutschland der Gerontopsychiatrie) tätig. Er begründete das psychobiografische Pflegemodell. Sein bekanntestes Buch „Verwirrt nicht die Verwirrten" erschien 1988. www.enpp-boehm.com (letzter Zugriff: 29.5.2025)

6.7.1 Thymopsychische Biografie

Böhm definiert die Pflege von Personen mit fortgeschrittener Demenz als **reaktivierende Pflege** bei der die Pflegenden zunächst eine sog. **thymopsychische Biografie** erheben. In dieser werden die prägenden Faktoren im Leben des Betroffenen benannt und aufgezeichnet, was vor allem ein Daheimgefühl bei den Menschen erzeugt und normal für sie ist (Normalitätsprinzip). Zentral für diese Erhebung ist u. a. die Prägungszeit einer Person.

Zeitgeist, persönliche Erinnerungen, Anekdoten, persönliche Redewendungen, Dialekt, individuelle Lebenssicht, persönliches Normalitätsprinzip (gewohntes Geschehen/vertraute Abläufe bzgl. Wohnort, Beruf, Gesellschaftsschicht usw.) und das persönliche Problembewältigungsverhalten des Betroffenen sind Faktoren, die bedeutungsvoll sind und in der thymopsychischen Biografie eruiert werden. Durch die Kenntnis und Interpretation der individuellen thymopsychischen Biografie können die Pflegenden dem Betroffenen anregende Impulse geben, indem sie an vertraute Abläufe und gewohnte Handlungen gezielt wieder anknüpfen.

Zusammengefasst benennt Böhm drei Pfeiler für die Erhebung der thymopsychischen Biografie:

- Storys
- Folkloremuster
- Copings

6.7.2 Reaktivierende Pflege

Böhm geht von der Notwendigkeit der Reaktivierung der „Altersseele" vor jeder weiteren körperlichen Mobilisation und Aktivierung aus.
Demenzielle Prozesse sind durch eine fortschreitende Veränderung des Krankheitsgrads gekennzeichnet. Nach Böhm muss dem Betroffenen zum einen durch spezifische, individuell ausgerichtete Pflegeimpulse ein Motiv (wieder-)gegeben werden, das ihn zum Handeln bringt. Zum anderen muss dementsprechend die Zugangsweise in der Kommunikation mit dem Betroffenen dieser Dynamik angepasst werden, um den Kontakt und die Verständigung zu ihm nicht zu verlieren und eine Reaktivierung seiner Seele zu erreichen. Es geht um die Wiederbelebung der Altersseele.

Er unterscheidet in seinem Modell sieben Interaktions- oder Erreichbarkeitsstufen, in denen ein Mensch mit Demenz sich befinden kann, und die den Stadien der **Global Deterioration Scale (GDS)** (➤ Kap. 4.2.7) gegenübergestellt werden.

6.7.3 Interaktionsstufen

Erreichbarkeitsstufe 1: Sozialisation – GDS: kein kognitiver Abbau

Diese entspricht der Erwachsenen-Stufe. In dieser Stufe befinden sich Betroffene, die noch kognitiv ausgerichtete Gespräche führen können.

Sozialisation ist ein lebenslanges Lernen von Normen und Verhaltensweisen, um sich in eine Gesellschaft einfügen zu können. Dieses Lernen wird in der Kindheit zunächst durch die Eltern, die übrige Familie und die unmittelbare Umgebung bestimmt. Später sind Kindergarten, Schule, Freunde prägend, und schließlich wird die berufliche Sozialisation wichtig.

Für die Verständigung mit dem Betroffenen ist die Kenntnis der von ihm internalisierten individuellen Normen und Verhaltensweisen, die auch von regionalen und „zeitgeistigen" Faktoren bestimmt wurden, von Bedeutung.

Erreichbarkeitsstufe 2: Mutterwitz – GDS: sehr leichter kognitiver Abbau

Diese entspricht dem Jugendalter. Mit dem Begriff „Mutterwitz" ist das offene, direkte Reden gemeint, bei dem „kein Blatt vor den Mund genommen wird". Laut Böhm ist bei den Betroffenen auf dieser Stufe mit humorvollen Redewendungen oder durch das Sprechen im vertrauten, regionalen Dialekt häufig ein guter Kontakt herzustellen.

Erreichbarkeitsstufe 3: Seelische, soziale Grundbedürfnisse – GDS: leichter kognitiver Abbau

In dieser Stufe befindet sich der Betroffene im Alltag bereits häufiger in für ihn irritierenden Situationen, die an seinem Selbstwertgefühl kratzen und ihn ängstigen oder bedrücken können. Die reaktivierende Pflege setzt hier ein und zielt auf die Befriedigung von vor allem seelischen und sozialen Grundbedürfnissen wie akzeptiert werden, erfolgreich sein, dazugehören, Beachtung erfahren. Geistige oder körperliche Überforderungen durch die Pflegenden begünstigen Regression bzw. Abbau.

Erreichbarkeitsstufe 4: Prägungen – GDS: mäßiger kognitiver Abbau

Die Stufe 4 der GDS beschreibt Einbußen bei der Durchführung komplexer Aufgaben wie z. B. die eigenständige Regelung finanzieller Angelegenheiten, aber auch das Kochen von Mahlzeiten oder den selbstständigen Einkauf.

Ein Betroffener auf der Stufe der Prägungen zeigt vor allem die fest verankerten, in der Kindheit erlernten Rituale und Eigenarten, die durch Wiederholungen gekennzeichnet sind und ihm in erster Linie ein Gefühl von Sicherheit vermitteln, da die Umgebung aufgrund von Gedächtniseinbußen und Konzentrationsschwächen in diesem Stadium zunehmend als unverständlich und beängstigend erlebt wird.

Erreichbarkeitsstufe 5: Höhere Antriebe – GDS: mäßig schwerer kognitiver Abbau

Der Betroffene kann in dieser GDS-Stufe häufig nicht mehr eigenständig angemessene Kleidung auswählen; die Körperpflege wird nachlässiger, weil sie immer öfter vergessen wird. Die Fähigkeit, zu planen und vorausschauend zu denken, ist deutlich beeinträchtigt. Er erlebt immer häufiger sein Versagen und die Irritation der Menschen in seiner Umgebung.

In dieser Erreichbarkeitsstufe sind nach Böhm die Wünsche, Träume, physische und psychische Grundbedürfnisse (Hunger, Durst, Sexualität, Schlaf, Rang, Macht) des Betroffenen maßgeblich für sein Interesse und Verhalten. Die Zugangsweise der Pflegenden soll sich nach diesem Fokus ausrichten, und die Gespräche sollen sich dementsprechend mit einfachen Worten auf diese Themen beziehen und nicht mehr an die Rationalität appellieren.

Erreichbarkeitsstufe 6: Intuition – GDS: schwerer kognitiver Abbau

Diese GDS-Stufe beschreibt schwere Defizite in der Kognition. Der Betroffene weiß nichts mehr von aktuellen Ereignissen, kann sich an Absprachen nicht erinnern, sich nicht mehr eigenständig baden und an- und auskleiden. Es kommt zur Inkontinenz.

Der Betroffene nimmt am Geschehen in seiner Umgebung zunehmend intuitiv teil und reagiert gefühlsmäßig auf sie. Poetisches Denken, religiös gefärbte und magische Motive aus der frühen Kindheit können die Wahrnehmung und die Gefühle stark beeinflussen. Dies muss in der Kommunikation von den Pflegenden berücksichtigt werden. Pflegende sollen Symbole und Rituale im Kontakt mit den Betroffenen verwenden (z. B. Hausaltar, Rosenkranz, Gebete und Gesänge, Glücksbringer). Kontakt und Verständigung sind über die Emotion möglich.

Erreichbarkeitsstufe 7: Urkommunikation – GDS: sehr schwerer kognitiver Abbau

In diesem GDS-Stadium befindet sich der Betroffene nach Böhm auf einer Interaktionsstufe im Säuglingsalter. Verbale Fähigkeiten zur Kommunikation sind nun verloren. Schwere körperliche Beeinträchtigungen treten auf. Die Fähigkeit, zu gehen und später auch zu sitzen, die Orientierung des eigenen Körpers im Raum (Tiefensensibilität) und die Fähigkeit, den Körper aus eigener Kraft aufrechtzuhalten, gehen schließlich verloren.

Der Kontakt zum Betroffenen erfolgt ausschließlich nonverbal über die Stimme und Geräusche, über Gerüche, Mimik und Gestik und über Berührungen, die den Betroffenen anregen, beruhigen und ihm deutlich machen, dass er nicht allein ist.

Böhm betont die Wichtigkeit des gezielten und verlässlichen Einsatzes der nonverbalen Kommunikation, vor allem des Körperkontaktes der Pflegenden zum Betroffenen, als notwendige, eigenständige Pflegeintervention.

Die Erreichbarkeitsstufen sollen den Pflegenden (und anderen) als Leitlinie für die Zugangsweise und Interaktion dienen. Sie sind entsprechend flexibel zu handhaben und schließen z. B. körperliche Ursachen für auffälliges Verhalten von Personen mit Demenz nicht aus. Sie können sich überschneiden und sind ausdrücklich nicht kategorisch zu sehen.

Gelingt der Zugang, die Verständigung zum Betroffenen in der zunächst gewählten Erreichbarkeitsstufe nicht, so versucht man, über die nächste Stufe mit dem Betroffenen zu kommunizieren.

Böhm stellt in seinem psychobiografischen Pflegemodell das individuelle Erleben der Betroffenen vor dem Hintergrund der eigenen Biografie in den Mittelpunkt. Er fordert, dass die Pflegenden sensibel beobachten, mögliche Zusammenhänge erkennen und biografisch orientiert auf die Person mit Demenz „reagieren", statt schematisch nach starren Standards auf ein vorformuliertes Ergebnis gerichtet zu handeln.

Die Pflege verwirrter alter Menschen ist somit ein anspruchsvolles Geschehen, das auch die Pflegenden belebt und deren Kreativität und Selbstverständnis fördert.

6.8 „Drei-Welten-Konzept" nach Held

Beim „Drei-Welten-Konzept" (📖 [18]) handelt es sich um ein spezielles, dreistufiges Betreuungskonzept für Menschen mit Demenz, die im Heim leben. Die sich im Krankheitsverlauf verändernde Art und Weise von demenzerkrankten Menschen, ihre Umwelt zu erleben, wurde von Christoph Held unter dem Begriff der „drei Welten" beschrieben.

Christoph Held (Jg. 1951)

Der Schweizer Gerontopsychiater und Heimarzt entwickelte das „Drei-Welten-Konzept".

Das Konzept ordnet das jeweils dominante Erleben der Betroffenen den Alzheimer-typischen Verlaufsstadien zu.

Konsequent am Erleben des Betroffenen ausgerichtet, ist es ein personenzentriertes Konzept, das den segregativen Ansatz, also möglichst homogene Bewohnergruppen, favorisiert. Es beschreibt die drei verschiedenen dominanten Erlebniswelten der Betroffenen, nämlich

1. die Welt der kognitiven Erfolglosigkeit,
2. die Welt der kognitiven Ziellosigkeit und
3. die Welt der kognitiven Schutzlosigkeit,

jeweils spezielle Formen der Milieugestaltung, Beziehungsgestaltung, der Anregung und Entspannung.

Im „Drei-Welten-Konzept" wird der Verlauf der Demenz vom Alzheimer-Typ reflektiert und berücksichtigt. Die damit einhergehende Abnahme der Kompetenzen beim Betroffenen wird bewusst zugelassen, ohne jedoch resignativ die Anregung und Förderung bzw. den Erhalt der beim Betroffenen noch vorhandenen Restfähigkeiten aus den Augen zu verlieren.

Bei Eintritt des Betroffenen von einer Erlebenswelt in die im Rahmen des Fortschreitens der Erkrankung nächstfolgende Erlebenswelt ist ein Umzug innerhalb des Hauses in eine andere, speziell auf seine aktuell in den Vordergrund getretenen Bedürfnisse ausgerichtete Wohngruppe vorgesehen.

Dies stellt kein „Versagensereignis" dar, sondern ist lediglich Ausdruck eines den Krankheitsverlauf annehmenden, flexiblen Begleitungsgeschehens mit dem Ziel, den Betroffenen weiterhin angemessen zu betreuen, ihn vor im bisherigen Setting drohenden Überforderungen zu schützen und seine Lebensqualität zu bewahren.

Im Folgenden werden die verschiedenen Erlebniswelten, die der Mensch mit Alzheimer-Krankheit typischerweise durchläuft, kurz charakterisiert.

6.8.1 Welt der kognitiven Erfolglosigkeit

Menschen mit leichter Demenz sind in ihrer Merkfähigkeit eingeschränkt und haben Wortfindungsstörungen. Auch sind Aufmerksamkeit und Konzentration häufig gestört. Es fällt ihnen schwer, sich an Absprachen oder Termine zu erinnern und Gesprächsinhalten aufmerksam zu folgen.

Unterhaltungen zu führen, die sich auf aktuelle Ereignisse beziehen und/oder an denen mehrere Personen beteiligt sind, erfordert jedoch, dass man die eigene Aufmerksamkeit teilen, die Situation angemessen einschätzen sowie schnell und angemessen reagieren kann.

Die Betroffenen nehmen ihre Beeinträchtigungen noch deutlich wahr und versuchen, sie zu kaschieren. Es fällt ihnen jedoch immer schwerer, unauffällig zu bleiben, da sich die Fehlleistungen häufen, nach Worten gesucht wird, der Gesprächsfaden verloren geht, an Inhalte nicht angeknüpft werden kann oder diese schlicht nicht verstanden werden.

Sie geraten im Kontakt mit anderen Menschen immer stärker unter Druck und befinden sich schließlich in permanenter Anspannung, da es ihnen trotz aller Bemühungen immer seltener gelingt, die Fassade von selbstverständlicher Kompetenz aufrechtzuerhalten.

Jeder Kontakt birgt die Gefahr der Bloßstellung, und die Betroffenen reagieren mit Verunsicherung, Angst, Wut, Gereiztheit oder Trauer auf ihre Beeinträchtigungen.

Häufig „verstummen" die Betroffenen oder ziehen sich so weit wie möglich von Sozialkontakten zurück, um Kränkungen zu vermeiden und nicht das eigene Versagen erleben zu müssen.

Es besteht ein großes Bedürfnis nach Entspannung und Stärkung des Selbstwertgefühls sowie nach angenehmem, nicht bedrohlichem Sozialkontakt.

Ziele der Betreuung und Pflege:

- Entspannung und Entlastung
- Schutz vor Bloßstellung im Sozialkontakt
- Stärkung des Selbstwertgefühls durch angemessene Begleitung, Beziehungs- und Milieugestaltung

Wohnen und Leben in einer Kleingruppe, begleitet von Betreuungspersonen, die nötigenfalls diskrete Unterstützung anbieten, sowie das Angebot eines geregelten, nicht jedoch starren Tagesablaufs, der Tätigkeiten, wie sie üblicherweise in den meisten Haushalten vorkommen, vorsieht und familienähnlich organisiert ist, stellen den angemessenen milieutherapeutischen Rahmen für die Erlebenswelt der kognitiven Erfolglosigkeit im „Drei-Welten-Konzept" dar.

6.8.2 Welt der kognitiven Ziellosigkeit

Diese Erlebenswelt wird der mittleren bis schweren Demenz zugeordnet und ist dadurch gekennzeichnet, dass die Betroffenen immer weniger geplant bzw. absichtsvoll handeln können.

Auf Ansprache oder Aufforderungen, die gleichzeitig nonverbal, d. h. mit entsprechenden Gesten, kommuniziert werden, reagieren sie häufig spontan zugewandt und angemessen, da die Schwingungsfähigkeit im Gegensatz zur verbalen Kommunikationsfähigkeit meist weitgehend intakt ist und vor allem die Gefühlsbotschaften nonverbal mitgeteilt und verstanden werden.

Die Erkenntnisfähigkeit und die Orientierung sind jedoch stark beeinträchtigt, sodass die Umgebung, Gegenstände und auch Personen nicht wiedererkannt, sondern immer wieder neu entdeckt und erkundet und deshalb betrachtet, betastet, geschmeckt werden. Die Aufmerksamkeit wird schnell abgelenkt, die Betroffenen laufen scheinbar ziellos oder suchend umher und lassen sich dabei von inneren oder äußeren Impulsen steuern. „Dein und mein" werden nicht mehr unterschieden und der Sinn für „schickliches" Verhalten geht verloren.

Ziele der Betreuung und Pflege:

- Zulassen von Absichtslosigkeit und Spontaneität
- Schutz vor psychischen und physischen Verletzungen
- Kontakt und Verständigung mit den Betroffenen

Zur milieutherapeutischen Unterstützung dieser Ziele sieht das Konzept bei Eintritt eines Betroffenen in diese Erlebenswelt einen Umzug in eine Wohnumgebung innerhalb des Heimes vor, die so gestaltet ist, dass sie dem Bewegungsdrang genügend Raum lässt, dabei zusätzlich Schutz vor Gefahren bietet und sowohl Anregung als auch Entspannung fördert.

Im Kontakt mit den Betroffenen geht es vor allem darum, mittels therapeutischer Beziehungsgestaltung (bedingungslose Wertschätzung, Kongruenz, Empathie) Stress zu reduzieren und individuelle Autonomie zu fördern.

Toleranz und Flexibilität bei gleichzeitiger Gelassenheit sind deshalb unverzichtbare, erforderliche Werthaltungen bei den Pflegenden.

6.8.3 Welt der kognitiven Schutzlosigkeit

In der schwersten Stufe der Demenz sind die Betroffenen weder verbal noch nonverbal in der Lage, ihre Bedürfnisse und Empfindungen zu äußern. Sie können keine gezielten Bewegungen mehr ausführen; schließlich sind sie nicht mehr fähig, zu gehen, zu stehen oder den Körper eigenständig in einer bestimmten Position zu halten, und werden vollständig immobil. Die Betroffenen können Nahrung und Flüssigkeit nicht mehr eigenständig zu sich nehmen, zuletzt auch nicht mehr schlucken.

In dieser Welt erleben sie völliges Ausgeliefertsein und sind Außenreizen schutzlos ausgesetzt, weil sie sie nicht mehr abwehren oder ihnen ausweichen können und weil sie angenehme Reize suchen, sich aber nicht mehr selbst stimulieren können.

Ziele der Betreuung und Pflege:
- Herstellen von relativem Wohlbefinden durch das Angebot von anregenden bzw. individuell als angenehm empfundenen Reizen bei gleichzeitigem Schutz vor Reizüberflutung und Stress
- Vermeidung von Schmerz
- Unterstützung bei der Empfindung des eigenen Körpers, seiner Lage im Raum sowie der eigenen Körpergrenzen

6

6.9 Personen mit Demenz im Allgemeinkrankenhaus

Menschen mit Demenz benötigen eine enge und kontinuierliche Begleitung. Wird ein Krankenhausaufenthalt notwendig, dann sind Personen mit Demenz nicht nur durch die akute Behandlungsbedürftigkeit aufgrund einer körperlichen Erkrankung, die häufig mit Schmerzen einhergeht, konfrontiert. Sie müssen auch den plötzlichen Umgebungswechsel, kombiniert mit unvertrauten Strukturen im Allgemeinkrankenhaus, bewältigen und sind extremen Belastungen ausgesetzt. All dies kann die Demenzsymptomatik verstärken und zu Komplikationen führen (📖 [2]). Menschen mit Demenz im Allgemeinkrankenhaus leiden im Vergleich zu Patienten ohne Demenz häufiger unter Mangelernährung und Flüssigkeitsdefiziten. Sie haben ein erhöhtes Risiko, lange Krankenhausaufenthalte zu erfahren, unzureichend mit Schmerzmitteln versorgt zu werden, ein Delir zu entwickeln und nach dem Krankenhausaufenthalt in einer stationären Pflegeeinrichtung weiterversorgt zu werden (📖 [2]).

6.9.1 Milieumerkmale des Krankenhauses

Das Milieu in Allgemeinkrankenhäusern setzt bei den Patienten Kompetenzen voraus, über die Personen mit Demenz meist nicht mehr in ausreichendem Maß verfügen (➤ Tab. 6.1). Deswegen befinden sich Personen mit Demenz während eines Krankenhausaufenthalts häufig in einem permanenten Zustand der Anspannung, der ausgelöst und gefördert wird durch:
- Die Unverständlichkeit der Abläufe
- Die vielen wechselnden Kontakte mit unvertrauten Menschen
- Die meist rein technisch-funktionale Umgebungsgestaltung
- Unerwünschte Arzneimittelwirkungen, Schmerzen und die akute Erkrankung

Selbst wenn Personen mit Demenz in ihrer bisherigen, vertrauten Umgebung noch weitgehend eigenständig waren, zeigen sie im Krankenhausmilieu regelmäßig eine deutliche Progredienz der Demenz.

6.9.2 Bezugspflege einsetzen

Für Personen mit Demenz ist es – gerade im Krankenhaus – wichtig, dass die Anzahl der Personen in der Pflege und Betreuung und damit der Wechsel der Personen so niedrig wie möglich bleibt, damit die bereits belastende Situation nicht noch zusätzlich durch unterschiedliche Anforderungen, Kommunikations- und Interaktionsstile verschärft wird und Kontinuität als stabilisierender Faktor wirksam werden kann.

Es sollten möglichst erfahrene Pflegefachkräfte für Personen mit Demenz im Krankenhaus als Bezugspflegende zuständig sein. Eingesetzte Schüler profitieren von der Anleitung der erfahrenen Pflegekräfte, die ihnen angesichts dieser komplexen Aufgabe ein „Lernen am Modell" ermöglichen.

Tab. 6.1 Anforderungen im Krankenhaus versus Beeinträchtigungen der Alltagskompetenz bei Demenz

Anforderungen im Krankenhaus	Beeinträchtigungen der Alltagskompetenz bei Demenz
Wahrnehmung und Artikulation eigener Bedürfnisse in angemessener Form	Personen mit Demenz verlieren die Fähigkeit, eigene Bedürfnisse bewusst wahrzunehmen, und zudem die Fähigkeit, sich mit Worten mitzuteilen
Kooperation bei Behandlung, Pflege	In Situationsverkennung wehren sie Interventionen ab
Wahrnehmung und Berücksichtigung der Bedürfnisse anderer	Sie sind vor allem in Belastungssituationen stark mit dem eigenen, inneren Erleben beschäftigt, schätzen Situationen nicht angemessen ein und sind deshalb kaum noch in der Lage, auf die Bedürfnisse anderer Menschen Rücksicht zu nehmen
Anpassung der eigenen Tagesstrukturierung an den Behandlungs- und Stationsablauf	Da die Fähigkeit, zu reflektieren, zu antizipieren und zu planen, sowie die zeitliche Orientierung verloren gehen, leben sie ausschließlich im „Hier und Jetzt", d. h., sie reagieren auf die aktuell erlebte Situation
Bedürfnis- und Impulskontrolle	Personen mit Demenz zeigen meist spontan ihre Gefühle und handeln ihren inneren Impulsen folgend
Anpassungsfähigkeit und flexibles Reagieren auf neue bzw. sich ändernde Situationen	Sie sind nicht mehr in der Lage, sich den Umgebungsbedingungen/Situationen anzupassen und flexibel zu reagieren
Fähigkeit, Spannung und Unsicherheit auszuhalten	Anspannung und Unsicherheiten werden meist nonverbal ausgedrückt (z. B. ruheloses Umherlaufen oder Rufen) bzw. ausagiert
Fähigkeit, sich zu orientieren, zu erinnern und wiederanzuknüpfen	Die Fähigkeit, sich zeitlich, örtlich, zur Person und situativ zu orientieren, Erklärungen und Anweisungen zu verstehen und zu erinnern, und das Wiederanknüpfen nach Unterbrechungen schwinden

„Lern von mir" – Trainingsprogramm für Klinikpersonal zum Umgang mit Menschen mit Demenz

Das Programm (📖 [10]) wurde an der Universität Manchester/UK entwickelt und umfasst sechs Module. Es wendet sich an Mitarbeitende mit verschiedensten Qualifikationen, die im Allgemeinkrankenhaus Kontakt zu Patienten mit einer zusätzlich diagnostizierten dementiellen Erkrankung haben, und bietet Informationen und praktikable Vorschläge für die Pflege von Menschen mit Demenz im Allgemeinkrankenhaus. Die Materialien inklusive Handbuch für Trainer und PowerPoint-Schulungspräsentationen stehen auf der Seite der Fachhochschule der Diakonie zum Download zur Verfügung: www.fh-diakonie.de/obj/Bilder_und_Dokumente/Lern_von_mir/Lern_von_mir_Handbuch_fuer_Trainer.pdf (letzter Zugriff: 29.5.2025).

6.9.3 Angehörige einbeziehen

Die Angehörigen sind eine wichtige Informationsquelle bei allen Fragen, die der demenzerkrankte Mensch nicht ausreichend beantworten kann. Sie sollten, soweit sie dies wünschen bzw. erlauben, während des Krankenhausaufenthalts in die Pflege und Betreuung einbezogen werden (➤ Kap. 8.3.2). Carol Archibald stellt in ihrem Buch (📖 [2]) einen Bogen mit wenigen Fragen (➤ Tab. 6.2) an die Angehörigen von Personen mit Demenz vor, der helfen kann, mit den Patienten in Kontakt zu kommen und eine vertrauensvolle Beziehung aufzubauen.

6.10 Personen mit Demenz in der psychiatrischen Klinik

Zu den Erkrankungen, die in einer psychiatrischen Klinik behandelt werden, gehören z. B. Psychosen, schwere Depressionen mit Suizidalität, neurotische Störungen, Persönlichkeitsstörungen und demenzielle Erkrankungen. Die Behandlung erfolgt grundsätzlich mit einem multiprofessionellen Behandlungsteam und kann, angepasst an den Behandlungsbedarf, ambulant in psychiatrischen Institutsambulanzen, teilstationär in Tageskliniken

Tab. 6.2 Angehörigen-Fragebogen (angelehnt an Archibald [2])

Fragebogen für Angehörige	**Wir bitten Sie, uns wichtige Informationen über den Patienten/die Patientin zu geben, damit er/sie sich bei uns gut aufgehoben fühlen kann:**
Wie wird er/sie am liebsten angesprochen?	
Welche sind oder waren wichtige Personen/Haustiere in seinem/ihrem Leben?	
Was sollten wir aus seinem/ihrem Alltag wissen?	
Welchen Beruf hat er/sie ausgeübt, was hat ihn/sie im Leben interessiert?	
Gibt es Belastendes, über das wir Bescheid wissen sollten?	
Gibt es noch etwas, das wir wissen sollten, um die Pflege zu verbessern?	
Können Sie uns seine/ihre tägliche Mahlzeitenroutine schildern?	
Was isst und trinkt er/sie gern?	
Hat es in den letzten Tagen eine Veränderung des Ess- oder Trinkverhaltens gegeben? Falls ja, welche?	
Möchten Sie in den Pflegeprozess einbezogen werden? Was würden Sie gern tun?	
Können wir noch etwas für Sie als wichtige Vertrauensperson des Patienten tun?	

oder stationär auf offenen oder geschlossenen Stationen in der Klinik durchgeführt werden. Ob ein Patient mit einer Demenz stationär behandelt werden muss, wird mit den erforderlichen diagnostischen Maßnahmen abgeklärt und erfolgt nach dem Grundsatz ambulant – vor teilstationär – vor stationär. Inzwischen gibt es in Deutschland Ansätze, schwer psychisch erkrankte Menschen, wenn möglich, durchgehend oder – falls unumgänglich – nach einer stationären Krisenintervention in ihrem vertrauten Umfeld mit speziell qualifizierten, multiprofessionell (Medizin, Pflege, Sozialarbeit) zusammengesetzten Behandlungsteams aufsuchend zu behandeln. Diese in Großbritannien bereits seit Jahren praktizierte alternative Behandlungsform, das „Home-Treatment", ist dort weitverbreitet und umfasst das mehrdimensionale Assessment sowie Diagnostik, Beratung und die Vermittlung von komplementären und entlastenden Diensten ([30]).

Bei Vorliegen akuter und erheblicher Eigen- oder Fremdgefährdung kann die Aufnahme zur Gefahrenabwehr auf der Basis von Unterbringungsgesetzen nach richterlicher Genehmigung auch ohne oder gegen den Willen der Patienten erfolgen.

6.10.1 Gerontopsychiatrische Abteilungen und Gerontopsychiatrische Zentren

In **gerontopsychiatrischen Abteilungen** in psychiatrischen Fachkrankenhäusern werden ältere psychisch kranke Menschen mit den oben bereits genannten psychischen Erkrankungen stationär behandelt. Dabei stellen die verschiedenen Demenzformen einen hohen Anteil der zur Aufnahme führenden Erkrankungen dar. In der Regel erfolgt eine Aufnahme ab dem 60./65. Lebensjahr.

Die Säulen der Behandlung sind:

- Psychiatrische Diagnostik und Therapie
- Psychotherapie
- Soziotherapie
- Psychiatrische Pflege
- Ergo- und Physiotherapie sowie Logopädie sowie Pharmakotherapie

Manche psychiatrischen Kliniken verfügen auch über das Angebot eines angegliederten **Gerontopsychiatrischen Zentrums** (➤ Kap. 13.4) mit integrierter Institutsambulanz für die ambulante Behandlung.

Das **Angebot der gerontopsychiatrischen Institutsambulanzen** richtet sich an ältere Menschen, die nach § 118 SGB V, aufgrund der „Art, Schwere oder Dauer“ der psychiatrischen Erkrankung oder „wegen zu großer häuslicher Entfernung zu geeigneten Ärzten“ ([31]) eine langfristige, kontinuierliche und krankenhausnahe Behandlung benötigen.

Behandlungsgründe können z. B. sein:

- Chronische Krankheitsverläufe
- Vermeidung von wiederholten Krankenhausaufenthalten
- Fehlende Kooperationsfähigkeit

Ziel ist die Verbesserung der Versorgung psychisch kranker älterer Menschen durch ein multiprofessionelles Behandlungsvorgehen mit medizinischen, psychologischen, pflegerischen und sozialen Unterstützungsangeboten (Komplexbehandlung), die auf den individuellen Bedarf abgestimmt ist und sowohl in den Räumlichkeiten der Ambulanz als auch aufsuchend (Hausbesuche/Heimbesuche) unter Einbeziehung der Angehörigen und/oder professionellen Helfersystemen erfolgen kann.

In der **Memory Clinic** (Gedächtnisambulanz, ➤ Kap. 13.4) erfolgt ebenfalls mithilfe unterschiedlicher Berufsgruppen die frühzeitige Abklärung von Beeinträchtigungen des Gedächtnisses, die Anzeichen unterschiedlicher Erkrankungen sein können.

6.10.2 Fallbeispiel: Behandlung in der Institutsambulanz eines Gerontopsychiatrischen Zentrums

Das folgende Fallbeispiel von Frau K. illustriert den mehrjährigen Krankheits- und Pflegeverlauf einer Patientin mit Alzheimer-Demenz (DAT), deren Erkrankung zunächst in der Memory Clinic diagnostiziert wird, an die sich die multiprofessionelle Behandlung in der gerontopsychiatrischen Institutsambulanz eines gerontopsychiatrischen Zentrums anschließt.

Jahr 2022, Januar: Vorstellung in der Memory Clinic

Frau K. stellt sich in Begleitung ihres Ehemannes in der Memory Clinic der Institutsambulanz des psychiatrischen Krankenhauses vor. Der Ehemann berichtet, dass er seit ca. einem Jahr eine zunehmende Vergesslichkeit bei seiner Frau feststelle. Sie benötige im Alltag auch mehr Zeit für gewohnte Aufgaben und Tätigkeiten. Frau K. bemerkt dies nicht, sie gibt an, auf Wunsch des Ehemannes gekommen zu sein. Im Anamnesegespräch fallen bei ihr ausgeprägte Wortfindungsstörungen auf. Sie erscheint dabei sehr aufgeregt und angespannt. Die anschließenden Untersuchungen in der Memory Clinic führen zur Diagnose Demenz vom Alzheimer-Typ, leichtes Stadium (➤ Tab. 6.3). Die danebenstehenden Pflegediagnosen sollten nur auf Grundlage eines Patientenassessments angewendet werden, da jede Reaktion eines Patienten individuell ist und dies nicht von medizinischen Diagnosen abgeleitet werden kann. Bei Verwendung von NANDA-I in der aktuellen Version 2024-2026 muss die gesamte Diagnose Berücksichtigung finden, nicht nur Titel und Definition, wie hier im Buch.

2022, April: Multiprofessionelle Behandlung in der Institutsambulanz

Nachdem sich Frau K. zu einer Behandlung in der Institutsambulanz entschlossen hat, beginnt die multiprofessionell durchgeführte Behandlung mit:

Tab. 6.3 Medizinische Diagnose und NANDA-I Pflegediagnosen Frau K., Januar, Jahr 1 [G1524]

Medizinische Diagnose	Pflegediagnosetitel nach NANDA-I ([20])	Definition ([20])
Demenz vom Alzheimer-Typ, leichtes Stadium	Beeinträchtigte Gedächtnisleistung	Andauerndes Unvermögen, sich Teile von Informationen oder Fähigkeiten anzueignen, sich an diese zu erinnern oder abzurufen, während die Fähigkeit, Aktivitäten des täglichen Lebens selbstständig durchzuführen, erhalten bleibt. (S. 454)
	Beeinträchtigte verbale Kommunikation	Einschränkung oder fehlende Fähigkeit, ein Symbolsystem zu empfangen, zu verarbeiten, zu übermitteln und/oder zu nutzen. (S. 462)
	Risiko für übermäßige Belastung durch den pflegerischen Versorgungsaufwand	Anfälligkeit für überwältigende multidimensionale Belastungen bei der Pflege einer Vertrauensperson. (S. 543)

6

- Ärztlichen Gesprächskontakten
- Medikamentöser Therapie mit einem Antidementivum
- Ambulanter Ergotherapie zweimal wöchentlich durch eine niedergelassene Praxis am Heimatort
- Pflegetherapeutischen Interventionen, die auf die Stärkung des Selbstwertgefühls, die Bewältigung der Erkrankung und den Einsatz alternativer Kommunikation bei Wortfindungsstörungen zielen. Die pflegetherapeutischen Interventionen werden durch die Pflegeexpertin der Institutsambulanz in etwa zweiwöchigem Abstand in den Räumen der Ambulanz angeboten.

Flankierend zur Behandlung wird der Ehemann in die ärztlich-pflegerische Sprechstunde und in die individuelle Sozialberatung durch den Sozialarbeiter der Ambulanz eingeladen. Zusätzlich nimmt der Ehemann im Herbst an der angebotenen Schulungsreihe für Angehörige ([11]) teil. Die psychiatrisch-pflegerische Behandlung findet ab Herbst des ersten Jahres im Rahmen von Hausbesuchen statt, weil sich Frau K. in der eigenen Wohnung entspannter zeigt und die vertraute Umgebung mehr Möglichkeiten der Betätigung bietet. Der Ehemann ist von Frau K. als Bevollmächtigter bestimmt worden. Leistungen der Pflegeversicherung SGB XI sind noch nicht beantragt.

Bis etwa Mitte des Jahres tritt mit diesen Interventionen eine deutliche Entspannung und Stabilisierung sowohl bei Frau K. als auch bei deren Ehemann ein. Die gestellten Diagnosen bleiben bestehen.

2022, Juni: Zusätzliche Option Tagespflege

Frau K. benötigt verstärkte Unterstützung im Alltag, die sie durch ihren Ehemann erhält, der ihr die Kleidung herauslegt, sie an die Körperpflege erinnert und dabei zeitweise anleitet sowie die Tagesstrukturierung und Haushaltsführung übernommen hat. Sie zeigt sich trotz allmählicher Progredienz psychisch stabil, d.h., sie zeigt sich in den Kontakten meist ausgeglichen gestimmt, humorvoll und entspannt. Mit dem Ehemann gibt es zeitweise Spannungen, wenn sie sich von diesem bevormundet fühlt. Sie profitiert sehr von der Ergotherapie, weil diese ihr Erfolgserlebnisse vermittelt. Der Ehemann erscheint jedoch belastet und es fällt ihm schwer, dies zu realisieren. Die Überlegung, dem Ehepaar eine Tagespflegeeinrichtung zu zeigen, stößt bei Frau K. auf Interesse, während der Ehemann Vorbehalte äußert. Frau K. erhält inzwischen Leistungen der Pflegeversicherung (➤ Tab. 6.4).

Herr K. benötigt ebenso viel Unterstützung durch das Team der Ambulanz wie seine Frau, und es braucht Zeit und Geduld, sein Vertrauen zu gewinnen, sodass er die empfohlenen Unterstützungsangebote auch zulassen und von ihnen profitieren kann.

1. Jahr: Gute Zeiten …

Frau M. besucht seit Januar dieses Jahres zweimal wöchentlich das Tagespflegehaus, das wenige Kilometer von ihrem Wohnort entfernt liegt. Die zuständige Pflegeexpertin der Ambulanz hatte dort nach dem Entschluss des Ehepaares, sich die Tagespflegeeinrichtung anzuschauen, im Dezember des Vorjahres einen Besuchstermin vereinbart und das Ehepaar zum Termin begleitet.

Tab. 6.4 Medizinische Diagnose und NANDA-I Pflegediagnosen Frau K., Juni, Jahr 1 [G1524]

Medizinische Diagnose	Pflegediagnosetitel nach NANDA-I ([20])	Definition ([20])
Demenz vom Alzheimer-Typ, mittleres Stadium	Chronische Verwirrtheit	Irreversible, fortschreitende, schleichende Störungen des Bewusstseins, der Aufmerksamkeit, der Kognition und der Wahrnehmung, die länger als 3 Monate andauern. (S. 446)
	Beeinträchtigte verbale Kommunikation	Einschränkung oder fehlende Fähigkeit, ein Symbolsystem zu empfangen, zu verarbeiten, zu übermitteln und/oder zu nutzen. (S. 462)
	Risiko für übermäßige Belastung durch den pflegerischen Versorgungsaufwand	Anfälligkeit für überwältigende multidimensionale Belastungen bei der Pflege einer Vertrauensperson. (S. 543)

Der Ehemann bringt Frau K. morgens dorthin und holt sie nachmittags wieder ab.

Das Jahr wird vom Ehemann im Gespräch später als „gute, harmonische Zeit" eingeschätzt. Es gelingt ihm, an den Tagen, an denen seine Frau im Tagespflegehaus ist, sich stundenweise zu entspannen und eigenen Beschäftigungen nachzugehen. Häufig nutzt er diese Zeiten auch, um Dinge im Haushalt zu erledigen oder Behördengänge zu tätigen. Einen ambulanten Pflegedienst zur Unterstützung seiner Frau bei der Körperpflege lehnt er ab. Er wolle nicht gern fremde Menschen im Haus haben, er komme schon zurecht, er sei schließlich inzwischen geübt.

2. Jahr: Schwierige Zeiten …

Frau K. geht dreimal wöchentlich ins Tagespflegehaus, wo sie sich wohlfühlt. Sie benötigt inzwischen umfassende Unterstützung bei der Körperpflege und findet sich in der eigenen Wohnung nicht mehr sicher zurecht, was sie zeitweise sehr ängstigt. Sie weint dann und läuft suchend in der Wohnung umher. Manchmal gelingt es ihr nicht mehr rechtzeitig, die Toilette zu finden, und sie hat deswegen bereits einige Male in ihrer Bedrängnis, die sie nicht mehr angemessen verbal äußern kann, in den Papierkorb oder eine Ecke der Wohnung oder vor die Toilette uriniert, wenn der Ehemann nicht sogleich zur Stelle war.

Der Ehemann äußert sich stark belastet durch diese Geschehnisse. Er hat an Gewicht verloren und gibt zu, nur noch selten nachts durchzuschlafen. Er möchte aber auch zu diesem Zeitpunkt keine weiteren Unterstützungsangebote nutzen.

3. Jahr: Schwere Erkrankung und Tod des Herrn K.

Zu Beginn des Jahres wird bei Herrn K. eine lebensbedrohliche Erkrankung festgestellt. Herr K. stimmt nun zu, dass ein ambulanter Pflegedienst ab Februar dieses Jahres zweimal täglich ins Haus kommt. Auch stimmt er einer gesetzlichen Betreuung zu, die von einem Berufsbetreuer übernommen werden soll. Frau K. besucht weiterhin das Tagespflegehaus. Sie wird vom dortigen Fahrdienst zu Hause abgeholt und zurückgebracht. Als die stationäre Einweisung des Herrn K. bevorsteht, gelingt es mit Unterstützung des Sozialarbeiters der Ambulanz, eine Haushaltshilfe, die auch im Haushalt der Frau K. wohnen und sie tagsüber begleiten kann, einzustellen. Herr K. stirbt wenige Monate nach der Diagnosestellung noch während des Krankenhausaufenthalts.

Frau K. scheint den Tod ihres Ehemannes nicht permanent wahrzunehmen. Zu manchen Zeiten geht sie suchend in der Wohnung umher, nennt sogar den Namen ihres Mannes und weint um ihn. Dann wieder erscheint sie vollkommen unbeschwert, entspannt und zufrieden.

4. Jahr, April: Einzug ins Pflegeheim

Frau K. zeigt sich zu Hause im Kontakt mit der Haushaltshelferin zunehmend häufiger angespannt. Sie verkennt Situationen und wehrt sich gegen angebotene Unterstützung. Sie erhält zusätzlich regelmäßige, stundenweise Betreuung, die ebenfalls von Alltagsbegleitern des ambulanten Pflegedienstes erbracht wird. Die Haushaltshelferin fühlt sich trotz dieser Maßnahmen zunehmend überfordert mit der Situation. Als Frau K. in unbeobachteten Augenblicken mehrfach die Wohnung verlässt und wiederholt von der Polizei gesucht werden muss, beschließt der gesetzliche Betreuer, einen Heimplatz zu suchen. Frau K. zieht im Juni mit einem dafür notwendigen Gerichtsbeschluss auf den beschützten Wohnbereich eines Pflegeheims für Menschen mit Demenz. Nach Rücksprache mit dem Betreuer führt die Pflegeexpertin der Ambulanz eine psychiatrische Pflegeüberleitung mit Fallbesprechung und Empfehlungen zur Kontaktgestaltung, Tagesstruktur, Milieugestaltung und individuellen Pflegeprozessplanung für die Kollegen des Pflegeheims vor Ort durch. Die psychiatrische Behandlung kann durch die Möglichkeit der aufsuchenden Behandlung auch im Heim weiterhin durch die Mitarbeiter der gerontopsychiatrischen Ambulanz erfolgen, sodass die Kontinuität in der Behandlung erhalten bleibt (➤ Tab. 6.5).

Tab. 6.5 Medizinische Diagnose und NANDA-I Pflegediagnosen Frau K., 6. Jahr, April [G1524]

Medizinische Diagnose	Pflegediagnosetitel nach NANDA-I ([20])	Definition ([20])
Demenz vom Alzheimer-Typ, schweres Stadium	Chronische Verwirrtheit	Irreversible, fortschreitende, schleichende Störungen des Bewusstseins, der Aufmerksamkeit, der Kognition und der Wahrnehmung, die länger als 3 Monate andauern. (S. 446)
	Beeinträchtigte verbale Kommunikation	Einschränkung oder fehlende Fähigkeit, ein Symbolsystem zu empfangen, zu verarbeiten, zu übermitteln und/oder zu nutzen. (S. 462)
	Risiko für Weglaufversuche	Anfälligkeit für das unbeaufsichtigte, unbemerkte und/oder entgegen den Empfehlungen Verlassen eines zugewiesenen Bereiches von Personen, die nicht in der Lage sind, sich selbst angemessen zu schützen, oder die eine Gefahr für andere darstellen können. (S. 648)
	Risiko für Stürze beim Erwachsenen	Anfälligkeit einer Person > 18 Jahre für ein Ereignis, das zu einem unbeabsichtigten Aufkommen auf dem Boden, dem Fußboden oder einer anderen unteren Fläche führt. (S. 635)
	Verminderte Fähigkeiten zum Sich-Waschen	Abnehmende Kompetenz zur selbstständigen Körperreinigung. (S. 429)
	Verminderte Fähigkeiten zum Sich-Kleiden	Abnehmende Kompetenz zum selbstständigen An- und Ausziehen von Kleidung. (S. 431)
	Verminderte Fähigkeiten zur Körperhygiene	Abnehmende Kompetenz zur selbstständigen Pflege des Erscheinungsbildes. (S. 435)
	Verminderte Fähigkeiten zum Essen und Trinken	Abnehmende Kompetenz zum selbstständigen Essen. (S. 433)
	Verminderte Fähigkeiten zur Toilettenbenutzung	Abnehmende Kompetenz zur selbstständigen Durchführung von Tätigkeiten zur Ausscheidung. (S. 437)
	Beeinträchtigte Harnausscheidung	Unvermögen, die in der Blase gespeicherten Flüssigkeiten und Abfallprodukte effektiv durch die Urethra auszuscheiden. (S. 349)

LITERATUR

1. Alltag S., Conrad I, Riedel-Heller SG. Pflegen bei älteren Angehörigen von Demenzerkrankten und deren Einfluss auf die Lebensqualität. Z Gerontol Geriat 52, 477–486 (2019). https://doi.org/10.1007/s00391-018-1424-6.
2. Archibald C. Menschen mit Demenz im Krankenhaus. Köln: KDA, 2018.
3. Bayerisches Staatsministerium für Gesundheit und Pflege. Generalistische Pflegeausbildung. Aus: www.stmgp.bayern.de/pflege/generalistische-pflegeausbildung (letzter Zugriff: 2.6.2025).
4. Becker H. Foucault: Freiheit und Selbstsorge. 2. A.. Frankfurt a. M.: Suhrkamp, 1993.
5. Blank A, Zittlau N. Dienstübergabe in der Pflege. Einführung und Umsetzung in Teams. 2. Auflage Berlin, Heidelberg: Springer, 2023. Dienstübergabe in der Pflege: Einführung und Umsetzung im Team | SpringerLink. Ausgabe von 2023 (letzter Zugriff: 30.5.2025).
6. Böhm E. Psychobiographisches Pflegemodell nach Böhm. Band 1: Grundlagen. 5. A. Wien, München, Bern: Maudrich, 2018.
7. Bundesanstalt für Arbeitsschutz und Arbeitsmedizin. Offensive Gesund Pflegen (Hrsg.). Mit schwierigen Themen in der Pflege offen umgehen. 2. A. Dresden, 2020.
8. Bundesgesetzblatt Jahrgang 2017 Teil I Nr. 49, ausgegeben zu Bonn am 24. Juli 2017. Aus: www.bgbl.de/xaver/bgbl/start.xav?startbk=Bundesanzeiger_BGBl#__bgbl__%2F%2F*%5B%40attr_id%3D%27I_2017_49_inhaltsverz%27%5D__1516202349758 (letzter Zugriff: 2.6.2025).

9. Bundesministerium für Gesundheit. Ratgeber Demenz. Informationen für die häusliche Pflege von Menschen mit Demenz. 14. A. Berlin: letzte Aktualisierung von Juli 2024.
10. Burrow S., Elvish R., Keady J. „Lern von mir" – Unterstützung von Menschen mit Demenz in Allgemeinkrankenhäusern. Herausgeber der deutschen Ausgabe: Löhr M. et al. 2015. Aus: www.fh-diakonie.de/obj/Bilder_und_Dokumente/Lern_von_mir/Lern_von_mir_Handbuch_fuer_Trainer.pdf. (letzter Zugriff: 2.6.2025).
11. Deutsche Alzheimer Gesellschaft e.V.: Seminarreihe für Angehörige (letzter Zugriff: 30.5.2025) Stand: 3/2023.
12. DKI-Projektbericht_Demenzstrategie_Final_1.pdf. 2022-09-16_DKI-Projektbericht_Demenzstrategie_Final_1.pdf (letzter Zugriff: 31.5.2025)
13. Ebbers B. Demenz is(s)t anders. Heilberufe. 2020; 72(3): 27–29.
14. Franke L. Demenz in der Ehe. Über die verwirrende Gleichzeitigkeit von Ehe- und Pflegebeziehung. Eine Studie zur psychosozialen Beratung für Ehepartner von Menschen mit Demenz. Frankfurt a. M.: Mabuse, 2014.
15. Gatterer G, Croy, A. Leben mit Demenz. Praxisbezogener Ratgeber für Pflege und Betreuung. 2. A. Wiesbaden: Springer, 2020.
16. Grün A, Robben R. Grenzen setzen – Grenzen achten. Wege zu einem glücklichen Miteinander. Spirituelle Impulse. 11. A. Freiburg: Herder, 2021.
17. Gutzmann H, Zank S. Demenzielle Erkrankungen. Medizinische und psychosoziale Interventionen. Stuttgart: Kohlhammer, 2005.
18. Held C, Ermini-Fünfschilling D. Das demenzgerechte Heim. Lebensraumgestaltung, Betreuung und Pflege für Menschen mit Alzheimerkrankheit. Basel: Karger, 2004.
19. Hommel T. Demenz-Netzwerke ausbauen und stärken. Mehr Unterstützung für Betroffene und Angehörige. CME 2020; 11: 38–39.
20. Kamitsuru S, Herdman, Lopes C.T. NANDA International Pflegediagnosen: Definitionen & Klassifikation 2024–2026. Kassel: Recom, 2025.
21. Kitwood T. Demenz – Der person-zentrierte Ansatz im Umgang mit verwirrten Menschen. 8. A. Bern: Hans Huber, 2019.
22. Matolycz E. Pflege von alten Menschen. 2. A. Berlin, Heidelberg: Springer, 2016.
23. Mayer, G., Stenmanns, C., Doeppner, T.R. et al. Schlaf und Demenz. Z Gerontol Geriat 56, 556–560 (2023). https://doi.org/10.1007/s00391-023-02237-5 (letzter Zugriff: 11.11.2025).
24. Menche N (Hrsg.). Pflege Heute. 8. Überarbeitete A.München: Elsevier, 2023. 8 überarbeitete Auflage von 2023, ISBN: 978-3-437-26779-6.
25. Neunter Bericht zur Lage der älteren Generation in der Bundesrepublik Deutschland. Deutscher Bundestag Drucksache 20/14450 — Neunter Bericht zur Lage der älteren Generation in der Bundesrepublik Deutschland Alt werden in Deutschland – Vielfalt der Potenziale und Ungleichheit der Teilhabechancen und Stellungnahme der Bundesregierung. Aus: https://dip.bundestag.de/drucksache/neunter-bericht-zur-lage-der-%C3%A4lteren-generation-in-der-bundesrepublik/278162 (letzter Zugriff: 31.5.2025).
26. Pflegeberufegesetz. Aus: www.bundesgesundheitsministerium.de/service/gesetze-und-verordnungen/detail/gesetz-befugniserweiterung-entbuerokratisierung-pflege (letzter Zugriff: 16.4.2026).
27. Ratgeber Demenz - Informationen für die häusliche Pflege von Menschen mit Demenz (letzte Aktualisierung von 6/2024).
28. Richtlinien nach § 53b SGB XI zur Qualifikation und zu den Aufgaben von zusätzlichen Betreuungskräften in stationären Pflegeeinrichtungen (Betreuungskräfte-RL) vom 19. August 2008 zuletzt geändert durch Beschluss vom 21. Oktober 2022. Aus: Download - Betreuungskräfte-Richtlinien – www.dbfk-unternehmer.dev (letzter Zugriff: 29.5.2025).
29. 20221121_Richtlinien_nach_53b_SGB_XI_Betreuungskraefte-RL_nach_Genehmigung_BMG.pdf (letzter Zugriff: 30.5.2025).
30. § 53b SGB 11 - Einzelnorm (letzter Zugriff: 30.5.2025).
31. Sauter D et al. Lehrbuch Psychiatrische Pflege. 4. Überarbeitete A. Bern: Hans Huber, 2023. Lehrbuch Psychiatrische Pflege ISBN: 9783456856735<isbn>, 4., vollst. überarb. u. erw. Aufl. 2023 (letzter Zugriff: 31.5.2025).
32. Schmidt S. Expertenstandards in der Pflege-eine Gebrauchsanleitung. 5. aktualisierte A. Wiesbaden: Springer, 2024. 5. Aktualisierte Auflage, 2024. ISBN: 978-3-662-68473-3.
33. Schöttle D et al. Home Treatment – aufsuchende Behandlung im Hamburger Modell der integrierten Versorgung. Psychother Psych Med. 2015; 65: 140–145.
34. Sozialgesetzbuch V – Gesetzliche Krankenversicherung – § 118 Psychiatrische Institutsambulanzen. Aus: https://dejure.org/gesetze/SGB_V/118.html (letzter Zugriff: 31.5.2025).
35. Sozialgesetzbuch XI – Soziale Pflegeversicherung. Aus: www.sozialgesetzbuch-sgb.de/sgbxi/1.html (letzter Zugriff: 31.5.2025).
36. Wadenpohl S. Demenz und Partnerschaft. Freiburg: Lambertus, 2008.
37. Wagner-Link A. Aktive Entspannung und Stressbewältigung. Wirksame Methoden für Vielbeschäftigte. 7. A. Renningen: Expert Verlag, 2014.

KAPITEL

7 Pflegemodelle für die Langzeitpflege

Veronika Schraut

7.1 Das Modell der fördernden Prozesspflege (ABEDL®)

In der ambulanten und stationären Altenhilfe in Deutschland hat dieses Modell von Monika Krohwinkel weite Verbreitung gefunden und wird sowohl in der Altenpflege als auch in der professionellen Gesundheits- und Krankenpflege eingesetzt. Es war das erste Modell, das aus der deutschen Pflegewissenschaft heraus entstanden ist, und bildet mit den ABEDL® die Basis zur Erhebung der Pflegeanamnese und der Pflegeplanung.

7.1.1 Grundlagen des Modells

Das Modell der **„Fördernden Prozesspflege"** (📖 [6]) wurde von Monika Krohwinkel entwickelt.

Monika Krohwinkel (Jg. 1941)

Die Krankenschwester, Hebamme und Professorin für Pflegewissenschaft arbeitete nach ihrem Studium in Manchester (England) an der evangelischen Fachhochschule Darmstadt, wo sie noch bis in die jüngste Vergangenheit tätig war. Dort war sie Gründungsprofessorin für den Bereich Pflegewissenschaft.

Monika Krohwinkel benennt in ihrem Pflegemodell drei Kategorien, die **„Lebensaktivitäten"**, die **„sozialen Beziehungen"** und die **„existenziellen Erfahrungen"** des täglichen Lebens (ABEDL®) eines Menschen, die in Wechselbeziehung zueinanderstehen, aber keiner Hierarchie unterliegen (📖 [9]).

Diese ABEDL® sind integraler Bestandteil des Modells. Darüber hinaus beschreibt Monika Krohwinkel die Aufgaben und die dazugehörigen notwendigen Werthaltungen der Pflegenden zur Ausübung ihrer Aufgaben, die ebenso wichtig sind wie die ABEDL® selbst.

Monika Krohwinkel teilt die Aufgaben der Pflegeprofession grundsätzlich in zwei Bereiche ein. Sie unterscheidet in **Hauptaufgaben,** für die Pflegefachleute sowohl ausschließlich entscheidungsbefugt als auch vollständig eigenverantwortlich sind, und in **Nebenaufgaben,** für die Pflegende ausschließlich die Durchführungsverantwortung tragen.

- **Hauptaufgabe** der Pflegenden ist die jeweils individuelle Anwendung/Umsetzung des Pflegeprozesses im Sinne einer fördernden Prozesspflege.
- **Nebenaufgabe** stellt z. B. die Mitwirkung der Pflegenden bei der medizinischen Diagnostik und Therapie dar.

Pflegepersonen sollen kompensatorisch arbeiten, gründlich beobachten, empathisch zuhören, die existenziellen Erfahrungen der pflegebedürftigen Person im Pflegeprozess angemessen berücksichtigen und die Kommunikation aller am Prozess beteiligten Personen untereinander fördern.

Dies wird mithilfe von fünf **verschiedenen Methoden des pflegerischen Handelns** erreicht:

1. Durch die Beratung und Unterrichtung der pflegebedürftigen Person und/oder ihrer Bezugspersonen
2. Durch Gestaltung/Anpassung der Umgebung, damit sie einer positiven Entwicklung der pflegebedürftigen Person förderlich sein kann (Milieugestaltung)
3. Durch individuelle Interventionen, welche die pflegebedürftige Person in ihren Handlungen unterstützen
4. Durch Anleitung und Führung der pflegebedürftigen Person
5. Durch die Übernahme von Handlungen für die pflegebedürftige Person

Krohwinkel formuliert in ihrem Modell außerdem fünf Merkmale (**„Indikatoren"**) der „fördernden

Prozesspflege", die sich an den Bedürfnissen und Ressourcen der pflegebedürftigen Person und ihrer Bezugspersonen orientieren.

- **Sichtbarkeit:** Die Pflegenden nehmen nicht nur die Probleme, sondern auch die diesbezüglichen (Rest-)Fähigkeiten und individuellen Bedürfnisse der pflegebedürftigen Person bewusst wahr, stellen diese dar **(Dokumentation)** und berücksichtigen sie im Pflegeprozess.
- **Ganzheitlichkeit:** Zusammenhänge werden wahrgenommen, Wechselwirkungen zwischen den ABEDL® werden erkannt und berücksichtigt. Keine ABEDL® wird isoliert betrachtet.
- **Kongruenz:** Pflegende kommunizieren eindeutig und verhalten sich echt und ehrlich in der Pflegebeziehung.
- **Kontinuität:** Kontinuität in der Pflegebeziehung wird bewusst angestrebt und in der Organisation (Pflegesystem) der Pflegeabläufe angemessen berücksichtigt. Ein Unterbrechen von Pflegehandlungen durch Funktionalisierung wird vermieden.
- **Förderung von Wohlbefinden und Unabhängigkeit:** Oberstes Ziel aller Pflegeinterventionen ist die Förderung von Unabhängigkeit und individuellem Wohlbefinden der pflegebedürftigen Person in den für sie wesentlichen ABEDL®-Bereichen.

Im Gegensatz zur fördernden Prozesspflege steht die defizitorientierte und versorgende Pflege, die sich auszeichnet durch:

- **Unsichtbarkeit:** Individuelle Ressourcen und Bedürfnisse der pflegebedürftigen Person werden übersehen bzw. nicht berücksichtigt.
- **Fragmentierung:** ABEDL® werden einzeln und isoliert betrachtet, Wechselwirkungen zwischen den ABEDL® nicht wahrgenommen, Zusammenhänge nicht hergestellt.
- **Inkongruenz:** Pflegende kommunizieren nicht eindeutig, verhalten sich widersprüchlich und wirken im Kontakt nicht aufrichtig, sondern z. B. so, als ob sie eine Rolle spielen.
- **Diskontinuität:** Abläufe werden immer wieder unterbrochen, bei der Organisation der Abläufe wird keine Kontinuität angestrebt, sondern es wird sich an anderen Parametern orientiert.
- **Hervorrufen oder Verstärken von Abhängigkeit und Unwohlsein:** Pflegende unterstützen die pflegebedürftige Person nicht in ihrem Bestreben nach einem ausgeglichenen Verhältnis von relativer Unabhängigkeit und individuellem Wohlbefinden, sondern fördern durch ungeeignete Haltungen und/oder Interventionen den Verlust von Autonomie und Wohlbefinden.

7.1.2 Lebensaktivitäten

Kommunizieren (ABEDL® 1)

Kommunikation (*lat.* communicare = teilen, mitteilen, gemeinsam machen, vereinigen) bezeichnet den wechselseitigen Austausch von Gedanken in Sprache, Gestik, Mimik, Schrift oder Bild zwischen zwei oder mehreren Menschen. Auch wird Kommunikation – eher technisch-formal ausgedrückt – als wechselseitige Übermittlung einer Nachricht zwischen einem Sender und einem Empfänger mittels eines Mediums definiert. Eine für beide Seiten befriedigende Verständigung über Sachinhalte, z. B. die Aufnahme von übermittelten Informationen oder die Annahme eines Auftrags, kommt jedoch nur dann zustande, wenn zuvor die Beziehungsgestaltung zwischen Sender und Empfänger gelungen ist. Kontaktaufnahme, Begegnung und Verständigung sind die zentralen Merkmale dieses kontinuierlichen Prozesses, der einen Menschen in seine Umwelt einbindet, unvermeidlich immer stattfindet und vermutlich erst mit dem Tod eines Menschen endet.

Das Gefühl eines Menschen, sozial integriert zu sein, wird in erster Linie durch die Qualität der Kommunikation mit anderen Personen bestimmt. Allein das Zusammensein mit anderen Menschen ist also noch kein Garant für befriedigende soziale Kontakte ([9])!

Sich bewegen (ABEDL® 2)

„Zu unserer Natur gehört die Bewegung, die vollkommene Ruhe ist der Tod."

B. Pascal, Mathematiker

„Nur in der Bewegung, so schmerzlich sie sei, ist Leben."

J. Burckhardt, Philosoph ([13])

Bewegung ist ein Charakteristikum des Lebens und ein menschliches Grundbedürfnis. Bewegung kann äußerlich, physisch und direkt sichtbar sein: Ein Mensch, ein Tier oder eine Sache bewegt sich entweder aus eigener Kraft oder durch eine äußere Krafteinwirkung.

Bewegung kann aber auch innerlich, psychisch und nicht sichtbar sein. Damit ist das Ende der inneren Gleichmütigkeit gemeint, wenn eine Emotion oder Motivation entsteht.

Bewegung und Wohlbefinden stehen in einer engen Wechselbeziehung zueinander. Durch einen Spaziergang lassen sich z. B. Stress und Anspannung abbauen, was das Wohlbefinden steigert. Beim Tanz hingegen bietet sich die Möglichkeit, sich selbst auszudrücken und/oder Nähe zum Partner zu empfinden, die von intensiven Gefühlen begleitet sein kann. In diesem Fall finden innere und äußere Bewegung gleichzeitig statt. Stehen Bewegung und Ruhe, Anspannung und Entspannung in einem ausgewogenen Verhältnis zueinander, so führt dies dazu, dass sich der Mensch ausgeglichen fühlt.

Die Fähigkeit, sich zu bewegen, ist eine Grundvoraussetzung, um die übrigen Aktivitäten des täglichen Lebens eigenständig auszuüben. Damit ist die Bewegung der Schlüssel zu Selbstständigkeit und Selbstbestimmung, die wiederum direkten Einfluss auf die Lebensqualität eines Menschen nehmen. Eine eingeschränkte oder gar verlorene Bewegungsfähigkeit beeinträchtigt die Autonomie des Betroffenen, was zunächst immer eine existenzgefährdende Erfahrung bedeutet.

Vitale Funktionen aufrechterhalten (ABEDL® 3)

Atmung, Kreislauf und Körpertemperatur werden als Vitalfunktionen bezeichnet. Sie bilden die Basis des Lebens und arbeiten unabhängig vom Willen. Meist werden die Vitalfunktionen einem Menschen daher erst dann bewusst, wenn sie gestört sind. Akut auftretende Beeinträchtigungen können mit starken Angstgefühlen oder gar Todesangst, Atemnot, plötzlichem Schmerz oder Einschränkungen des Bewusstseins einhergehen und sind in diesem Fall von Pflegenden als belastende oder gar existenzgefährdende Erfahrung wahrzunehmen und zu bewerten, die im Pflegeprozess Priorität hat. Die übrigen ABEDL® treten in solchen Situationen in den Hintergrund.

Sich pflegen (ABEDL® 4)

Der Begriff „sich pflegen können" umfasst weit mehr als die funktionale Seite der Körperpflege, auf welche diese ABEDL® in der professionellen Pflege häufig reduziert wird. Vielmehr bilden Körper und Seele eine Einheit, und wer den Körper pflegt, pflegt gleichzeitig immer auch die Seele. Das Bedürfnis nach Körperpflege ist jedoch individuell sehr unterschiedlich und auch Zeitpunkt, Art und Weise der Durchführung sowie die Benutzung bestimmter Utensilien bei der Körperpflege folgen den individuellen Gewohnheiten und Ritualen, die sich im Laufe des Lebens eines jeden Menschen entwickelt haben. Für viele Menschen gehören eine bestimmte Frisur oder ein Make-up, ein spezielles Parfum oder Rasierwasser untrennbar zur eigenen Persönlichkeit, auf die sie nur schwer verzichten können. Eine eingeschränkte Fähigkeit, sich selbst pflegen zu können, ist oft mit Ängsten vor einer Abhängigkeit verbunden. Zudem stellt eine Unterstützung bei der Körperpflege immer einen Eingriff in die Intimsphäre eines Menschen dar.

Sich kleiden (ABEDL® 5)

„Wie du kommst gegangen, so wirst du empfangen."
(Sprichwort)

Kleidung dient als Schutz, der Körpergestaltung und der nonverbalen Kommunikation. Kleidung schafft Identität, weil sie den Träger kennzeichnet und spezifiziert.

Sie dient dazu, die Zugehörigkeit ihres Trägers zu bestimmten gesellschaftlichen Gruppen zu zeigen, und macht Berufsrollen, Rang- und Standesunterschiede deutlich.

Kleidung hat auch in sinnlicher Hinsicht direkten Einfluss auf das Wohlbefinden des Trägers, da sie den Körper direkt bedeckt. Material, Passform und Farbe sorgen je nach Qualität für Wohlgefühl oder Unbehagen ihres Trägers.

Vor allem aber drücken sich in der Kleidung die Persönlichkeit des Trägers und dessen Lebensstil aus.

Die Kleidung wird aus den dargestellten Gründen häufig auch als zweite oder als soziale Haut des Menschen bezeichnet.

Die Einschränkung oder der Verlust der Fähigkeit, sich individuell zu kleiden, kann sich entsprechend stark auf das Selbstwertgefühl eines Menschen auswirken.

Ausscheiden (ABEDL® 6)

Nahrungsaufnahme, Verdauung und Ausscheidung sind ein rhythmisch ablaufendes, lebendiges Geschehen, das im ausgeglichenen Zustand für Wohlbefinden sorgen und dementsprechend bei Störungen in erheblichem Maß zum Unwohlsein beitragen kann.

Ausscheidungsorgane sind neben Blase und Darm auch die Haut und das pulmonale System. Doch während ohne Weiteres hingenommen wird, dass man auf die Ausscheidung durch die Haut und die Atmung nur einen geringen willentlichen Einfluss hat, ist die eigenständige Kontrolle von Blase und Darm von immenser Bedeutung, auch was das Bedürfnis nach Selbstbestimmung betrifft.

In der frühkindlichen Entwicklung geht es bei der Erziehung zur Sauberkeit in der Beziehungsgestaltung zur Mutter (Bezugsperson) immer auch um die Übernahme von eigenständiger Kontrolle und das erste Erleben von Macht bzw. um die Neuverteilung von Kontrolle und Macht zwischen Mutter und Kind. Während das Kind allmählich an Einfluss und Kontrolle gewinnt, übt sich die Mutter komplementär dazu im allmählichen Loslassen.

Die in dieser Entwicklungsphase gemachten Erfahrungen eines Menschen, z. B. was Erfolge und Rückschläge beim „Sauberwerden" und die Reaktionen der Bezugsperson darauf betrifft, sind für die Entwicklung von Autonomieerleben und Selbstwertgefühl bedeutsam.

Der Verlust der Kontrolle über die Ausscheidungsfunktion geht mit einem Machtverlust einher und erschüttert das Selbstwertgefühl des Betroffenen häufig schwer.

Da es sich bei dem Thema „Ausscheidung" im westlichen Kulturkreis um einen stark tabuisierten Bereich handelt, ist es für Menschen, die an Störungen der Ausscheidungsfunktionen leiden, oft extrem schwierig, offen über ihre Probleme zu sprechen oder mit ihren Einschränkungen sozial integriert zu bleiben, wenn es nicht gelingt, diese für andere unbemerkbar zu halten.

Essen und Trinken (ABEDL® 7)

„Die allerschönste Frucht meiner Gesundheit sehe ich in der Lust am Genuss."

M. de Montaigne (📖 [7])

Die Aufnahme von Nahrung gehört zu den frühesten Erfahrungen eines Menschen, die immer gekoppelt ist an (Körper-)Kontakt und die Beziehung zu einem oder mehreren anderen Menschen. Nahrungsaufnahme und Sozialkontakt stehen in enger Wechselbeziehung zueinander. Die meisten Menschen essen daher nicht gern allein, sondern lieber in angenehmer Gesellschaft. Auch der Sitzplatz und die Tischnachbarn sind im Rahmen der Nahrungsaufnahme durchaus von Bedeutung. In der Biografie eines Menschen gehören die individuellen Erfahrungen, die er im Zusammenhang mit der Ernährung und dem Erleben des „Versorgtwerdens" durch eine Bezugsperson gemacht hat, mit zu den prägenden Lebenserfahrungen. Biografische Erfahrungen wirken sich also auf das Essverhalten, auf Vorlieben und Gewohnheiten aus. Auch Düfte und Geschmack werden im Gedächtnis gespeichert und können Stimmungen und Bilder aus scheinbar längst vergessenen Zeiten wieder hervorholen. Die Art und Weise der Nahrungszubereitung, -abfolge und -aufnahme wiederum hängt ab von kulturellen Faktoren, die erlernt und verinnerlicht werden. Rituale und das Verhalten bei Tisch sind ebenfalls kulturell geprägt. Und sowohl die körperliche als auch die psychische Befindlichkeit eines Menschen haben direkte Auswirkungen auf seinen Appetit und sein Essverhalten. Wohlbefinden und Unbehagen können dabei körperliche und/oder seelische Ursachen haben. Eine wohlschmeckende, duftende Mahlzeit in angenehmer Gesellschaft kann hingegen eine angenehme, sinnliche Erfahrung sein und Freude sowie Zuversicht vermitteln oder Trost spenden und damit das Wohlbefinden verbessern. Essen und Trinken ist damit viel mehr als einfach nur die Aufnahme von Flüssigkeit und Nährstoffen.

Ruhen, schlafen, sich entspannen (ABEDL® 8)

„Hinter mir, auf der anderen Seite meines Bettes, rührt das Schweigen des Hauses ans Unendliche …" „Ich spüre meinen Kopf auf dem Kissen liegen, in das er ein Tal gräbt …" „Ich höre die Zeit fallen, Tropfen um Tropfen …" „Alles ist so viel, so tief, so schwarz und so kalt …" „Plötzlich, wie ein Kind des Mysteriums, kräht, ohne von der Nacht zu wissen, ein Hahn …" „Ich spüre meinen Mund lächeln … ich kann mich dem Leben überlassen, ich kann einschlafen, weil Morgen in mir ist …"

F. Pessoa (📖 [8])

Das Zitat macht deutlich, welche Qual Schlafstörungen für die Betroffenen bedeuten können, und auch, was erforderlich ist, um einschlafen zu können, nämlich vor allem die innere Entspannung, das „Sich-Überlassen-Können" und die Zuversicht, dass alles in Ordnung ist.

Der Hahnenschrei kündigt das bevorstehende Ende der Nacht an und weist den Weg aus dem nächtlichen Dunkel, dem Ungewissen und der Einsamkeit. Er ermöglicht damit die Entspannung, die in den erholsamen Schlaf führt, der eine Quelle des Wohlbefindens ist.

Die Störung des Schlafs kann die Schlafquantität und/oder die Schlafqualität betreffen.

Zu den **Schlafstörungen** gehören:

- Insomnien (Schlafmangel)
- Schläfrigkeit am Tage
- Traumwandeln, Albträume
- Störungen des Schlaf-Wach-Rhythmus
- Schwierigkeiten, einzuschlafen (Einschlafstörung)
- Mehrfaches Erwachen in der Nacht (Durchschlafstörung)
- Morgendliches Früherwachen
- Schlafapnoe mit Atempausen während des Schlafs, die den Schlaf stören

Die Betroffenen fühlen sich in der Folge nicht ausgeruht und ihre Befindlichkeit und Vigilanz am Tage sind beeinträchtigt, wobei es zu Gefahrensituationen kommen kann, z. B. durch unwillkürlich auftretenden Sekundenschlaf am Tag.

Auch können infolge von Schlafstörungen bei den Betroffenen erhöhte Reizbarkeit, verminderte/r Antrieb/Motivation oder Hyperaktivität, emotionale Labilität und Impulsivität auftreten.

Faktoren, die Entspannung behindern bzw. zu Schlafstörungen führen:

- Psychologische Faktoren, z. B. Furcht, Angst, Trauer, Einsamkeit, die Trennung von Bezugspersonen, die Furcht vor Schlafstörungen
- Körperliche Faktoren, z. B. Schmerzen, Ernährung, Erschöpfung, Körpertemperatur
- Umgebungsbedingte Faktoren, z. B. Lärm, Beleuchtung, Zimmer- bzw. Außentemperatur, unvertraute Umgebung, ungewohnte Schlafstätte

Sich beschäftigen, lernen, sich entwickeln (ABEDL® 9)

„Beim Spiel kann man einen Menschen in einer Stunde besser kennenlernen als im Gespräch in einem Jahr."

Platon (📖 [13])

Diese ABEDL® ist breit gefächert und facettenreich und beschreibt in ihrem Titel nur einige zueinander in Beziehung stehende Tätigkeitsbereiche. Obwohl sie in der Pflegeversicherung keine ausdrückliche Berücksichtigung findet, darf diese zum menschlichen Alltag gehörende Aktivität in der Pflege nicht vernachlässigt werden.

Mit **„sich beschäftigen"** sind im allgemeinen Sinn Tätigkeiten assoziiert, die in der Freizeit ausgeübt vor allem zum Ziel haben, zu innerer Befriedigung eines Menschen zu führen. Es handelt sich dabei nicht um Verpflichtungen, es geht nicht um Leistung oder wirtschaftlichen Nutzen, sondern um freie Tätigkeiten, die dem eigenen Bedürfnis, der eigenen Lust und Laune entsprechen, Selbstausdruck ermöglichen und dadurch dazu angetan sind, das Selbstwertgefühl eines Menschen zu festigen.

Das **„Spielen"** wird im Vergleich dazu als eine freiwillige Tätigkeit zur Beschäftigung ohne bewussten Zweck, zum Vergnügen, zur Entspannung oder zur Zerstreuung definiert, die oft in Gemeinschaft mit anderen vorgenommen wird. Insofern ist das Spielen eine mögliche Form der Beschäftigung.

Das Bedürfnis zu spielen gehört zum Menschsein (Spieltrieb). Insbesondere über das Spielen entwickeln und festigen sich kognitive und motorische Fähigkeiten und Fertigkeiten des Menschen.

„Lernen" wird je nach wissenschaftlicher Disziplin aus verschiedenen Blickwinkeln definiert.

Ganz allgemein kann Lernen als bewusster oder unbewusster Erwerb von geistigen und körperlichen Fähigkeiten bezeichnet werden. Diese Fähigkeiten beeinflussen und verändern das Verhalten, Denken und Fühlen aufgrund der verarbeiteten Wahrnehmung bzw. Bewusstwerdung eigener Regungen. Das Lernen erfolgt also auch ganz wesentlich über die spielerische Beschäftigung.

Wesentliche Elemente des Lernens stellen die Wahrnehmung von Reizen aus der Umwelt, die mit Erfahrungen in Beziehung gesetzt werden, und das Erkennen von Mustern dar.

Die Fähigkeit zu lernen hängt zunächst einmal ganz wesentlich von intakten Sinnesorganen ab, die Reize aus der Umwelt aufnehmen, aber auch von der Fähigkeit zur Aufmerksamkeit und Konzentration sowie der Merk- und Erinnerungsfähigkeit eines Menschen, welche die Verarbeitung und Verknüpfung der Umweltreize erst ermöglichen. Über das Lernen ist der Mensch in der Lage, sich an eine sich verändernde Umwelt anzupassen.

Im Titel dieser ABEDL® ist das **„Arbeiten“** nicht aufgeführt, mit dem der Mensch allerdings einen großen Teil seines Lebens beschäftigt ist. Arbeit unterscheidet sich von der Beschäftigung und dem Spiel dadurch, dass es sich um Tätigkeiten handelt, die zum Ziel haben, das Überleben eines Menschen materiell abzusichern.

„Erst die Arbeit, dann das Vergnügen“, lautet ein bekanntes Sprichwort. Arbeit dient also primär der Selbsterhaltung und ist Selbstsorge, die deshalb eng mit dem Identitätsgefühl eines Menschen verknüpft ist.

Unter **„Entwicklung“** schließlich versteht man vor allem den Prozess der Veränderung, die Dynamik von Entstehung, Wachstum, Entfaltung, Reifung und Vergehen, die mit der Zeugung beginnt und das gesamte Leben über andauert.

Eigene Sexualität leben (ABEDL® 10)

Beim Menschen wird das Geschlecht, die Weiblichkeit/Männlichkeit, durch biologische und soziale Faktoren bestimmt.

Geschlechtsspezifisches Rollenverhalten wird im Laufe der Entwicklung erworben und individuell als Teil der persönlichen Identität eines Menschen integriert.

In dieser ABEDL® werden die geschlechtsspezifische Identität als Mann oder Frau, die sich z. B. in der äußeren Erscheinung durch Frisur, Kleidung oder der Art, sich zu bewegen, oder im Kommunikationsverhalten ausdrückt, sowie in Familie und Beruf erlerntes und ausgeübtes Rollenverhalten, die individuelle Einstellung und Haltung zu Intimität und Sexualität sowie persönliches Sexualverhalten beschrieben.

Erst durch die Frauenbewegung sind die als „weiblich“ oder „männlich“ charakterisierten Geschlechterrollen relativiert worden. Sie waren vor einigen Jahrzehnten noch klar voneinander abgegrenzt. Mädchen und Jungen wurden bewusst unterschiedlich gekleidet und erzogen, um die geschlechtsspezifisch festgelegten unterschiedlichen Rollen in Familie und Beruf im späteren Erwachsenenleben erfüllen zu können.

Es gab nach Geschlechtern getrennte Schulen, in der Kirche eine Seite für Männer und eine für Frauen, bestimmte Tätigkeiten in der Familie und bestimmte Berufe, die klar den Männern oder ausschließlich den Frauen zugeordnet waren.

Benimmregeln gaben strikt vor, wie sich Männer und Frauen im Kontakt miteinander zu verhalten hatten, z. B.:

- Ein Kavalier geht voran und öffnet der Dame die Tür. Er hilft ihr in den Mantel und setzt sich erst, wenn sie Platz genommen hat.
- Eine Dame wartet im Auto sitzend, bis der Herr ihr die Tür öffnet und ihr beim Aussteigen behilflich ist.

Die heute alten Menschen haben meist eine eher körperfeindliche Erziehung mit vielen Tabus erhalten, und nicht wenige von ihnen haben in ihrer Jugend in Kriegszeiten traumatische Erfahrungen gemacht und sexualisierte Gewalt erlebt.

Voreheliche Sexualkontakte waren verpönt und für Frauen war die Bewahrung der Jungfernschaft bis zur Ehe mit ihrer persönlichen Ehre als Frau verknüpft.

Die Verwendung von Verhütungsmitteln war in vergangenen, noch stärker von kirchlichen Moralvorstellungen geprägten Zeiten nicht üblich und der Geschlechtsakt mit der Gefahr einer ungewollten Schwangerschaft verbunden.

Für sichere und fördernde Umgebung sorgen (ABEDL® 11)

Sicherheit ist ein relativer Begriff, der nicht durch feststehende, eindeutige Faktoren definiert werden kann.

Es ist sinnvoll, zwischen technischer Sicherheit, die sich auf die unbelebte Umgebung bezieht, und sozialer Sicherheit, die zwischenmenschliche Beziehungen charakterisiert, zu unterscheiden.

Außerdem sind für den Menschen physische und wirtschaftliche Sicherheit von höchster Wichtigkeit.

Von einer für das Individuum förderlichen Umgebung kann dann ausgegangen werden, wenn in allen genannten Bereichen relative Sicherheit und außerdem Möglichkeiten zu weitestgehender Selbstbestimmung gegeben sind.

Der gesunde, erwachsene Mensch kann unter normalen Umständen weitgehend selbst für eine sichere und fördernde Umgebung sorgen, auf diese einwirken, Selbstsorge betreiben, Risiken einschätzen und minimieren sowie vertrauensvolle zwischenmenschliche Beziehungen herstellen und gestalten. Er ist in der Lage, sich flexibel zu verhalten und auf Bedrohungen und Gefahren angemessen zu reagieren, z. B. vor einer Gefahr zu flüchten oder Hilfe herbeizuholen, um Sicherheit wiederherzustellen.

Soziale Kontakte und Beziehungen aufrechterhalten (ABEDL® 12)

- **In Kontakt sein und bleiben**
- **Mit belastenden Beziehungen umgehen**
- **Unterstützende Beziehungen erhalten, erlangen und wiedererlangen**

„Die Erfahrung zeigt: Wer ‚Ich' sagen kann, ist bereits dem ‚Du' begegnet und hat gelernt, den Mitmenschen als ‚anderes Ich' und als wesentliche Hilfe für die Entfaltung seines eigenen personalen Lebens zu begreifen."

J. Spindelböck (📖 [11])

Der Mensch als soziales Wesen hat ein angeborenes Grundbedürfnis nach Beziehung und Bindung zu anderen Menschen. Erkenntnisse aus der Entwicklungspsychologie zeigen, dass die Wahrnehmung eines Menschen von der Welt und die Erwartungen, mit denen er an sie herangeht, stark geprägt werden von seinen Erfahrungen mit den Bezugspersonen aus der frühen Kindheit.

Die Aufnahme und Gestaltung zwischenmenschlicher Beziehungen sind notwendige Aufgaben eines jeden Menschen, um in einer Gemeinschaft, die letztlich das Überleben sichert, integriert zu werden.

Beachtung und Anerkennung durch die Mitmenschen sowie Integrationsgrad und Rang innerhalb einer Gruppe/Gemeinschaft sind wichtige Faktoren, die das Selbstwertgefühl und das Wohlbefinden eines Menschen entscheidend beeinflussen.

Die deutsche Sprache drückt den Zusammenhang zwischen Beachtung und Rang innerhalb einer Gemeinschaft sogar begrifflich aus: Ein Mensch, der viel Beachtung und Anerkennung durch seine Mitmenschen erfährt, genießt ein hohes **„Ansehen"**.

Die Stellung eines Menschen innerhalb einer Gruppe ist u. a. auch daran zu erkennen, wie häufig die Mitglieder einer Gruppe Blickkontakt zu ihm aufnehmen.

Jemandem **„die kalte Schulter zeigen"**, also bewusst zu ignorieren, drückt Geringschätzung aus. Die genannten Begriffe und Redewendungen beschreiben menschliches Verhalten, mit dem klar und deutlich entweder höchste Wertschätzung oder Verachtung mitgeteilt und kommuniziert wird.

Die Erfahrung von Nichtbeachtung oder Ausgrenzung durch die Mitglieder einer Gruppe gehört zu den existenzbedrohenden Erfahrungen eines Menschen.

Mit existenziellen Erfahrungen umgehen und sich dabei entwickeln (ABEDL® 14)

- **Fördernde Erfahrungen machen**
- **Mit belastenden Erfahrungen umgehen**
- **Existenzfördernde und existenzgefährdende Erfahrungen unterscheiden**
- **Biografische Erfahrungen einbeziehen**

„Alles wesentliche Erkennen betrifft die Existenz."

S. A. Kierkegaard

„Existieren, das ist da sein, ganz einfach."

J.-P. Sartre (📖 [10])

Das etymologische Wörterbuch der deutschen Sprache definiert das Verb „existieren" als „räumlich vorhanden sein; bestehen". Unter „erfahren" findet man die Umschreibung „durchreisen; kennenlernen".

Bei existenziellen Erfahrungen handelt es sich somit um Erlebnisse, d.h. um Ereignisse, Situationen, Wahrnehmungen, Geschehnisse, die ein Mensch persönlich kennenlernt und durchlebt und die sein Dasein, sein „Vorhandensein" im unmittelbaren Sinn betreffen.

Welche Erlebnisse können dies sein?

- Das Erleben von Beeinträchtigungen, die so ausgeprägt sind, dass sie Abhängigkeit zur Folge haben, die Selbstbestimmung bedrohen, die Verständigung oder den Kontakt mit anderen Menschen einschränken.
- Krankheit und Tod eines nahestehenden Menschen oder auch eines geliebten Tieres sind bedeutende Erfahrungen, die gravierende Auswirkungen auf das Selbst, das Gefühlsleben und die Einstellung zum Leben haben können.
- Die Geburt eines Kindes und dessen spätere Ablösung von den Eltern, das Erleben von Verliebtheit, Partnerschaft, Eheschließung, aber auch Trennung und Scheidung.
- Ein Umzug in eine andere, entfernte Umgebung, der mit dem Verlust von Freunden, Bekannten und den gewohnten Alltagsroutinen einhergeht, oder der Verlust des Arbeitsplatzes, der die materielle Sicherheit infrage stellt und das Selbstwertgefühl angreift.
- Erfahrungen von Gewalt, Ohnmacht, Isolation und Ausgrenzung sind existenziell bedrohlich.
- Reifungsprozesse und Verlusterfahrungen im Zusammenhang mit dem Altern.
- Alle Erlebnisse und Erfahrungen, die intensive Gefühle auslösen, die die Frage nach dem Lebenssinn stellen, die tiefgreifende Veränderungen im Leben eines Menschen zur Folge haben und einen längeren Bewältigungsprozess erforderlich machen.

Existenzielle Erfahrungen stehen nicht losgelöst für sich allein da, sondern können grundsätzlich in jedem ABEDL®-Bereich gemacht werden. Auch die Reaktionen eines Menschen auf die Erfahrungen werden dementsprechend in einer oder mehreren ABEDL® ausgedrückt.

Angehörige und Pflegende von schwerstkranken oder schwerstpflegebedürftigen Menschen werden im täglichen Zusammensein, bei der Arbeit und durch die Arbeit mit diesen Menschen ebenfalls mit Themen und Situationen konfrontiert, die das eigene Gefühlsleben stark berühren. Das Zusammenleben, die Pflege, Begleitung und Betreuung dieser Menschen sind also selbst existenzielle Erfahrungen des Lebens, mit denen sich Angehörige und Pflegende auseinandersetzen und die sie bewältigen müssen.

Gelingt es auf konstruktive und bewusste Weise durch gegenseitiges Verständnis und Unterstützung, können schwierige und schmerzhafte Erlebnisse integriert werden und die Angehörigen und Pflegenden gemeinsam mit den Betroffenen daran wachsen.

7.2 Strukturmodell zur Entbürokratisierung der Pflegedokumentation

Die Entwicklung dieses Modells für die Langzeitpflege erfolgte unter Einbindung der Einrichtungs- und Kostenträger und deren Verbänden, der prüfenden Instanzen und der Bundesländer (📖 [3]). Die Einführung wurde mit einer bundesweiten Implementierungsstrategie, für die eigens ein zentrales Projektbüro – „ein-STEP" = Einführung des Strukturmodells zur Entbürokratisierung der Pflegedokumentation – eingerichtet wurde, unterstützt und im Oktober 2017 formal zu Ende geführt. Basis war ein breiter Konsens der Beteiligten, dass die bisherige Praxis die Arbeitsbedingungen, die durch extreme Ausdifferenzierung und Fragmentierung gekennzeichnet war, die Arbeitsmotivation und die Arbeitszeit der Pflegenden negativ beeinflusste und es deswegen zu Einbußen bei der Attraktivität der Arbeit in der Pflege gekommen war. Die Pflegeverbände übernahmen im November 2017 die weitere zentrale Steuerung zur bundesweiten Verstetigung des Strukturmodells.

Ein-STEP

Ein-STEP steht für Einführung des Strukturmodells zur Entbürokratisierung der Pflegedokumentation. Alle wesentlichen Informationen und Materialien hierzu stehen zum Download bereit unter www.ein-step.de (letzter Zugriff: 5.6.2025).

7.2.1 Grundlagen und Elemente des Modells

Das neue Modell wurde bewusst kompatibel zum neuen Pflegebedürftigkeitsbegriff und zum neuen Begutachtungsassessment (NBA), das kontextunabhängig den Grad der Selbstständigkeit abbildet, gestaltet und auf die spezifischen „pflegefachlich gebotenen Funktionen" ausgerichtet. Es stellt zur Planung des Pflegeprozesses folglich auf den individuellen Unterstützungsbedarf der pflegebedürftigen Person ab und fokussiert auf deren persönliche Umstände und Bedürfnisse, die abgebildet werden. Die Grundstruktur des spezifisch auf das jeweilige Setting (ambulant/stationär) adaptierten Modells basiert auf dem vierphasigen Pflegeprozess der Weltgesundheitsorganisation (WHO) und umfasst dementsprechend vier Elemente, analog der Abfolge der Arbeitsschritte in der Berufspraxis:

1. Strukturierte Informationssammlung (SIS®)
2. Individuelle Pflege- und Maßnahmenplanung
3. Pflegebericht mit dem Fokus auf Abweichungen
4. Individuell festgelegte Evaluationsdaten

Element 1: Strukturierte Informationssammlung (SIS®)

Den Einstieg in den Pflegeprozess bildet die strukturierte Informationssammlung (SIS®), die an erster Stelle die individuelle Wahrnehmung zur Situation und die persönliche Einschätzung des Hilfebedarfs aus Sicht der zu pflegenden Person in Form einer narrativen Erzählweise erfragt und die „mit den Worten der zu pflegenden Person", d. h. ungefiltert, schriftlich dokumentiert werden soll.

Erst im anschließenden zweiten Schritt wird der individuelle Pflegebedarf entlang von sechs wissenschaftsbasierten, pflegerelevanten Kategorien – Kognition und Kommunikation; Mobilität und Beweglichkeit; krankheitsbezogene Anforderungen und Belastungen; Selbstversorgung; Leben in sozialen Beziehungen; Wohnen/Häuslichkeit (stationär) bzw. Haushaltsführung (ambulant) – durch die Pflegefachperson eingeschätzt und schriftlich dokumentiert.

Die abschließende Risikomatrix der SIS® kombiniert pflegesensitive Phänomene und Risiken (abgeleitet aus den Expertenstandards) mit den pflegerelevanten Kontextkategorien (abgeleitet aus dem NBA), die in der Forschung im Zusammenhang mit den Phänomenen und Risiken als inhaltliche Auslöser identifiziert wurden: Beispielsweise erhöht eine beeinträchtigte Kognition oder ein Alleinleben das Sturzrisiko einer Person mit eingeschränkter Beweglichkeit/Mobilität. An dieser Stelle der SIS® erfolgt in einem dritten Schritt eine erste fachliche Einschätzung der Pflegefachperson zu den Phänomenen und Risiken: Dekubitus, Sturz, Schmerz, Inkontinenz, Ernährung sowie einem ggf. individuell zu benennenden Phänomen/Risiko.

Element 2: Individuelle Maßnahmenplanung

Die Maßnahmenplanung umfasst einen Mix aus Grundpflege, psychosozialer Betreuung, hauswirtschaftlicher Versorgung und im stationären Bereich die Behandlungspflege auf der Grundlage aller in der SIS® erfassten Informationen und des erfolgten Verständigungsprozesses mit der zu pflegenden Person, der hier nachvollziehbar geplant und dargestellt wird und auch Gruppen- oder Einzelangebote der pflegerischen Betreuung einschließt. Auf eine konkrete Ausformulierung von Pflegezielen wird verzichtet, da die persönlichen Ziele im Verständigungsprozess ermittelt wurden. Dies erfordert allerdings eine hohe Kompetenz hinsichtlich des fachlichen Wissens und Könnens bei der Auftragsklärung und der klinischen Entscheidungsfindung sowie der Fähigkeiten in der Gesprächsführung und des diplomatischen Geschicks der Pflegefachperson bei der Aushandlung der gebotenen Maßnahmen. Ausgestaltet wird diese Planung entweder als Tagesstrukturierung oder in Form von Leistungskomplexen im ambulanten Sektor.

Element 3: Durchführung der Maßnahmen mit Fokussierung der Dokumentation auf Abweichungen

- Bei sachgerechtem Umgang mit der SIS® gehen alle relevanten Informationen aus der Maßnahmenplanung hervor.
- Einzelnachweise erfolgen im **stationären Setting** bei Dekubitusrisiko sowie gegebenenfalls bei anderen festgestellten Risiken und resultierenden Maßnahmen im Sinne des Risikomanagements (z. B. Trinkprotokolle) und für die Behandlungspflege, nicht jedoch für Maßnahmen der pflegerischen Betreuung.
- Im **ambulanten Setting** erfolgen zusätzliche Einzelnachweise für die erbrachten Maßnahmen bei Grundpflege, hauswirtschaftlicher Versorgung und pflegerischer Betreuung im Hinblick auf Abrechnungszwecke.

Element 4: Evaluation

Die Evaluation soll in angemessenen Abständen, abhängig von den Gesundheitssituationen und Bedarfen (vgl. Element 2 und 3), stattfinden. Sie kann sowohl anlassbezogen als auch im laufenden Prozess ad hoc oder zu festgesetzten Zeitpunkten vorgenommen werden. Einrichtung oder Pflegedienst legen die Evaluationsintervalle selbst fest [12].

Das interne Qualitätsmanagement ist für die Festlegung routinemäßiger Evaluationszeiträume zuständig.

7.2.2 Ziele des Modells

Folgende explizite Ziele sollen mit diesem Modell erreicht werden:

- Der Blickwinkel der Klienten soll konsequent abgebildet (Personzentrierung) und bewusst von der Sichtweise der Pflegefachkräfte abgesetzt werden, damit Individualität und Selbstbestimmung auch bei vorliegenden gesundheitlichen Einschränkungen gefördert und ein Aushandlungsprozess zur Grundlage für Entscheidungen zu Art und Umfang der Pflege und pflegerischen Betreuung etabliert wird.
- Die Pflegedokumentation soll als Instrument zur Steuerung, Kommunikation und Sicherung der pflegerischen Versorgung und Betreuung inklusive pflegerelevanter Risiken/Phänomene verwendet werden und festschreiben.
- Eine effiziente, im Hinblick auf die Qualität und haftungsrechtliche Aspekte sichere Pflegedokumentation soll erreicht werden, die eine schnelle und übersichtliche Orientierung erlaubt und zugunsten der hilfe- und pflegebedürftigen Person zeitsparend ist.
- Die fachliche Kompetenz von Pflegefachkräften soll gestärkt werden.

LITERATUR

1. Beikirch E et al. Das Strukturmodell zur Entbürokratisierung der Pflegedokumentation und das neue Begutachtungsinstrument zur Feststellung von Pflegebedürftigkeit – Unterschiede und Zusammenhänge. 2016. Aus: www.researchgate.net/profile/Martina-Roes/publication/319402303_Das_Strukturmodell_zur_Entburokratisierung_der_Pflegedokumentation_und_das_neue_Begutachtungsinstrument_zur_Feststellung_von_Pflegebedurftigkeit_-_Unterschiede_und_Zusammenhange/links/59a81d5b458515b33b5a8404/Das-Strukturmodell-zur-Entbuerokratisierung-der-Pflegedokumentation-und-das-neue-Begutachtungsinstrument-zur-Feststellung-von-Pflegebeduerftigkeit-Unterschiede-und-Zusammenhaenge.pdf (letzter Zugriff: 7.6.2025).
2. Beikirch E, Nolting HD, Wipp M. Dokumentieren mit dem Strukturmodell. Grundlagen – Einführung – Management. 2. A. Hannover: Vincentz Network, 2017.
3. Bundesministerium für Gesundheit: Entbürokratisierung der Pflegedokumentation. Aus: Entbürokratisierung der Pflegedokumentation. BMG, aktualisiert am 13.1.2025. Online verfügbar unter: https://www.bundesgesundheitsministerium.de/service/begriffe-von-a-z/e/entbuerokratisierung-der-pflegedokumentation.html (letzter Zugriff: 7.6.2025).
4. Fiedler C, Köhrmann M, Kollmar R. Pflegewissen Stroke Unit. Für die Fortbildung und die Praxis. Fachwissen Pflege. 2. A. Berlin, Heidelberg: Springer, 2017.
5. Krohwinkel M. Fördernde Prozesspflege mit integrierten ABEDLs. Forschung, Theorie und Praxis. Bern: Hans Huber, 2014. (2., überarb. u. erg. Aufl. 2025 erscheint im Februar 2026).
6. Löser AP. Pflegekonzepte in der stationären Altenpflege: leicht und sicher selbst erstellt. 3. A. Hannover: Schlütersche, 2008.
7. de Montaigne M. Von der Kunst, das Leben zu lieben. 4. A. Berlin: Die Andere Bibliothek, 2015.
8. Pessoa F. Das Buch der Unruhe. Zürich: Amman, 2003.
9. Sowinski C, Besselmann K, Rückert W. Qualitätshandbuch Wohnen im Heim. Köln: KDA, 1998.

10. Spierling V. Kleine Geschichte der Philosophie. München: Pieper, 2006.
11. Spindelböck J. Der Mensch als soziales Wesen. 2001. Aus: http://stjosef.at/artikel/mensch_als_soziales_wesen.html (letzter Zugriff: 7.6.2025).
12. Staiti, S. (2020): 14.5 Strukturmodell der Pflegedokumentation. In: Schraut, Veronika;Trögner, Jens (Hrsg.): PflegeHeute - Geriatrische Pflege. München: Elsevier, S. 175–177.
13. Zitatsammlung Wikiquote. Aus: https://de.wikiquote.org/wiki/Hauptseite (letzter Zugriff: 7.6.2025).

KAPITEL

8 Der Pflegeprozess bei Personen mit Demenz

Veronika Schraut

Der Pflegeprozess wird meist als Regelkreis mit vier bis sechs aufeinanderfolgenden Schritten oder Phasen beschrieben, der in der Pflegeplanung verschriftlicht wird. Es handelt sich um ein Verfahren, mit dem nach der Auftragserteilung der individuelle Pflegebedarf unter Beachtung der Bedürfnisse, Wünsche und gegebenen Rahmenbedingungen einer Person zunächst systematisch erhoben und eingeschätzt wird. Anschließend werden Maßnahmen zur Unterstützung ausgehandelt, vereinbart und durchgeführt, die im Hinblick auf die angestrebten Pflegeergebnisse im Prozessverlauf evaluiert und, falls erforderlich, angepasst werden.

- Es handelt sich um einen zyklischen Prozess.
- Die Phasen sind nicht voneinander abzugrenzen, sondern greifen oft ineinander.
- Die einzelnen Schritte können auch in einer anderen Reihenfolge erfolgen.

Die Weltgesundheitsorganisation (World Health Organization, WHO) entwickelte ein Modell des Pflegeprozesses mit vier Phasen, bestehend aus Assessment, Planung, Intervention und Evaluation, das z. B. dem in ➤ Kap. 7.2 vorgestellten Strukturmodell zugrunde liegt.

Im Handbuch Demenz wird zusätzlich die Phase der Pflegediagnostik beschrieben, die sich im Pflegeprozess als eine ergänzende Phase an das Assessment anschließt und bei der aus der Analyse der erhobenen Informationen standardisierte Pflegediagnosen abgeleitet werden.

Die Steuerung und Gestaltung des Pflegeprozesses stellt als wirkmächtiges Instrument den Hauptaufgabenbereich der Pflegeprofession dar.

Der Pflegeprozess setzt sich aus zwei nicht trennbaren Dimensionen zusammen (➤ Abb. 8.1):

- Der Beziehungsgestaltung einerseits und
- der Problemlösung bzw. -linderung andererseits

Eine zwischenmenschliche Beziehungsgestaltung ist nicht vermeidbar, denn auch der Versuch, die Beziehung zu einem Gegenüber zu vermeiden, stellt letztlich eine Art dar, sie zu gestalten. Beziehungsgestaltung erfolgt über die Kommunikation, die ebenfalls unvermeidbar ist. Deshalb gilt die (Art der) Kommunikation als wichtigster Faktor in der zwischenmenschlichen Beziehungsgestaltung.

„Man kann nicht nicht kommunizieren.“

P. Watzlawik ([25])

Die erfolgreiche Beziehungsgestaltung bildet eine Grundvoraussetzung zur Problemlösung. Deshalb muss die individuelle Pflegeprozessplanung immer beide Dimensionen umfassen und angemessen abbilden.

Personen mit Demenz sind einerseits zunehmend in ihrer Kommunikationsfähigkeit und damit auch in der Fähigkeit eingeschränkt, Beziehungen aufzunehmen und angemessen zu gestalten. Andererseits zeigen Forschungsergebnisse, dass deren Lebensqualität – Zufriedenheit oder Traurigkeit – in besonderer Weise mit dem Gefühl des Verbundenseins mit anderen Menschen zusammenhängt. Hinsichtlich der Pflegeprozessdimensionen sind Personen mit Demenz also insbesondere auf fachkompetente Unterstützung bei der zwischenmenschlichen Beziehungsgestaltung angewiesen. Pflegefachpersonen fokussieren in den Pflegeprozessen diesen Unterstützungsbedarf und formulieren in der Pflegeplanung konkrete Maßnahmen im Hinblick auf die Kommunikation und Interaktion mit der betroffenen Person, damit diese sich geschätzt, angenommen und mit anderen Menschen verbunden fühlen kann.

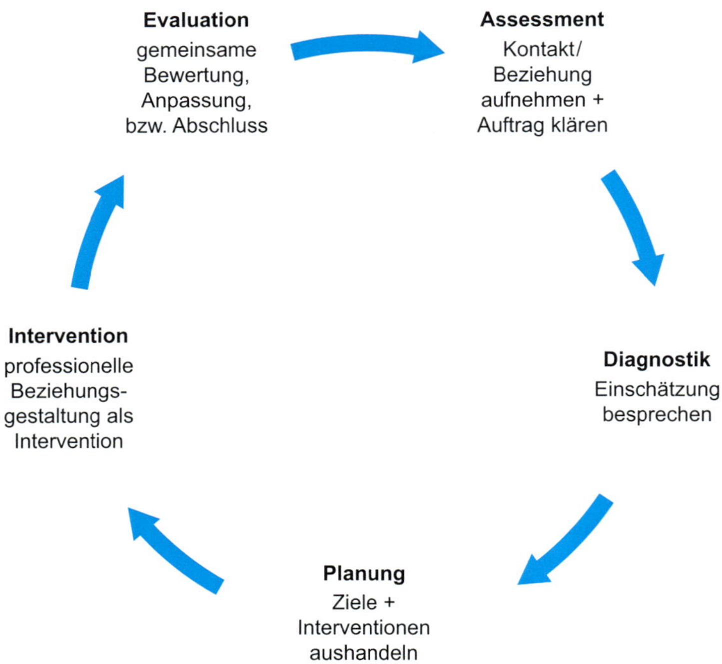

Abb. 8.1 Der Pflegeprozess als Problemlösungs- und Beziehungsprozess nach Fiechter und Meier [G375, L143]

8.1 Pflegerisches Assessment

Ausgangspunkt des Pflegeprozesses ist das pflegerische Assessment (📖 [20]).

Assessment (Einschätzung, Beurteilung)

= Pflegerisches Assessment bezeichnet eine aktuelle pflegerische Situationseinschätzung, die über die Erhebung der Vorgeschichte (Anamnese) hinausgehend, aktuelle Bedürfnisse, Probleme, Ressourcen und Bedarfe einer Person (mit Demenz) identifiziert und dokumentiert.

Es soll physische, psychische, kulturelle und psychosoziale Daten enthalten und neben objektiven Daten auch das subjektive Erleben des Betroffenen und ggf. seiner Angehörigen erfassen.

Das pflegerische Assessment ermöglicht eine zusammenfassende Beurteilung der Situation aus pflegerischer Sicht und stellt im Rahmen des Pflegeprozesses die Grundlage der Pflegediagnostik dar.

Mit dem pflegerischen Assessment wird durch die Identifizierung des Pflegebedarfs und der individuellen Bedürfnisse der Pflegeauftrag definiert und geklärt, welche Prioritäten bei den Problemen und angestrebten Pflegeergebnissen gesetzt werden sollen bzw. müssen. Alle nachfolgenden Schritte des Pflegeprozesses sind abhängig von der Qualität, Aussagekraft und Nachvollziehbarkeit des Pflegeassessments.

Klinische Entscheidungsfindung

Im Rahmen des Assessments sowie bei der Evaluation pflegetherapeutischer Maßnahmen finden eine Auswahl und Organisation der Informationen in sinnvoll erscheinenden Mustern, das Wiedererkennen bereits früher identifizierter Muster sowie das Begründen von Schlussfolgerungen statt. Dieses Geschehen wird als kritisches Denken bezeichnet, das beim Treffen von klinischen Entscheidungen unabdingbar ist. Die von Pflegenden im beruflichen Alltag getroffenen klinischen Entscheidungen gründen auf der Expertise der Pflegenden, den Vorstellungen der Pflegeempfänger, den Umgebungsbedingungen und den Erkenntnissen der Pflegewissenschaft. Sie haben wesentliche Auswirkungen auf das Wohlbefinden und die gesundheitliche Situation der Pflegeempfänger. Dies bedeutet, dass die Güte dieser Entscheidungen die Pflegequalität maßgeblich beeinflusst (📖 [1]).

8

Ziele des Pflegeassessments sind:

- Initiierung des Pflegeprozesses durch Bereitstellung von Informationen, die als Grundlage für die Abwägung und Priorisierung von vorrangigen Problemen und die weiteren Schritte des Pflegeprozesses dienen
- Identifizierung von Bedürfnissen, Umgebungsbedingungen und Interventionen oder Dienstleistungen, die für die Erreichung ergebnisrelevanter Kriterien von Bedeutung sind
- Transfer klientenspezifischer Daten an andere Leistungsanbieter im Gesundheitswesen
- Kontinuierliche Bereitstellung aktueller Informationen zur Beurteilung der Effizienz pflegerischer Interventionen

Die Erhebung/Sammlung der Informationen erfolgt über:

- Befragung im Gespräch mit der Person mit Pflegebedarf (Selbsteinschätzung) bzw. deren Angehörigen (Fremdeinschätzung)
- Verhaltensbeobachtung
- Erhebung objektiver Daten durch Messung und Zählung unter Verwendung spezifischer Assessmentinstrumente oder -verfahren
- Sichtung/Auswertung von bereits vorhandenen Informationen, Pflegeüberleitungsbögen, Berichten, Untersuchungsbefunden und/oder Testergebnissen weiterer beteiligter Fachpersonen

Wichtige Aspekte eines professionellen, strukturierten Vorgehens:

- Durchführung des pflegerischen Assessments durch eine fachlich qualifizierte pflegerische Bezugsperson bzw. Bezugspflegekraft (BPFK), die den Pflegeprozess steuert und als Ansprechpartner allen Beteiligten in ihrer Funktion bekannt ist.
- Persönliche Vorstellung in der Funktion als pflegerische Bezugsperson bei den Pflegeempfängern und den Angehörigen, z. B. im Rahmen eines (gemeinsamen) **Erstgesprächs.**
- Neben der Erfassung von pflegespezifischen Informationen hat das Erstgespräch eine wichtige Bedeutung beim Aufbau einer professionellen Beziehung: Wenn das Gespräch fachlich kompetent, d. h. einfühlsam, personenzentriert und mit angemessener Nähe-Distanz-Gestaltung geführt wird, können sich sowohl die Person mit Demenz als auch deren Angehörige verstanden und respektiert fühlen und Vertrauen zur Pflegeperson fassen.
- Ziele dieses Gesprächs sind die Beziehungsaufnahme, die Auftragsklärung, sowie die Erhebung der wichtigsten Informationen für eine **Ersteinschätzung.**
- Zum Abschluss erfolgt gegebenenfalls die Planung eines weiteren Gesprächs zur Erhebung vertiefender Informationen oder zum Austausch von ersten Beobachtungen und Erfahrungen für ein **umfassendes Pflegeassessment.**

MERKE

Die Ersteinschätzung beginnt unmittelbar mit der Kontaktaufnahme und dem Kennenlernen der betroffenen Person.

- Sie dient zur Ermittlung von unmittelbaren Risiken, der Identifikation von aktuellen Bedürfnissen und Problemen und der sofort erforderlichen Pflegeinterventionen.
- Falls angezeigt, kommen spezifische Assessmentinstrumente/Screenings zum Einsatz.

MERKE

Die Erstellung eines umfassenden Pflegeassessments kann entsprechend der Aufgabenstellung einige Zeit in Anspruch nehmen.

- Zur strukturierten Dokumentation der Informationen sollte sich der Erhebungsbogen am angewandten Pflegemodell orientieren und freie Formulierungen erfordern, damit ein umfassendes Bild der Person entstehen kann.
- Bei der Verwendung von Erhebungsbögen mit vorgegebenen Satzbausteinen oder gar Ankreuzverfahren ist dies erfahrungsgemäß eher nicht der Fall. Diese Bögen bergen im Gegenteil die Gefahr, zu einer fragmentierten Sichtweise und Reduzierung der Person auf schematisch dargestellte Problembündelungen zu führen, was dem Ziel einer individuellen, die Person stärkenden Pflege zuwiderlaufen würde.

Bei speziellen Problemstellungen kann ein **Fokusassessment,** also die gezielte Abklärung eines spezifischen Problems, erforderlich werden, wenn bei der betroffenen Person mit Demenz in einzelnen Bereichen besondere Probleme auftreten, z. B.

- Schluckstörungen, Nahrungsverweigerung, deutliche Gewichtsabnahme
- Herausforderndes Verhalten (ständige Ruhelosigkeit, Apathie, abwehrendes oder aggressives Verhalten, ständiges Rufen/Schreien, Schlafstörungen)
- Gangunsicherheit, Sturzereignisse
- Suizidale Äußerungen

8.1.1 Beispiel: Pflegeassessment bei leichter Demenz vom Alzheimer-Typ (DAT) in ABEDL®-Struktur

FALLBEISPIEL

Frau A. ist 75 Jahre alt und lebt mit ihrem gleichaltrigen Ehemann in der gemeinsamen Wohnung. Der Ehemann bemerkt seit einiger Zeit, dass seine Frau vergesslicher geworden ist und in Gesprächen häufiger nach Worten sucht. Auch scheint sie weniger gesellig zu sein als früher. Er macht sich Sorgen und hat sie gebeten, sich in der Gedächtnisambulanz untersuchen zu lassen. Leistungen der Pflegeversicherung sind bisher nicht beantragt.

Pflegeassessment

Kommunizieren

Muttersprache Deutsch; Sprachverständnis unbeeinträchtigt, Wortfindungsstörungen, Weitschweifigkeit. Im Kontakt zugewandt, konzentriert. Im Gespräch mit mehreren Personen zurückhaltender als früher. Visusminderung beidseitig, mit Brille ausgeglichen. Hören unbeeinträchtigt. Telefonbenutzung unbeeinträchtigt.

Sich bewegen

Motorik unbeeinträchtigt, körperliche Geschicklichkeit unverändert zu früher, Antrieb leicht reduziert im Vergleich zu früher.

Vitale Funktionen aufrechterhalten

Mit Medikamenten kompensierte Herzinsuffizienz, keine aktuellen Beschwerden. Arztbesuche und Medikamenteneinnahme werden vom Ehemann unterstützt, da Frau A. Termine und Einnahme von Medikamenten vergisst. Blutdruck und Pulsfrequenz im Normbereich (135/80 mmHg; 84/Minute), Atmung unauffällig, keine aktuellen Beschwerden. Aktuelle Medikation: …

Sich pflegen

Frau A. führt die Körperpflege selbstständig durch. Laut Ehemann benötigt sie dazu mehr Zeit als früher und sie scheint weniger Wert auf ein gepflegtes Äußeres, z. B. Make-up, zu legen.
Zum Friseur wird sie regelmäßig vom Ehemann gebracht und abgeholt, weil sie sich die Fahrt mit dem Bus allein nicht mehr zutraut, nachdem sie einmal den falschen Bus genommen hatte.

Sich kleiden

Frau A. wählt ihre Kleidung selbst aus, die jedoch neuerdings nicht immer ganz zum Anlass passt und die sie seltener wechselt als früher. Sie kleidet sich selbstständig an, benötigt aber mehr Zeit.

Ausscheiden

Frau A. geht selbstständig zur Toilette, sie hat weder mit dem Wasserlassen noch mit dem Stuhlgang Probleme.

Essen und Trinken

Frau A. berichtet von gutem Appetit. Sie ist normalgewichtig (64 kg bei 170 cm Größe). Sie isst und trinkt selbstständig und bereitet Mahlzeiten selbstständig zu. Der Ehemann berichtet, dass seine Frau beim Kochen weniger variiert als früher, was ihn aber nicht stört.

Frau A. vergesse manchmal, ausreichend zu trinken. Keine Ödeme, keine Kau- oder Schluckstörungen, Zahnprothese oben.

Ruhen, schlafen, sich entspannen

Frau A. fühlt sich häufig erschöpft und schläft morgens deutlich länger als früher. Sie geht gern früh zu Bett (21:00 Uhr) und muss mehrmals nachts zum Toilettengang aufstehen. Insgesamt schläft sie bis zu zehn Stunden. Sie hält keinen Mittagsschlaf.

Sich beschäftigen, lernen, sich entwickeln

Frau A. war früher im Gesangverein und ist regelmäßig zum Kegeln gegangen. Jetzt geht sie nicht mehr zu den Gesangsproben, weil sie keine Lust mehr dazu hat, wie sie sagt, und zum Kegeln geht sie nur auf Drängen der Vereinskameraden, wenn sie abgeholt wird. „Es macht mir keine rechte Freude mehr."

Zu Hause beschäftigt sie sich zusammen mit dem Ehemann mit Hausarbeiten, die ihr schwerer von der Hand gehen. Sie ist umständlicher geworden, benötigt für alle Abläufe mehr Zeit und ist deshalb fast den ganzen Tag mit Haushaltspflichten beschäftigt.

Die eigene Sexualität leben

Der Ehemann berichtet im getrennten Gespräch zögernd, dass Frau A. sich für ihn als Partner nicht mehr besonders zu interessieren scheint. Frau A. gibt an, dass es da nichts zu sagen gibt.

Für sichere und fördernde Umgebung sorgen

Frau A. fährt nicht mehr gern Auto. Sie sagt, sie fühle sich unsicher, seitdem sie einmal nicht mehr gewusst habe, wie sie den Wagen aus der Garage zurücksetzen muss. Seitdem fährt der Ehemann. Die Bedienung der Haushaltsgeräte klappe noch problemlos, bis auf einmal, als sie vergessen hatte, den Herd abzustellen. Sie selbst gibt an, dass sie sowieso lieber mit ihrem Mann essen geht. Sie habe in ihrem Leben nun wirklich genug gekocht. Die Regelung der finanziellen Angelegenheiten hat der Ehemann übernommen, weil Frau A. immer wieder die Geheimzahl vergessen hatte. V.ollmachten bestehen bisher nicht.

Soziale Kontakte und Beziehungen aufrechterhalten können

Frau A. zieht sich aus den Kontakten (Tanzen/Oper/Theater) mit Freunden und Bekannten zurück, bleibt lieber zu Hause und beteiligt sich weniger an Gesprächen. Anregungen und Unterstützungsangebote des Ehemanns lehnt sie häufig gereizt ab.

Mit existenziellen Erfahrungen umgehen und sich dabei entwickeln können

Frau A. berichtet, dass sie bis zur Pensionierung als Chefsekretärin gearbeitet und auch zu Hause alles organisiert habe. Jetzt fühlt sie sich häufig abgespannt und lustlos. Ihr Mann übernehme für alles im Alltag die Organisation, auch bei Dingen, von denen er keine Ahnung habe, was sie stört und ärgert. Sie vergesse manchmal etwas, aber das sei doch dem Alter geschuldet. Es sei ohnehin nicht einfach, älter und unsicherer zu werden. Die zwei Töchter wohnen weiter entfernt und kommen nur einige Male im Jahr zu Besuch. ▮▮

8.1.2 Beispiel: Pflegeassessment bei vaskulärer Demenz mit Strukturierter Informationssammlung (SIS®)

FALLBEISPIEL

Frau B. ist 70 Jahre alt und lebt seit Kurzem im Altenheim im Pflegewohnbereich. Sie war bis zur Berentung als Krankenschwester im Nachtdienst tätig und hatte als Rentnerin ehrenamtlich an zwei Tagen pro Woche in einer Einrichtung für Menschen mit geistiger Behinderung gearbeitet. Nach einem Schlaganfall hatte der Ehemann, der als Betreuer eingesetzt ist, seine Frau zunächst mit Unterstützung eines Pflegedienstes zu Hause gepflegt, war dann jedoch selbst schwer erkrankt und konnte die häusliche Pflege deswegen nicht mehr weiterführen. Er besucht seine Frau täglich und der gemeinsame Sohn kommt ebenfalls regelmäßig zu Besuch.

▮▮ Pflegeassessment

Eigene Einschätzung hinsichtlich des Hilfebedarfs (Originalton Frau B.)

„Also allein kann ich nicht essen. Die rechte Hand kann ich bewegen, die linke Hand nicht. Ich versuche es, wenn das Brot klein geschnitten ist. Ja, und dann habe ich immer Kopfschmerzen und dann muss ich ins Bett. Das kann ich nicht ändern. Ich will versuchen, jeden Tag aufzustehen. Mit Hilfe klappt das ganz gut. Heute bin ich schon zwei Stunden auf. Sonst will ich erst mal nichts weiter und brauche auch nichts weiter."

Themenfeld (TF) 1: Kognitive und kommunikative Fähigkeiten

Frau B. kann sich verbal äußern; es bestehen jedoch deutliche Merkfähigkeits- und Konzentrationsstörungen. Auch die Auffassungsfähigkeit und die Impulskontrolle sowie die Urteilsfähigkeit erscheinen beeinträchtigt. Die Diagnose Demenz ist fachärztlich gestellt. Frau B. versteht Informationen und Hinweise, erinnert sich jedoch nicht an Absprachen und Erklärungen. Sie reagiert angespannt und ruft immer wieder laut nach Unterstützung, wenn ihre Wünsche und Bedürfnisse nicht unverzüglich erfüllt werden. Nach erfolgter Unterstützung ruft sie oftmals sofort wieder um weitere Hilfestellung und zeigt sich dann auch nicht imstande, Erklärungen anzuhören und ihr Verhalten zu ändern.

TF 2: Mobilität und Beweglichkeit

Frau B. ist linksseitig gelähmt und hat keine hinreichende Kontrolle über ihre Bewegungen. Lagewechsel, Aufrichten und Hinlegen im Bett kann sie nicht eigenständig durchführen. Zum Transfer außerhalb des Betts benötigt sie Unterstützung. Im Rollstuhl sitzend, kann sie sich im Wohnbereich nicht eigenständig bewegen oder diesen verlassen. Sie lehnt die täglichen Mobilisierungsangebote in den Rollstuhl häufig unter Hinweis auf Kopfschmerzen ab. Zweimal wöchentlich erhält sie Physiotherapie.

TF 3: Krankheitsbezogene Anforderungen und Belastungen

Frau B. benötigt umfassende Unterstützung beim Therapie- und Medikamentenmanagement und der Versorgung mit Hilfsmitteln. Die Medikamente werden gestellt und die Einnahme wird begleitet/unterstützt. Frau B. fällt es infolge ihrer kognitiven Beeinträchtigungen besonders schwer, abzuwarten und eigene Bedürfnisse aufzuschieben. Der Ehemann ist sehr besorgt um seine Frau und versucht, alle ihre Wünsche und Forderungen zu erfüllen, was ihn sehr anstrengt.

TF 4: Selbstversorgung

Frau B. benötigt umfassende Unterstützung bei der Körperpflege, beim Kleiden, bei der Toilettenbenutzung sowie beim Essen und Trinken. Sie ist motorisch in der Lage, einen Löffel oder Becher zum Mund zu führen, besteht jedoch meist darauf, dass Speisen und Getränke angereicht werden.

TF 5: Leben in sozialen Beziehungen

Aufgrund der Immobilität und der kognitiven Beeinträchtigungen benötigt Frau B. Vermittlung zur Aufnahme und Gestaltung von Sozialkontakten. Der Ehemann kommt täglich zu Besuch und der Sohn hat ebenfalls regelmäßig Kontakt. In Gruppen fühlt sich Frau B. meist nicht lange wohl und zeigt sich dann häufig schon nach kurzer Zeit angespannt und laut rufend. Manchmal entspannt sie sich, wenn sie sich bei schönem Wetter in Begleitung im Garten aufhalten kann. Das häufige laute Rufen löst bei den Mitbewohnern in ihrer Umgebung Irritationen, Unbehagen und Ablehnung aus.

TF 6: Wohnen/Häuslichkeit

Frau B. lebt in dem Wohnbereich in einem Einzelzimmer mit einer davorliegenden Diele und eigenem Badezimmer. Bisher ist das Zimmer nur mit wenigen persönlichen Gegenständen/Möbelstücken eingerichtet. Sie selbst ist nicht in der Lage, sich einzurichten, und sie äußert häufiger, dass sie am liebsten wieder zu ihrem Ehemann ziehen würde.

Matrix: Pflegerelevante Risiken und Phänomene

Bei Frau B. ergeben sich bei der ersten Einschätzung Hinweise auf Dekubitus- und Sturzgefahr sowie auf die für die Pflege und Betreuung relevanten Phänomene Inkontinenz, Schmerz und Ernährung. ▮

8

8.2 Pflegediagnostik

Pflegediagnostik

= im Rahmen des Assessments die Analyse der gesammelten Informationen und Daten nach deren Erhebung und Zuordnung. Individuelle Probleme und zugehörige Ressourcen werden ermittelt und der konkrete Unterstützungsbedarf wird identifiziert. Dabei geht es um Reaktionen eines Menschen auf ein gegenwärtiges oder potenzielles Problem bei der eigenständigen Alltagsbewältigung und Bedürfnisbefriedigung im Zusammenhang mit der Gesundheit oder Lebensprozessen.

8.2.1 NANDA-I-Pflegediagnosen

Pflegediagnosen stellen „eine klinische Beurteilung in Bezug auf eine menschliche Reaktion auf Gesundheitszustände/Lebensprozesse oder eine Anfälligkeit für diese Reaktion, die bei einem Individuum, einer Familie oder einer Gemeinschaft wahrgenommen wird. Eine Pflegediagnose bildet die Grundlage zur Auswahl pflegerischer Interventionen, mit denen Outcomes erreicht werden sollen, für die die Pflegefachperson verantwortlich ist“ (konsentiert auf der neunten NANDA-Konferenz; ergänzt 2009, 2013, 2019 und 2023) [10].

Pflegediagnosen sind kurze, auf einer systematischen Datensammlung beruhende, exakt formulierte Aussagen, die beschreiben, weshalb und für welches konkrete Problem ein Mensch Pflege benötigt und über welche Ressourcen er bezogen auf das Problem verfügt. Sie bilden das Resultat des diagnostischen Prozesses in einer einheitlichen professionellen Fachsprache ab.

Zum Vergleich eine Definition medizinischer Diagnosen:
Medizinische Diagnosen beschreiben in Kurzform Erkrankungen/Gründe, aus denen jemand medizinische Behandlung benötigt.

Daraus folgt: Pflegediagnosen treten nicht in eine Konkurrenz zu medizinischen Diagnosen, sondern verhalten sich zu diesen komplementär und bilden die Grundlage zur Auswahl der berufsspezifisch eigenverantworteten Pflegeinterventionen. Im Handbuch Demenz wird auf die Pflegediagnosen der Nordamerikanischen Pflegediagnosenvereinigung (NANDA-I International) Bezug genommen und diese werden bei den Falldarstellungen in ➤ Kap. 9 angewendet.

NANDA-I-Pflegediagnosen werden fortlaufend überarbeitet und bilden den aktuellen Stand der Pflegewissenschaft ab. Durch die standardisierte Sprache werden Pflegefachpersonen in die Lage versetzt, untereinander oder mit anderen Fachpersonen der Gesundheitsversorgung zu kommunizieren und die pflegespezifische Leistung darzustellen und abzugrenzen. Die NANDA-I-Pflegediagnosen sind in über 20 Sprachen übersetzt und werden weltweit verwendet (📖 [10]).

8.2.2 Das P-Ä-S-(R)-Format

Aktuelle Pflegediagnosen beschreiben das Problem des Betroffenen, dessen mögliche ursächliche (ätiologische) oder beeinflussende Faktoren und dessen wahrnehmbare Anzeichen. Das R erweitert den Blickwinkel um den Aspekt *Ressource.*

- **P** steht für das bestehende Problem/Phänomen.
- **Ä** steht für die möglichen Einflussfaktoren/ Ursachen, die zum Auftreten des Problems/Phänomens geführt haben.
- **S (angezeigt durch: a/d)** steht für Symptome und Anzeichen/Merkmale und Cluster, an denen das Problem/Phänomen erkennbar, sichtbar wird.
- **R** steht für Ressourcen also Fähigkeiten, Faktoren und/oder Verhaltensweisen, die u.a. körperlich-funktioneller, psychischer, sozialer und materieller Art sein können und dazu beitragen Bewältigungsstrategien entwickeln zu können und/oder Widerstandsfähigkeit (Resilienz) zu entwickeln.

8.2.3 Das P-R-R-Format

Risiko-Pflegediagnosen sind eine klinische Beurteilung der Vulnerabilität und beschreiben im Titel das potenzielle Problem mit dem Begriff „Gefahr eines/einer …". Sie benennen dann als Einflussfaktoren/Ursachen zugehörige Risikofaktoren, die zum Problem führen können.

Die Dokumentation erfolgt im **P-R-R-Format:**

- **P** steht für den Diagnosetitel.
- **R** steht für die Risikofaktoren.
- **R** steht für Ressourcen.

Innerhalb des Pflegeprozesses unterliegen die Pflegediagnosen dessen Dynamik und verändern sich entsprechend.

8.2.4 Angestrebte Pflegeziele

Pflegeziele

= gedachter, vorweggenommener Zustand. Pflegeziele beschreiben grundsätzlich die von der Person mit Pflegebedarf angestrebten bzw. mutmaßlich angestrebten Ziele. Sie resultieren aus der diagnostischen Aussage und beschreiben, was die pflegebedürftige Person mithilfe der Unterstützung zu erreichen hofft. Realistische, erreichbare Pflegeziele sind das Ergebnis eines Reflexions- und Aushandlungsprozesses!

8.2.5 Pflegediagnosen bei Demenz

Eine Übersicht über häufig vorkommende NANDA-IPflegediagnosen bei Demenz gibt die nach den Themenfeldern der SIS® geordnete ➤ Tab. 8.1.

Die danebenstehenden Pflegediagnosen sollten nur auf Grundlage eines Patientenassessments angewendet werden, da jede Reaktion eines Patienten individuell ist und dies nicht von medizinischen

Tab. 8.1 NANDA-I Pflegediagnosen bei Demenz gegliedert nach den Themenfeldern der SIS® [G1524]

Themenfeld SIS®	NANDA-I Pflegediagnosetitel ([26])	Definition ([26])
TF 1 Kognitive und kommunikative Fähigkeiten	• Beeinträchtigte Familienprozesse	• Familienbeziehungen, die das Wohlbefinden ihrer Mitglieder nicht unterstützen. (S. 502)
	• Beeinträchtigte Gedächtnisleistung	• Andauerndes Unvermögen, sich Teile von Informationen oder Fähigkeiten anzueignen, sich an diese zu erinnern oder abzurufen, während die Fähigkeit, Aktivitäten des täglichen Lebens selbstständig durchzuführen, erhalten bleibt. (S. 454)
	• Risiko einer gegen andere Personen gerichteten Gewalttätigkeit	• Anfälligkeit für physisch, emotional und/oder sexuell schädliches Verhalten gegenüber anderen. (S. 650)
	• Ineffektive Impulskontrolle	• Muster unbefriedigender, schneller, ungeplanter und unkontrollierbarer Reaktionen auf innere oder äußere Reize ohne Rücksicht auf die negativen Folgen. (S. 448)
	• Beeinträchtigte soziale Interaktion	• Unzureichende oder übermäßige Quantität bzw. unzureichende Qualität des sozialen Austauschs. (S. 515)
	• Ineffektive Emotionsregulation	• Unvermögen, Gefühle zu kontrollieren, was sich auf Gedanken, Handlungen und Interaktionen auswirkt und zu unangemessenen Reaktionen und Ausdrucksformen in sozialen Situationen führt (S. 564).
	• Beeinträchtigte verbale Kommunikation	• Einschränkung oder fehlende Fähigkeit, ein Symbolsystem zu empfangen, zu verarbeiten, zu übermitteln und/oder zu nutzen. (S. 462)
	• Beeinträchtigte Resilienz	• Verminderte Fähigkeit, sich von als ungünstig empfundenen oder sich verändernden Situationen zu erholen. (S. 549)
	• Risiko für beeinträchtigte Resilienz	• Anfälligkeit für eine verminderte Fähigkeit, sich von als ungünstig empfundenen oder sich verändernden Situationen zu erholen. (S. 551)
	• Risiko einer beeinträchtigten Menschenwürde	• Anfälligkeit für den wahrgenommenen Verlust von Respekt und Ehre. (S. 474)
	• Beeinträchtigte sexuelle Funktion	• Schwierigkeiten, die Phasen des sexuellen Reaktionszyklus zu durchlaufen, was als unbefriedigend, nicht lohnend oder unzureichend empfunden wird. (S. 522)
	• Akute Verwirrtheit	• Reversible Störungen des Bewusstseins, der Aufmerksamkeit, der Kognition und der Wahrnehmung, die sich über einen kurzen Zeitraum entwickeln und weniger als 3 Monate andauern. (S. 443)
	• Risiko einer akuten Verwirrtheit	• Anfälligkeit für reversible, sich über einen kurzen Zeitraum entwickelnde Störungen des Bewusstseins, der Aufmerksamkeit, der Kognition und der Wahrnehmung. (S. 445)
TF 2 Mobilität und Beweglichkeit	• Beeinträchtigte physische Mobilität	• Einschränkung der unabhängigen, zielgerichteten Bewegung des Körpers oder von einer oder mehreren Extremität(en). (S. 386)
	• Risiko für Weglaufversuche	• Anfälligkeit für das unbeaufsichtigte, unbemerkte und/oder entgegen den Empfehlungen Verlassen eines zugewiesenen Bereiches von Personen, die nicht in der Lage sind, sich selbst angemessen zu schützen, oder die eine Gefahr für andere darstellen können. (S. 648)
	• Risiko für Stürze beim Erwachsenen	• Anfälligkeit einer Person > 18 Jahre für ein Ereignis, das zu einem unbeabsichtigten Aufkommen auf dem Boden, dem Fußboden oder einer anderen unteren Fläche führt. (S. 635)

Tab. 8.1 NANDA-I Pflegediagnosen bei Demenz gegliedert nach den Themenfeldern der SIS® [G1524] *(Forts.)*

Themenfeld SIS®	NANDA-I Pflegediagnose-titel (📖 [26])	Definition (📖 [26])
TF 3 Krankheitsbezogene Anforderungen und Belastungen	• Übermäßige Angst	• Unverhältnismäßige, anhaltende Besorgnis über Situationen und Ereignisse, die als bedrohlich empfunden werden. (S. 556)
	• Risiko für Aspiration	• Anfälligkeit für das Eintreten von Magen-Darm-Sekreten, oropharyngealen Sekreten, Feststoffen oder Flüssigkeiten in die tracheobronchialen Passagen. (S. 637)
	• Frailty Syndrom beim älteren Menschen	• Dynamischer Zustand des Ungleichgewichts, der eine Verschlechterung der Funktionen und Reserven aller physiologischen Systeme beinhaltet. (S. 299)
	• Fehlangepasstes Coping	• Kontraproduktive kognitive und/oder verhaltensbezogene Bemühungen, eine stressbelastete oder unangenehme Situation zu bewältigen. (S. 534)
	• Fehlangepasstes familiäres Coping	• Kontraproduktive kognitive und/oder verhaltensbezogene Bemühungen der Familie, eine stressbelastete oder unangenehme Situation zu bewältigen. (S. 537)
	• Ineffektive Verhaltensweisen zur Erhaltung der Gesundheit	• Unzureichendes Management von Gesundheitswissen,-einstellungen und -praktiken, die Gesundheitshandlungen zugrunde liegen, um das Wohlbefinden zu erhalten oder zu verbessern bzw. Krankheiten und Verletzungen vorzubeugen. (S. 285)
	• Ineffektives Gesundheitsmanagement der Familie	• Unbefriedigender Umgang mit Symptomen, Therapieregime und Änderungen des Lebensstils, der für die Erreichung spezifischer Gesundheitsziele der Familie unzureichend ist. (S. 246)
	• Übermäßige Furcht	• Unverhältnismäßige, intensive emotionale Reaktion, die durch das Erkennen einer unmittelbaren Bedrohung ausgelöst wird. (S. 560)
	• Beeinträchtigte Harnausscheidung	• Unvermögen, die in der Blase gespeicherten Flüssigkeiten und Abfallprodukte effektiv durch die Urethra auszuscheiden. (S. 349)
	• Ineffektives Schlafmuster	• Schwierigkeiten, eine natürliche, periodische Aussetzung des relativen Bewusstseins zu erleben, was die Funktionsfähigkeit negativ beeinträchtigt. (S. 378)
	• Beeinträchtigtes Schlucken	• Geschwächter oder geschädigter Prozess zur Beförderung von Substanzen vom Mund in den Magen. (S. 334)
	• Akuter Schmerz	• Unangenehme sensorische und emotionale Erfahrungen, die mit einer aktuellen oder potenziellen Gewebeschädigung einhergehen oder solcher ähneln, mit einer Dauer von weniger als 3 Monaten.[1] (S. 698)
	• Chronischer Schmerz	• Unangenehme sensorische und emotionale Erfahrungen, die mit einer tatsächlichen oder potenziellen Gewebeschädigung einhergehen oder ihr ähneln und länger als 3 Monate andauern.[2] (S. 700)
	• Beeinträchtigte Stuhlkontinenz	• Unvermögen, den Analsphinkter zu kontrollieren, mit unwillkürlichem Stuhlgang und Flatus. (S. 370)
	• Fehlangepasstes Coping	• Kontraproduktive kognitive und/oder verhaltensbezogene Bemühungen, eine stressbelastete oder unangenehme Situation zu bewältigen. (S. 534)
	• Risiko für physische Verletzung	• Anfälligkeit für körperliche Schädigungen durch Traumata, elektrische Entladungen, Druckveränderungen und/oder Strahlung. (S. 593)

Tab. 8.1 NANDA-I Pflegediagnosen bei Demenz gegliedert nach den Themenfeldern der SIS® [G1524] *(Forts.)*

Themenfeld SIS®	NANDA-I Pflegediagnose-titel ([26])	Definition ([26])
TF 4 Selbstversorgung	• Risiko einer beeinträchtigten Flüssigkeitsbilanz • Unzureichende Nährstoffzufuhr • Unzureichende Protein-Energie-Nahrungszufuhr • Ineffektive Verhaltensweisen zur Erhaltung der Gesundheit • Verminderte Fähigkeiten zum Essen und Trinken • Verminderte Fähigkeiten zum Sich-Kleiden • Verminderte Fähigkeiten zur Toilettenbenutzung	• Anfälligkeit für eine schnelle Verschiebung von intra- und/oder extrazellulären Flüssigkeiten, ausgenommen Blut, von einem zum anderen Flüssigkeitsraum. (S. 340) • Unzureichende Nährstoffaufnahme zur Deckung des Stoffwechselbedarfs. (S. 305) • Unzureichender Verzehr von Nahrungsproteinen und Kalorien zur Deckung des Stoffwechselbedarfs. (S. 310) • Unzureichendes Management von Gesundheitswissen,-einstellungen und -praktiken, die Gesundheitshandlungen zugrunde liegen, um das Wohlbefinden zu erhalten oder zu verbessern bzw. Krankheiten und Verletzungen vorzubeugen. (S. 285) • Abnehmende Kompetenz zum selbstständigen Essen. (S. 433) • Abnehmende Kompetenz zum selbstständigen An- und Ausziehen von Kleidung. (S. 431) • Abnehmende Kompetenz zur selbstständigen Durchführung von Tätigkeiten zur Ausscheidung. (S. 437)
TF 5 Leben in sozialen Beziehungen	• Ineffektive Verhaltensweisen zur Erhaltung der Gesundheit • Unzureichende soziale Bindungen • Risiko für übermäßige Einsamkeit	• Unzureichendes Management von Gesundheitswissen,-einstellungen und -praktiken, die Gesundheitshandlungen zugrunde liegen, um das Wohlbefinden zu erhalten oder zu verbessern bzw. Krankheiten und Verletzungen vorzubeugen. (S. 285) • Das Gefühl, in einem bestimmten Kontext nicht dazuzugehören, nicht umsorgt zu werden und nicht empowert zu sein. (S. 705) • Anfälligkeit für überwältigende Gefühle von Traurigkeit, Niedergeschlagenheit oder Unbehagen, die mit dem Fehlen von Geselligkeit oder dem Getrenntsein von anderen verbunden ist. (S. 711)
TF 6 Haushaltsführung bzw. Wohnen/Häuslichkeit	• Beeinträchtigter physischer Comfort • Beeinträchtigter psychologischer Comfort • Ineffektive Verhaltensweisen bei der Haushaltsführung	• Wahrgenommener Mangel an Leichtigkeit, Zufriedenheit und körperlichem Wohlbefinden. (S. 693) • Wahrgenommener Mangel an Leichtigkeit, Zufriedenheit und geistigem Wohlbefinden. (S. 712) • Unbefriedigendes Wissens- und Handlungsmuster zur sicheren Aufrechterhaltung der häuslichen Umgebung/des Wohnraums. (S. 289)

[1]International Association for the Study of Pain, 2020.
[2]International Association for the Study of Pain, 2020.

Diagnosen abgeleitet werden kann. Bei Verwendung von NANDA-I muss die gesamte Diagnose Berücksichtigung finden, nicht nur Titel und Definition, wie hier im Buch.

8.2.6 NANDA-I-Pflegediagnose „Akute Verwirrtheit"

Akute Verwirrtheit

„Reversible Störungen des Bewusstseins, der Aufmerksamkeit, der Kognition und der Wahrnehmung, die sich über einen kurzen Zeitraum entwickeln und weniger als 3 Monate andauern." ([10])

Risikopopulation

- Personen mit
  - Einem zerebrovaskulären Ereignis in der Vorgeschichte
  - Anamnestischen zerebralen Erkrankungen
- Personen ≥ 60 Jahre

Assoziierte Bedingungen

- Zerebrovaskuläre Erkrankungen
- Neurodegenerative Erkrankungen
- Beeinträchtigter Metabolismus
- Infektionen
- Pharmazeutische Präparate
- Traumatische Hirnverletzungen

Beeinflussende Faktoren

- Sensorische Deprivation in der Umgebung
- Reizüberflutung durch die Umgebung
- Hyperthermie
- Inadäquates Flüssigkeitsvolumen
- Unangemessene Anwendung von bewegungseinschränkenden Maßnahmen
- Protein-Energie-Mangelernährung
- Sitzendes Verhalten
- Starke Schmerzen
- Substanzmissbrauch
- Unbehandelter Schlafmangel
- Unbehandelter Vitamin-B-12 Mangel
- Harnretention

Bestimmende Merkmale

- Desorganisiertes Denken
- Desorientierung
  - zur Person
  - zum Ort
  - zur Zeit
- Fluktuierende
  - Bewusstseinszustände
  - Psychomotorische Aktivität
- Halluzinationen
- Hypertensivität
- Illusionen
- Beeinträchtigte
  - Aufmerksamkeit
  - Konzentration
  - Gedächtnisleistung
- Gereizte Stimmung
- Psychomotorische
  - Unruhe
  - Verlangsamung
- Sich wiederholende Bewegungen
- Ruhelosigkeit

MERKE

Bei der Pflegeprozessplanung mit NANDA-I-Pflegediagnosen sollen die auf den jeweiligen Einzelfall zutreffenden bestimmenden Merkmale aus der Liste durch eine kurze Beschreibung der individuellen Fakten ergänzt werden, damit die persönliche Situation des Betroffenen sowie dessen Reaktionen/Verhalten angemessen beschrieben sind.

Vorhandene Ressourcen und Fähigkeiten des Betroffenen sollen ebenfalls dokumentiert werden. Wenn noch nicht genügend Informationen vorliegen, wird die Pflegediagnose als **Verdachtspflegediagnose** (V. a. [Pflegediagnosetitel]) formuliert.

8.2.7 Allgemein formulierter Pflegeprozess bei NANDA-I Pflegediagnose „Chronische Verwirrtheit"

Chronische Verwirrtheit

„Irreversible, fortschreitende, schleichende Störungen des Bewusstseins, der Aufmerksamkeit, der Kognition und der Wahrnehmung, die länger als 3 Monate andauern." (📖 [10])

Pflegeassessment

Das Pflegeassessment identifiziert Einflussfaktoren und Merkmale bei einer pflegebedürftigen Person, wie sie im Folgenden beispielhaft aufgeführt sind.

Pflegediagnostik

- Chronischer Kummer
- Übermäßiger Alkoholkonsum

- Unzureichende Stimulation durch Umgebungsreize
- Sitzendes Verhalten
- Substanzmissbrauch

Risikopopulation

Personen mit:
- einem zerebrovaskulären Ereignis in der Vorgeschichte
- anamnestischen zerebralen Erkrankungen
- Personen ≥ 60 Jahre

Assoziierte Bedingungen

- Zerebrovaskuläre Erkrankungen
- Neurodegenerative Erkrankungen
- Polypharmazie
- Thermischer Schock
- Stromschlag
- HIV-Infektion
- Psychische Störungen
- Neoplasmen

Bestimmende Merkmale

- Verhaltensveränderung; Wiederholung von V erhaltensweisen
- Gedankenblockaden; Grübeln
- Veränderte Persönlichkeit
- Schwierigkeiten bei(m)
  - Entscheidungsfindung
  - Abrufen von Informationen beim Sprechen
- Beeinträchtigung exekutiver Fähigkeiten
- Unvermögen bei der Durchführung mind. einer Alltagsaktivität
- Inkohärente Sprache; Spracharmut; Neologismen; Tangentiale Sprache
- Verlust des Kurzzeitgedächtnisses
- Verlust des Langezeitgedächtnisses
- Assoziative Lockerung

Ressourcen (Auswahl)

Die Person mit chronischer Verwirrtheit
- kann das subjektive Erleben verbal ausdrücken,
- verfügt über unbeeinträchtigte Beweglichkeit, hinreichende körperliche Belastbarkeit,
- verfügt über intakte Sinneswahrnehmung,
- zeigt sich im Kontakt zu anderen Menschen freundlich zugewandt,
- drückt Gefühle verbal aus,
- nimmt Unterstützung an,
- erkennt Gefahrensituationen,
- findet sich in der näheren/gewohnten Umgebung zurecht,
- hat eine vertrauensvolle Beziehung zu bestimmten Personen,
- verfügt über ausreichende finanzielle Mittel,
- benutzt vertraute Hilfsmittel,
- ist meist ausgeglichen gestimmt,
- zeigt sich meist entspannt und zuversichtlich.

Pflegetherapie

Die Pflegefachkraft reflektiert/bespricht mögliche Ziele und Evaluationskriterien

Die Person mit chronischer Verwirrtheit bewahrt oder erlangt relatives Wohlbefinden, indem sie verbal äußert oder mit dem Verhalten zeigt, dass:
- sie sich verstanden und akzeptiert fühlt,
- sie interessiert ist, in Kontakt mit anderen Menschen zu treten/in Kontakt tritt,
- sie interessiert ist, durch Bezugspersonen begleitet zu werden/Begleitung genießt,
- sie interessiert ist, an (Gruppen-)Aktivitäten teilzunehmen/aktiv teilnimmt,
- sich sicher bzw. aufgehoben fühlt,
- sie in eine stützende Tagesstruktur eingebunden ist,
- sie Entspannung/Zufriedenheit zeigt,
- „herausforderndes Verhalten“ nicht mehr/seltener auftritt,
- sie sich im Kontakt mit anderen Menschen freundlich und zugewandt zeigt,
- sie im Kontakt mit anderen Menschen Blickkontakt aufnimmt und hält,
- sie die Initiative ergreift, aktiv mitmacht,
- sie lächelt, summt, pfeift,
- sie mit Appetit/Genuss isst,
- sie interessiert beobachtend am Geschehen teilnimmt.

Die Pflegefachkraft handelt aus/plant angezeigte Interventionen

Die im Folgenden genannten Pflegeinterventionen stellen Kategorien von Maßnahmen bei chronischer Verwirrtheit dar, die bezogen auf die betroffenen Personen individuell ausgehandelt, formuliert und gegebenenfalls in Zusammenarbeit mit weiteren Fach- und/oder Assistenzkräften gemeinsam durchgeführt werden.

Übergeordnetes Ziel aller Interventionen ist das Erreichen von relativem Wohlbefinden und persönlicher Sicherheit bei größtmöglicher Selbstbestimmung der Person mit Demenz.

- **Ermitteln** von Ressourcen, des Ausmaßes der Beeinträchtigungen, möglicher Gefährdungsaspekte, der Einstellung des Pflegebedürftigen und seiner Angehörigen zur Verwirrtheit sowie medizinischer Diagnosen im Zusammenhang mit der Verwirrtheit (das Assessment selbst ist eine Intervention)
- **Gestalten** eines angepassten Milieus, um Sicherheitsrisiken zu minimieren und ein Gefühl von Aufgehobensein bei eingeschränkten kognitiven Fähigkeiten zu erlangen, zu bewahren oder zu erhöhen
- **Anpassen** der Kommunikation und Interaktion, um das Selbstwertgefühl zu stärken
- **Informieren, Beraten** der Angehörigen und ggf. weiterer (Fach-)Personen
- **Einbeziehen** des Betroffenen und der Angehörigen
- **Veranlassen/Durchführen** von fachlich angezeigten, demenzspezifischen Pflegeinterventionen (> Kap. 8.3)

Pflegeevaluation

Mögliche Evaluationskriterien (Auswahl)

Die Person mit Pflegebedarf

- zeigt trotz der kognitiven Beeinträchtigungen infolge Demenz Anzeichen von Wohlbefinden und gesundem Selbstwertgefühl.
- zeigt im Rahmen der individuellen Möglichkeiten größtmögliche Selbstbestimmung, indem sie eigene Entscheidungen trifft.
- zeigt das im Rahmen des Krankheitsverlaufs bestmögliche Funktionsniveau.
- Sicherheitsrisiken sind dokumentiert und durch angemessene Maßnahmen minimiert.

Die Angehörigen

- sind informiert über die individuellen Einflussfaktoren, die bestimmenden Merkmale sowie die möglichen Auswirkungen der chronischen Verwirrtheit.
- sind in den Pflegeprozess einbezogen, kennen die pflegerische Bezugsperson namentlich als ihren Ansprechpartner, beteiligen sich an Interventionen.
- sind informiert über Leistungen der Sozialversicherung/Krankenversicherung/Pflegeversicherung nach SGB, Selbsthilfegruppen und Unterstützungsangebote für Angehörige von Menschen mit Demenz.

8.3 Pflegeinterventionen

Pflegeintervention

= Handlungsschritte auf der Grundlage von Pflegediagnosen zur Erreichung von Ergebnissen, für die Pflegende verantwortlich sind, werden als Pflegeinterventionen bezeichnet (📖 [6]).

Die nachfolgend vorgestellten Leitsätze, Methoden, Interventionen und Konzepte sind nicht als Techniken zu verstehen, die schematisch alle nach- oder nebeneinander angewendet bzw. abgearbeitet werden sollen. Sie stellen eine Palette von Interventions- und Gestaltungsmöglichkeiten dar, die Pflegefachleute von Personen mit Demenz kennen und beherrschen sollten, um diese im Bedarfsfall in die Pflegeprozessplanung zu integrieren.

Dies ist, wie die gesamte Pflegeprozessplanung, immer ein kreatives und niemals ein rein mechanisches bzw. standardisiertes Geschehen. Es erfordert neben der umfassenden Kenntnis von Prinzipien und Methoden von den Pflegenden Sensibilität, Erfahrung sowie ein Gespür für die Möglichkeiten innerhalb der im Einzelfall gegebenen Rahmenbedingungen.

8.3.1 Leitsätze zur therapeutischen Beziehungsgestaltung

- Kommunizieren Sie deutlich und eindeutig, d. h., verbal und nonverbal ausgedrückte Botschaften stimmen überein.
- Betrachten Sie die Person mit Demenz als erwachsene Person und gestalten Sie die

Beziehung zu ihr mit einem angemessenen Nähe-Distanz-Verhältnis.
- Drücken Sie Wertschätzung und Respekt aus, indem Sie Blickkontakt aufnehmen und halten, mit Ihrer Stimme und mit Ihrer auf die Person gerichteten Aufmerksamkeit.
- Versuchen Sie, sich in die betroffene Person einzufühlen. Wie mag sie die Situation erleben?
- Verhalten Sie sich im Kontakt mit der betroffenen Person echt und ehrlich.
- Beobachten Sie Verhalten, Gestik, Mimik der betroffenen Person auf Zeichen von Stress bzw. Wohlbefinden.
- Reagieren Sie auf die von der betroffenen Person geäußerten Gefühlsinhalte.
- Informieren Sie sich über die Biografie der betroffenen Person.
- Nehmen Sie Fähigkeiten und Persönlichkeitsmerkmale der betroffenen Person bewusst wahr und tauschen Sie sich regelmäßig in Teambesprechungen respektvoll darüber aus.
- Bieten Sie Hilfestellungen diskret an, damit die betroffene Person „das Gesicht wahren" und die Hilfe annehmen kann.
- Deuten Sie seltsam anmutendes Verhalten der betroffenen Person nicht als gegen Sie gerichtete Provokation, sondern fragen Sie sich, welches Bedürfnis bzw. welche Ressource sich in diesem Verhalten ausdrückt.
- Reflektieren und berücksichtigen Sie die besonderen psychischen Bedürfnisse von Menschen mit Demenz.
- Sorgen Sie für sich selbst.
- Organisieren Sie Hilfe, teilen Sie Aufgaben und Verantwortung und dokumentieren Sie getroffene Absprachen.

8.3.2 Einbeziehen und Aushandeln

Als Folge u. a. von unzureichender Einbindung (📖 [14]) der Pflegeempfänger und ggf. der Angehörigen in Entscheidungen, etwa bei mangelnder Transparenz und Partnerschaftlichkeit bei der Entscheidungsfindung kann ein subjektives Machtgefälle zwischen Pflegenden und Pflegeempfängern entstehen und bei diesen zu Widerständen oder Passivität führen. Werden hingegen Copingstrategien, Ressourcen, Selbstwirksamkeitserwartungen und Selbsterleben des Pflegeempfängers eruiert und in den Fokus des pflegerischen Handelns gestellt, bilden diese den Ausgangspunkt für das Aushandeln von realistischen Interventionen und erreichbaren Pflegezielen innerhalb des fachlich gegebenen Handlungsspielraums. Einbeziehen und Aushandeln stellen insofern jeweils selbst wirkmächtige psychosoziale Pflegeinterventionen dar, die sich aktivierend, ressourcenschützend und adhärenzfördernd auswirken können.

Die Interventionen „Einbeziehen und Aushandeln" erfordern bei den Pflegefachkräften entsprechende Kompetenzen in der therapeutischen Gesprächsführung und professionelle Rollenklarheit.

8.3.3 Pflegeinterventionsklassifikation (Nursing Interventions Classification, NIC) „Demenzpflege"

Die Pflegeinterventionsklassifikation (Nursing Interventions Classification, NIC) enthält insgesamt mittlerweile 565 Interventionen, die in 7 Domänen und 30 Klassen gegliedert sind (📖 [5]). Jede Intervention hat einen Titel, eine Definition und eine Liste der zugehörigen möglichen Pflegeaktivitäten sowie eine kurze Auflistung von Hintergrundinformationen. Die Standardisierung bezieht sich auf den Titel und die Definition, wobei die für den Einzelfall zutreffenden/passenden Aktivitäten ausgewählt und nötigenfalls modifiziert werden können.

Pflegeintervention (NIC) „Demenzpflege"

= Bereitstellung einer angepassten Umgebung für den Patienten mit chronischer Verwirrtheit

Aktivitätenauswahl (Modifikation der Ursprungsautorin)

- Integrieren von Familienmitgliedern in die Planung, Durchführung und Bewertung der Pflege in dem von Ihnen gewünschten Umfang
- Ermitteln gewohnter Verhaltensmuster für Aktivitäten wie Schlaf, Einnahme von Medikamenten, Ausscheidung, Nahrungsaufnahme, Selbstpflege
- Erheben der körperlichen, sozialen und psychologischen Vorgeschichte sowie der alltäglichen

Verhaltensmuster und Routinen [der chronisch verwirrten Person] des Patienten
- Feststellen von Art und Ausmaß des kognitiven Defizits/der kognitiven Defizite unter Anwenden eines standardisierten Assessment-Instruments (z. B. MMST, Mini-Mental-Status-Test, ➢ Kap. 4.2.1)
- Feststellen der Erwartungen an das Verhalten (der chronisch verwirrten Person) des Patienten gemäß seinem kognitiven Zustand
- Sorgen für eine reizarme Umgebung (z. B. leise, beruhigende Musik, beschaulich, einfach, vertraute Dekormuster sowie Leistungsansprüche, welche die kognitiven Verarbeitungsfähigkeiten nicht überfordern, und Mahlzeiten in kleinen Gruppen)
- Sorgen für eine konstante physische Umgebung und Tagesroutine
- Ermitteln und Beseitigen potenzieller Gefahren in der Umgebung des Patienten (der chronisch verwirrten Person)
- Sprechen in deutlicher, leiser, freundlicher und respektvoller Tonlage
- Einsetzen von Ablenkung statt Konfrontation, um das Verhalten zu managen
- Sorgen für bedingungslos positive Aufmerksamkeit
- Vermeiden von Berührung und Nähe, falls dies Stress oder Angst auslöst
- Sorgen für Betreuungspersonen, die dem Patienten (der chronisch verwirrten Person) vertraut sind
- Vermeiden nicht vertrauter Situationen, wenn möglich (z. B. Zimmerwechsel oder Termine ohne die Anwesenheit vertrauter Personen)
- Sorgen für Ruhephasen, um Müdigkeit/Erschöpfung zu verhindern und Stress abzubauen
- Überwachen von Ernährung und Gewicht
- Sorgen für Hinweise, wie etwa aktuelle Ereignisse, Jahreszeit, Aufenthaltsort und Namen, um die Orientierung zu unterstützen
- Dem Patienten (der chronisch verwirrten Person) ermöglichen, auf Wunsch auch allein zu essen
- Sorgen für Fingerfood, um eine ausreichende Ernährung eines Patienten (einer chronisch verwirrten Person) zu gewährleisten, der sich zum Essen nicht hinsetzt
- Reduzieren des Lärmpegels, indem Pager und klingelnde oder summende Rufzeichen vermieden werden
- Auswählen der Eins-zu-eins-Aktivitäten oder Gruppenaktivitäten auf der Grundlage der kognitiven Verarbeitungsfähigkeiten und Interessen des Patienten (der chronisch verwirrten Person)
- Beschriften bekannter Fotos mit den Namen der darauf abgebildeten Personen
- Bitten von Familienmitgliedern und Freunden, den Patienten (die chronisch verwirrte Person) nur allein oder zu zweit zu besuchen, um die Stimulation zu begrenzen, falls notwendig
- Sorgfältiges Überwachen auf physiologische Ursachen verstärkter Verwirrtheit, die akut und reversibel sein können
- Entfernen oder Abdecken von Spiegeln, wenn der Patient (die chronisch verwirrte Person) durch sie verängstigt oder agitiert wird
- Erörtern von Angelegenheiten der häuslichen Sicherheit und Interventionen

8.3.4 Pflegeintervention (NIC) „Demenzpflege: Körperpflege"

Personen mit Demenz benötigen bei der Körperpflege und beim Ankleiden Unterstützung. Dies bedeutet ein körpernahes Arbeiten, was von Menschen mit Demenz aus Scham oder in Situationsverkennung häufig abgelehnt, manchmal sogar tätlich abgewehrt wird. Die Pflegeintervention „Demenzpflege: Körperpflege" der Pflegeinterventionsklassifikation (NIC) (📖 [4]) stellt einen Katalog von Aktivitäten zur Auswahl.

Pflegeintervention (NIC) „Demenzpflege: Körperpflege"

= Verringerung aggressiven Verhaltens beim Reinigen des Körpers

Aktivitäten (Auswahl, [Einfügung der Ursprungsautorin])

- Individuelles Gestalten des Bades entsprechend den üblichen Vorlieben des Patienten (der

8

chronisch verwirrten Person) und/oder kulturell bedingten Traditionen
- Anwenden einer flexiblen Vorgehensweise durch Sorgen für Auswahlmöglichkeiten und Kontrolle über die Tageszeit und die Art des Bades (Duschen, Wannenbad oder Waschen mit dem Schwamm)
- Sorgen für Privatsphäre und Sicherheit beim Entkleiden und Baden
- Weitestmögliches Simulieren einer häuslichen Atmosphäre (z. B. Dekorieren der Wände, sanfte Musik, Aromatherapie, gedämpftes Licht)
- Sorgen für eine behagliche Umgebung (z. B. Temperatur, gedämpftes Licht, weniger Lärm)
- Langsames Heranführen an das Bad, indem dem Patienten [der chronisch verwirrten Person] zunächst Wasser auf die Hand geträufelt wird
- Ermöglichen der Körperpflege ohne Hast
- Schrittweises Entkleiden des Patienten (der chronisch verwirrten Person) im Bad unter Erörtern eines für ihn interessanten Themas außer Baden
- Verwenden vertrauter Hygieneprodukte, um die Entspannung zu fördern
- Sicherstellen, dass das Wasser die richtige Temperatur hat
- Legen eines warmen Handtuchs über Kopf und Schultern, während die unteren Extremitäten gewaschen werden
- Ganzheitliches Betrachten des Patienten (der chronisch verwirrten Person) durch Konzentration auf die Person statt auf die Aufgabe
- Betrauen einer freundlichen Betreuungsperson, der vertraut wird, mit dieser Aufgabe
- Angemessenes Reagieren auf die Wahrnehmungen des Patienten (der chronisch verwirrten Person) (z. B. Temperatur, Schmerz, Angst vor Ertrinken)
- Ermutigen des Patienten (der chronisch verwirrten Person), beim Waschen mitzuwirken, sofern er dazu in der Lage ist
- Anwenden von Ablenken statt Konfrontation zur Verhaltenssteuerung
- Zuweisen einer gleichgeschlechtlichen Betreuungsperson, soweit verfügbar
- Ermitteln von Vorläufern oder „Auslösern“ beim Auftreten von aggressivem Verhalten
- Entfernen des Gebisses oder Anbieten von Speisen, um Bisse beim Baden zu vermeiden
- Sorgen für einen Waschlappen oder für etwas zum Anfassen, falls der Patient (die chronisch verwirrte Person) beim Baden nach etwas greift

8.3.5 „10-Minuten-Aktivierung“ nach Schmidt-Hackenberg

Dies ist eine von Ute Schmidt-Hackenberg entwickelte Methode, die bei Personen mit Demenz Interesse, Aufmerksamkeit und Körperaktivität weckt, indem den Betroffenen im Rahmen einer Kleingruppe „Türöffner“, d. h. Alltagsgegenstände, Materialien oder Werkzeuge aus der Vergangenheit, angeboten werden, damit sie sie betasten, sich damit beschäftigen und über das gemeinsame Tun miteinander ins Gespräch kommen können (📖 [17]).

Diese „Türöffner“ leiten über ihre altvertraute Funktion zu verschütteten Handlungs- und Bewegungsabläufen, zu Erlebnissen aus dem längst vergangenen Alltag der Betroffenen und führen auf diese Weise zu einer psychischen und physischen Aktivierung.

Mögliche Türöffner

- Haushaltsgegenstände (Waschbrett, Fleischwolf, Bügeleisen, Kaffeemühle)
- Handwerkszeug (Schraubenzieher, Schraubstock, Bohrer)
- Tisch-, Leibwäsche, Wäscheleine und -klammern mit Klammerbeutel
- Nähzeug/Kramkiste mit Knöpfen, Garnen, Wollresten, Fingerhut etc.

Bei der Durchführung zu beachten

- Kleine homogene Gruppen, um individuelle Ansprache zu gewährleisten und große Unterschiede bei den Kompetenzen der einzelnen Teilnehmer zu vermeiden
- Kurze Zeitdauer, dafür aber möglichst täglich in den Pflegealltag einbauen, um Überforderung zu vermeiden und Kontinuität herzustellen
- Angebote auf Biografien, aktuelle Fähigkeiten und Interessen abstimmen
- Möglichst viele/alle Sinne ansprechen
- Alles vormachen

- Alles, was von den Teilnehmern kommt, wertschätzend aufgreifen
- Nicht korrigieren, belehren, bestimmen
- Flexibel reagieren und ausreichend Pausen einlegen

8.3.6 Der „Therapeutische Tischbesuch (TTB)" nach Kiefer und Rudert

Die Begründer dieser wertschätzenden Kurzzeitaktivierung heißen Bernd Kiefer und Bettina Rudert (📖 [11]). Beide arbeiten als Sozialarbeiter in der stationären Altenhilfe und entwickeln die Methode des „therapeutischen Tischbesuchs" (TTB) in ihrem Berufsalltag ständig weiter. Bei dieser Methode werden alte, pflegebedürftige, vor allem aber Menschen mit Demenz im Heim – systematisch und zeitlich auf jeweils ca. 1–3 Minuten pro Person und Impulsgebung begrenzt – regelmäßig aufgesucht. Es werden Medien, sog. Intermediärobjekte, verwendet, die Kommunikation anregen, womit Interesse geweckt wird, was wiederum zur Aktivierung führt.

Prinzipien

Nicht die Dauer einer therapeutischen Aktivierung ist für den Erfolg ausschlaggebend, sondern
- die **Intensität** der Durchführung (Hand/Augenkontakt),
- die **Individualität** der Zuwendung (persönlich relevante Materialien, gezielte Ansprache),
- die **systematische Vorgehensweise** (jeder im Raum wird kontaktiert),
- die **Stetigkeit** der Ausführung (möglichst täglich), wenn diese eingebettet ist in ein **wertschätzendes Klima,** welches charakterisiert ist durch Einfühlung, Echtheit und bedingungslose Annahme der Person (➤ Tab. 8.2).

Ziele

- Erhaltung bzw. Förderung von Wohlbefinden und Lebensqualität
- Vermeidung bzw. Minderung von Regression, Aggression und Unruhe

Ablauf

- Begrüßung – Anregung mittels eines individuellen Intermediärobjekts – Verabschiedung
- Beispiele für Intermediärobjekte: Blätter, Kastanien, Nüsse, Schlüsselbund, Wollknäuel, Blumen, Foto, Puppe, Schmuck, Parfum

8.3.7 Validation® nach Feil

Die Validation (*lat.* validus = stark, wirksam, gesund; *engl.* Validation = Bestätigung) ist eine spezielle Kommunikationsmethode, bei der mittels geäußerter Wertschätzung, Verständnis und Akzeptanz die Lebensqualität von desorientierten alten Menschen gezielt verbessert werden soll (📖 [14], [20]).

Mit Validation wird versucht, über die Gefühle eine gemeinsame Kommunikationsebene zwischen orientierten und desorientierten Menschen zu finden, auf deren Basis Verständigung stattfinden kann.

Naomi Feil, eine amerikanische Sozialarbeiterin, ist die Begründerin der **Validation**®. Zielgruppe sind hochaltrige, bis dahin gesunde Menschen. Ein Hauptziel der Validation® nach Feil ist, die Betroffenen bei

Tab. 8.2 Beispiele für die Einbindung des TTB in den Pflegeprozess

Pflegediagnose	Ziele	Maßnahmen
„Beeinträchtigte verbale Kommunikation"	Die Verständigung mit Frau/Herrn … gelingt	TTB 2 × tgl. um … Uhr
„Beeinträchtigte soziale Interaktion"	Frau/Herr … ist in die Gruppe integriert	TTB …
„Chronische Verwirrtheit" „Unzureichende soziale Bindung"	Die noch vorhandenen Fähigkeiten sind geschützt/gestärkt Frau/Herr … erlebt regelmäßig angenehmen Sozialkontakt	TTB …

der Aufarbeitung ungelöster Konflikte aus der Vergangenheit zu unterstützen, die den Rückzug aus der schmerzhaft erlebten Realität verursachen.

Die Validation® nach Feil basiert auf der **Theorie der Lebensstadien und -aufgaben** des Psychologen Erik H. Erikson. Hiernach gliedert sich das menschliche Leben in acht Zeitphasen, in denen jeweils spezifische Aufgaben zu bewältigen sind. Gelingt dies nicht oder – was meistens der Fall ist – nicht vollständig, so taucht die unvollendete Aufgabe im späteren Leben ein zweites und evtl. ein drittes Mal auf und kann dann gewissermaßen „nachgeholt" werden.

Die von Naomi Feil begründete **Methodik der Validation** versteht die Desorientiertheit eines hochaltrigen Menschen als eigene Lebensphase und vermutet, dass das Verhalten immer begründet ist. Feil hatte bereits in ihrer Kindheit viele Berührungspunkte mit älteren Personen und konnte dadurch zunehmend Missstände in der damals bestehenden Umgangs- und Versorgungsform der geriatrischen Pflege und Betreuung identifizieren. Durch all diese Bezugspunkte etablierte Feil ihre Validationsmethodik auf Grundlage der Notwendigkeit einer wertschätzenden sowie einfühlenden Kommunikation, um in angemessener Form in die Gefühls- und Erlebenswelt älterer desorientierter Personen mit einzutauchen.

Die Methoder der Validation® wurde für ältere, desorientierte Menschen entwickelt, die

- an überholten Rollen festhalten,
- eine Beeinträchtigung des Gehirns, der Sehkraft und des Gehörs aufweisen,
- beschränkte Bewegungsfähigkeit und Gefühlskontrolle sowie ein mangelndes Kurzzeitgedächtnis haben,
- unbewältigte Gefühle haben, die sie ausdrücken müssen,
- sich auf die Ebene des Unbewussten zurückziehen,
- sich im Stadium **Aufarbeitung** oder **Vegetieren** befinden.

Aufgabe des Gegenübers ist hierbei, die Gründe von Verhaltensweisen, deren Auslöser sehr häufig mit der individuellen Vergangenheit in Bezug stehen, zu erkennen und das eigene Handeln in empathischer Weise darauf abzustimmen. Feil geht davon aus, dass auch an einer Demenz erkrankte Menschen im späten Stadium danach streben, unerledigte Aufgaben aufzuarbeiten. Die Aufgabe des Therapeuten/Betreuers bzw. der Pflegefachperson ist es, den Betroffenen dabei zu unterstützen. Dies gelingt dann besonders gut, wenn die betreuende Person versucht, in den Schuhen des anderen zu gehen bzw. durch die Brille des anderen zu sehen. Begründet wird die Methodik auf dem Stufenmodell der psychosozialen Entwicklung nach Erik H. Erikson, ergänzt um die letzte Phase „Aufarbeiten vs. Vegetieren".

Modell der speziellen validierenden Pflege nach Erikson und Feil

Nach dem Modell der speziellen validierenden Pflege nach Erikson und Feil hat jeder Mensch sechs konkrete Lebensaufgaben in jeweils abgegrenzten Entwicklungsabschnitten des Lebens zu bewältigen. Durch eine angemessene Bearbeitung der jeweiligen Aufgabe wird es ihm möglich, auch die nachfolgende Stufe erfolgreich zu bewältigen und abschließend eine Ich-Integrität statt Verzweiflung zu erlangen. Können Lebensaufgaben in einer oder in mehreren Abschnitten nicht bewältigt werden, geht Feil davon aus, dass solche unerledigten Aufgaben im Alter immer mehr in Erscheinung treten und endlich gelöst werden wollen. Um dies erreichen zu können, muss eine entsprechende fachliche Begleitung durch Pflegende und Betreuende gewährleistet sein. Wenn solch unerledigte Aufgaben auch dann nicht bewältigt werden können, hat es nach Feil zur Folge, dass der Mensch, anstatt die Vergangenheit aufzuarbeiten, zu vegetieren beginnt (➤ Tab. 8.3). Dass im Stadium der Demenz unbewältigte Konflikte aus der Vergangenheit bearbeitet werden (was Feil als „Aussortieren von Schmutzwäsche" bezeichnet), gehört dabei zu den umstrittensten Thesen von Feil.

Haltung und Grundannahmen der Validation® nach Feil

Desorientierte, alte Menschen

- besitzen kein flexibles Verhaltensrepertoire,
- halten an überholten Rollen fest,
- müssen mit unbewältigten Gefühlen ringen,
- ziehen sich aus der Gegenwart zurück,
- weisen signifikante kognitive Leistungseinbußen auf und
- sind nicht zu intellektueller Einsicht fähig.

Tab. 8.3 Die Lebensaufgaben nach Erikson und Feil

Stadium	Aufgabe	Aufgabe nicht erfüllt
Nach Erikson		
Frühe Kindheit	Vertrauen	Misstrauen
Späte Kindheit	Darmfunktion, Regeln	Scham, Schuldgefühle
Adoleszenz	Eigenidentität finden, kämpfen	Unsicherheit („Ich bin nur jemand, wenn ich geliebt werde")
Erwachsenenzeit	Intimität	Isolation, Abhängigkeit
Lebensmitte	Neue Aktivitäten entwickeln, wenn alte Rollen überholt sind	Stagnation, Festklammern an überholten Rollen
Hohes Alter	Integrität	Verzweiflung
Nach Feil		
Sehr hohes Alter	Verarbeitung der Vergangenheit	Vegetieren

Weiterführende Ziele der Validation®

- Wiederherstellung des Selbstwertgefühls
- Stressreduktion
- Rechtfertigung des gelebten Lebens
- Lösung unausgetragener Konflikte
- Reduzierung medikamentöser und physischer Zwangsmittel
- Verbesserung der verbalen und nonverbalen Kommunikation
- Verringerung von Angstgefühlen
- Vermeidung eines Rückzugs ins Vegetieren
- Rückkehr des Sinns für Humor

Stadien der Verwirrtheit nach Naomi Feil

A) Mangelhafte Orientierung:
Betroffene sind nicht durchgehend verwirrt und ihre kognitiven Fähigkeiten sind weitestgehend intakt; deshalb sind sie sich ihrer Verwirrtheitsphasen bewusst. Um dies zu bewältigen, leugnen und überspielen Betroffene in diesem Stadium ihre Gedächtnislücken mit Ausreden. Frühere gesellschaftliche Rollen sind hier sehr bedeutend, sie klammern sich an diese und leugnen häufig ihre Gefühle.
Berührung wird in dieser Phase oft nicht gern angenommen.

B) Zeitverwirrtheit:
Das rationale Denken und die Sinneswahrnehmungen verschlechtern sich, die Realität wird immer verschwommener wahrgenommen. Aktuelle sowie frühere Erlebnisse werden zunehmend vergessen, Personen im Umfeld wird oft nicht mehr zugehört. Erinnerungen aus der Kindheit, die mit starken Emotionen verbunden sind, gewinnen immer mehr an Bedeutung. Berührungen können hier eine wertvolle Bedeutung haben und beruhigend auf Betroffene wirken.

C) Sich wiederholende Bewegungen:
Bewegungen ersetzen zunehmend Sprache, Körperteile bekommen symbolischen Charakter. Betroffene antworten meist nicht mehr direkt und verlieren das Körpergefühl im Raum. Berührung, Körpernähe, Fürsorge und Blickkontakt sind sehr wichtige Stimuli in dieser Phase.

D) Vegetieren:
In dieser Phase ziehen sich Betroffene komplett von der Außenwelt zurück und verschließen sich vor dieser. Sie haben kein Körperbewusstsein mehr, ihre Augen sind die meiste Zeit geschlossen, ihr Blick leer. Bezugspersonen werden nicht mehr erkannt.

Die drei Prozessschritte der Validation® nach Feil

1. Informationssammlung = Vertrautheit mit der individuellen Lebensgeschichte
2. Stadiumsbestimmung = Einschätzung durch Wahrnehmen und Beobachten

3. Anwendung der Validationstechnik = validierendes Gespräch (Kombination verschiedener Techniken je nach Stadium)

Werden demenziell erkrankte Personen nicht validiert, zieht dies nach Feil nach sich, dass sie alle vier Stadien der Aufarbeitung durchschreiten müssen. Dieser Aufarbeitungsprozess ist begleitet von (stark) herausfordernden Verhaltensweisen. Durch eine validierende Begleitung können Betroffene jedoch – ohne diesen Prozess zu durchlaufen – früher und in Frieden sterben. Dies wird möglich, indem unterdrückte Gefühle aus der Vergangenheit nochmals auftreten und aufgearbeitet werden können – es kann Frieden mit der Vergangenheit und sich selbst geschlossen werden. Wesentliche Kommunikationstechniken sind hierbei spezifische Fragetechniken und Symbolinterpretationen, z. B.:

- W-Fragen: **Wer, wann, was, wo** – jedoch keine **Warum**-Fragen
- Nach Extremen fragen (Polaritäten): **Wie stark** (…)?
- Fragen nach Gegenteiligem: **Ist auch manchmal kein Monster im Schrank?**
- Die Vergangenheit und Erinnerungen erkunden: **Erinnern Sie sich an die Geburt Ihrer Tochter? Wann ist sie geboren?**

Beispiele für Symbolinterpretationen sind beispielsweise eine Hand als ein Baby oder ein Messer als Ausdruck von Wut. Bei der Symboldeutung ist die individuelle Biografie unbedingt miteinzubeziehen.

Techniken der Validation®

- Die Gefühle der Betroffenen werden verbalisiert in der Annahme, dass die Gefühle, die ein Mensch durchlebt, immer „wahr“ sind, vollkommen unabhängig davon, ob jemand orientiert ist oder nicht.
- Die Gefühle der Betroffenen werden verbalisiert in der Annahme, dass unbeachtete, ignorierte belastende Gefühle eher stärker werden und schließlich zu innerem Rückzug führen, während offengelegte, bestätigte, bearbeitete negative Gefühle sich abschwächen und verschwinden können. Basis bildet die Biografiearbeit, um individuelle Symbole, Schlüsselbegriffe, Rituale und Zeitgeistwörter der Betroffenen zu kennen.
- Warum-Fragen werden vermieden, weil diese die betroffene Person meist schnell in eine überfordernde Situation führen, wodurch ihr Selbstwertgefühl beeinträchtigt wird.
- Der eigene Sprechrhythmus wird an den der betroffenen Person angepasst.
- Die eigene Körperhaltung, Mimik und Gestik werden an die individuelle nonverbale Kommunikation der betroffenen Person angepasst, um sich einzufühlen, deren Gefühle aufzunehmen und sich anzugleichen und dadurch auch nonverbal Verständnis auszudrücken.

8.3.8 Mäeutik

Die Mäeutik (*griech.* = Hebammenkunst) nach Cora van der Kooij wird als eine niederländische Variante der Validation bezeichnet. Van der Kooij entwickelte ihre Validationsmethodik (das mäeutische Pflege- und Betreuungsmodell) anhand der Fragestellung, wie Menschen mit Demenz bestmöglich gepflegt und versorgt werden können. Ein großes Unterscheidungsmerkmal gegenüber Feil ist hierbei, dass van der Kooij in ihrer Validationsmethodik nicht annimmt, dass Menschen mit Demenz unbewältigte Ereignisse aus deren Vergangenheit aufarbeiten müssen.

Wesentlich an van der Koiijs mäeutischem Pflege- und Betreuungsmodell ist, dass sie in ihrem Ansatz der erlebnisorientierten Pflege sowohl die Erlebniswelt demenziell erkrankter Personen in den Fokus rückt als auch in gleichem Maße die Erlebniswelt Pflegender und Betreuender miteinbezieht. Somit wird berücksichtigt, dass nicht nur demenziell erkrankte Personen entsprechende Verhaltensweisen oder Emotionen durchleben, sondern diese auch rückwirkend entsprechende Verhaltensweisen oder Emotionen in Betreuenden und Pflegenden hervorrufen. Dabei ist der wichtigste Faktor, dass Letztere im Gegensatz zu den Betroffenen in der Lage sind, beide Erlebenswelten wahrzunehmen und zu verstehen. Grundvoraussetzungen hierfür sind Empathievermögen sowie eine bewusste Kontakt- (Wechselwirkung der Gefühle) und Beziehungsgestaltung.

Van der Kooij konzentriert sich in ihrem Verständnis von professioneller Pflegequalität explizit nicht nur auf theoretische Ansätze, sondern für sie spielen ebenfalls bedeutsame Wissensressourcen sowie Fähigkeiten und Fertigkeiten wie (Lebens-) Erfahrungen, Empathie, Kreativität etc. eine Rolle, die pflegende und betreuende Personen mit in den Beruf bringen und hier weiterentwickeln. Dies versteht van der Kooij als **Hebammenkunst für Pflegetalent**. Als eine wesentliche Schlüsselkompetenz bezieht sie zudem die Fähigkeit der Intuition mit ein, welche es ermöglicht, auch in unvorhersehbaren bzw. nicht planbaren Situationen spontan zu entscheiden, was gerade zu tun ist.

Erlebnisorientiert zu pflegen bedeutet somit vorrangig, exakt wahrzunehmen und zu beobachten, sich in einem empathischen Suchprozess in die Erlebenswelt von Menschen mit Demenz einzufühlen und dann suchend und authentisch zu reagieren und den Betroffenen dabei nicht zu verlieren. Eine solche Interaktion ermöglicht es sowohl Betroffenen als auch Pflegenden, den Kontakt miteinander als angenehm zu erleben. Dies beinhaltet ebenfalls, nicht nur nach festgelegten Schemata zu reagieren, sondern auch aus einer Situation heraus spontan reagieren und entscheiden zu können. Ob sich der Suchprozess (das suchende Reagieren) am Ende entsprechend auszahlt, zeigt sich abschließend in der Qualität des zwischenmenschlichen Kontakts. Die Forderung hinter diesem Ansatz ist, dass Pflegende bewusst handeln, dies entsprechend benennen können und entsprechende Verantwortung für ihr Tun übernehmen.

8.3.9 Integrative Validation® nach Richard

Nicole Richard hat die Methode abgewandelt bzw. neu begründet und bezeichnet sie als **Integrative Validation® (IVA)**.

Sie geht dabei, anders als Naomi Feil, von zugrunde liegenden hirnorganischen Abbauprozessen und den damit in Verbindung stehenden Verlusten und Einbußen von Fähigkeiten und Fertigkeiten aus. Die Methodik konzentriert sich auf die Ressourcen und die Erfahrungswelt der Betroffenen und orientiert sich an diesen. Sie bezieht sich, wie die Validation® nach Naomi Feil, auf die Grundpfeiler einer wertschätzenden und anerkennenden Kommunikations- und Interaktionsmethodik, welche sich an den Grundsätzen des klientenzentrierten Ansatzes nach Carl Rogers orientieren. Richard arbeitet in ihrer Methodik nicht mit Frage-, sondern mit Feststellungen. Wahrnehmungen und Beobachtungen sollen, wenn sie möglicherweise von den Betroffenen selbst nicht mehr zuordenbar sind, eingeordnet werden und diesen wiedergegeben werden. Bis auf an Depression und Schizophrenie erkrankte Menschen, für die die Integrative Validation® keine geeignete Methode ist, sind nach Richards Auffassung alle Menschen, unabhängig vom Alter, zu validieren. Im Zentrum der Methode stehen Antriebe und Gefühle der betroffenen Menschen, die trotz fortschreitenden Zellverfalls im Gehirn lange erhalten bleiben und die Ressource darstellen, die den Zugang zum Verständnis des Verhaltens und zur Begegnung mit der Person darstellen.

Wenn Personen mit Demenz irritiert oder von einer Situation überfordert sind, sich also **in einer Krise** befinden, sind nach Richard folgende Punkte im Kontakt zu beachten:

- Gefühle und Antriebe des demenzerkrankten Menschen wahrnehmen und erspüren
- Validieren der Gefühle und Antriebe, d. h. annehmen, akzeptieren und wertschätzen **(persönliches Echo geben)**
- Allgemein validieren, d. h. durch allgemeinen Sprachgebrauch – Sprichwörter, Lieder, Gebete – bestätigen **(generelles Echo geben)**
- Validieren von Sätzen aus dem Lebensthema – Beruf, Hobby – und Einbindung von türöffnenden Schlüsselwörtern **(biografisches Echo geben)**

Essenziell ist für Richard, dass herausfordernde Verhaltensweisen nicht nur als solche abgetan werden, sondern zu erkennen, dass solche Äußerungsformen ein wesentlicher Versuch von Menschen mit Demenz sind, ihre Würde und Sicherheit, soweit es ihnen noch selbst möglich ist, aufrechtzuerhalten. Richard bezeichnet herausfordernde Verhaltensweisen als **Schutzstrategien**:

- Biografieren
- Fremdbeschuldigen
- Notieren
- Humorisieren
- Leugnen
- Ritualisieren
- Somatisieren

- Relativieren

In diesem fortschreitenden Verlauf beginnen demenziell erkrankte Personen sich meist in die Vergangenheit zurückzuziehen. Richard nennt diese **die unbegrenzte Innenwelt (der Lichtung)**. Als Ursachen für einen solchen Rückzug definiert sie:

- Gründe aus der Gegenwart:
  - Erleben von Begrenzung (innere und äußere)
  - Verlust von Fähigkeiten
  - Verlust des Gegenwarts- und Zukunftsbezugs
  - Verständnislosigkeit (gegenüber) der Umwelt
  - Verlust des roten Fadens der Lebenskontinuität
  - Nicht mehr allein sein können
  - Fremdbestimmt werden
  - Gefühlskarussell
- Gründe aus der Vergangenheit:
  - Erinnerung an die guten alten Zeiten
  - Nähe zu persönlichen Lebensthemen
  - Erinnerungen an Menschen, die einem nahestanden (Mutter, Vater etc.)
  - Sehnsucht nach Sicherheit und Geborgenheit
  - Erinnerung an Zeiten, in denen man einen Status, eine Rolle und Prestige hatte
  - Individuell bedeutsame Erfahrungen oder Erlebnisse
  - Offene, grenzenlose Erlebensvielfalt etc.

Wesentliche Basis der Integrativen Validation® bilden somit Ressourcen (Antriebe/Gefühle) von Menschen mit Demenz **(Goldadern)**, welche mit Situationen aus der Vergangenheit verknüpft sind und gefunden und beachtet werden müssen. Diese Ressourcen bleiben lange Zeit erhalten und ebenso lange von Abbauprozessen durch das Krankheitsbild verschont. Diese Ressourcen werden unterteilt in Antriebe und Gefühle.

- **Antriebe** = Handlungsauslöser durch früh Erlerntes, Anerzogenes und Geprägtes (z. B. Regeln, Normen):
  - Oft generationsspezifisch geprägt
  - Individuell ausgeprägt und ausgestaltet (Mut, Fürsorge, Optimismus)
  - Werden als **Triebfeder des Handelns** beschrieben (Pünktlichkeit, Pflichtbewusstsein)
- **Gefühle** = echte, pure und spontane Reaktion und Ausdruck der aktuellen Befindlichkeit
  - Oft verbunden mit der individuellen Innenwelt
  - Direkte Reaktionen auf Situationen, Personen, Erfahrungen etc.

Basis jeglichen validierenden Arbeitens ist die fundierte Kenntnis der individuellen Lebensgeschichten. Sowohl die Validation® nach Feil (➤ Kap. 8.3.7) als auch die Integrative Validation® nach Richard fußen auf den Grundlagen der verbalen und nonverbalen Kommunikation, fokussiert auf die jeweilige Gefühlswelt des Betroffenen:

A) Das Stufenschema der IVA: Wahrnehmen von Gefühlen und/oder Antrieben
B) Individuelles Validieren (Spiegeln)
C) Allgemeines Validieren (Übertragung auf die Allgemeinheit durch Verallgemeinerungsformen oder Sprichwörter)
D) Bezug zum Lebensthema (anzuwenden beim Validieren in der Krise)

Die Beispielpyramiden illustrieren das Validieren im Vorübergehen für den Antrieb (Fleiß, ➤ Abb. 8.2) und das Validieren in der Krise für das Gefühl Ärger (➤ Abb. 8.3).

Vervollständigt wird die Methodik durch das Konzept der ritualisierten Begegnung, bei der Menschen mit Demenz, abgestimmt auf ihre individuelle Biografie, immer auf die gleiche Art und Weise begrüßt und durch das Verbinden lebensgeschichtlicher Schlüsselbegriffe und Antriebe wertgeschätzt werden. Durch dieses Vorgehen kann demenziell erkrankten Menschen in sehr kurzer Zeit das Gefühl geschenkt werden, individuell wahrgenommen zu werden und akzeptiert zu sein.

8.3.10 Positive Interaktionen nach Kitwood

Folgende positive Interaktionen werden von Tom Kitwood benannt ([12]). Die malignen Erscheinungsformen finden sich in ➤ Kap. 6.6.2.

Anerkennen

Die Pflegenden/Betreuungspersonen begegnen dem Menschen mit Demenz in einer offenen, vorurteilsfreien Haltung und erkennen diesen als einzigartige Person an.

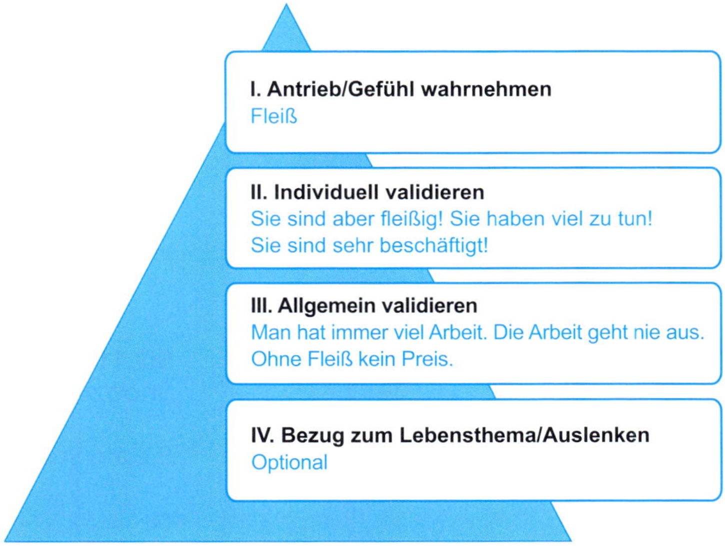

Abb. 8.2 „Validieren im Vorübergehen": Beispielpyramide zum Thema Fleiß [L143]

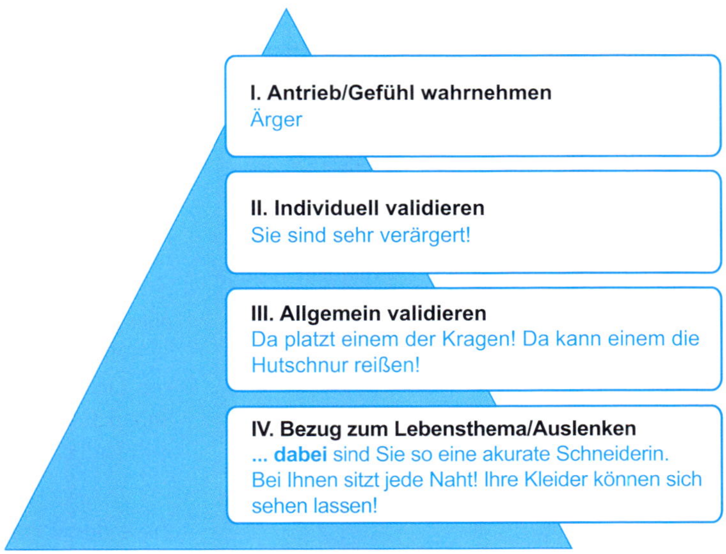

Abb. 8.3 „Validieren in der Krise": Beispielpyramide zum Thema Ärger [L143]

Verhandeln

Die Pflegenden/Betreuungspersonen handeln nicht schematisch, sondern lassen sich ein, fragen nach, hören zu und beraten die Person mit Demenz.

Zusammenarbeiten

Der Einsatz von Macht und jeder Form des Bedrängens wird bewusst vermieden und der Person mit Demenz stattdessen ein eigener Handlungsspielraum eingeräumt.

Spielen

Die Pflegenden/Betreuungspersonen agieren frei statt zweckgebunden, spontan, kreativ und spielerisch.

Timalation

Zusammensetzung aus Timalao (*griech.* = Handlungen, die Ehrerbietung ausdrücken) und Stimulatio (*lat.* = Anregung, Reiz). Es soll Ehrerbietung ausgedrückt werden über Angebote, welche die Sinne ansprechen. Die Person mit Demenz erfährt so über ihre Sinne Vergnügen; intellektuelles Verstehen spielt dabei keine Rolle.

Feiern

Die Pflegenden/Betreuungspersonen sind aufgeschlossen und bereit, Momente der Freude und Geselligkeit zu feiern, welche die Grenzen zwischen Betreuenden und Betreutem verschwimmen lassen.

Entspannen

Die Pflegenden/Betreuungspersonen bieten der Person mit Demenz bewusst ihre Nähe in Kontakten ohne Anforderungen an. Sie drosseln ihr Tempo und unterbrechen ihr aktives Tun, damit der Betroffene in ihrer Nähe entspannen kann.

Validation

Die Wahrnehmung und Erfahrung der Person mit Demenz wird fokussiert, der eigene aktuelle Bezugsrahmen wird bewusst in den Hintergrund gestellt.

Halten

Die Pflegenden/Betreuungspersonen bleiben im Kontakt präsent und sicher, auch wenn die Person mit Demenz schwierige, leidvolle Gefühle durchlebt.

Erleichtern

Eine Person mit Demenz wird durch die diskrete und rein kompensatorische Unterstützung der Pflegenden/Betreuungspersonen in die Lage versetzt, etwas zu tun, was sie sonst nicht tun könnte.

Schöpferisch sein

Die Handlungen der Person mit Demenz werden als schöpferische Handlungen betrachtet und von Pflegenden/Betreuungspersonen nicht kontrolliert oder dirigiert.

Geben (Annehmen)

Die Pflegenden/Betreuungspersonen verstehen sich nicht als Wohltäter oder Retter, sondern nehmen von der Person mit Demenz Unterstützung und Freundlichkeit oder Trost bescheiden an. Sie eröffnen der Person mit Demenz auf diese Weise die Möglichkeit, die Rolle der „Gebenden" einzunehmen, und schaffen Gegenseitigkeit in der Beziehung.

8.3.11 Basale Stimulation® und Snoezelen

Basale Stimulation®

Die Basale Stimulation® ist ein Konzept, das die Wahrnehmung, Bewegung und Kommunikation von schwer beeinträchtigten Menschen fördern und deren Körper- und Selbstwertgefühl stärken will ([24]).

Entwickelt wurde dieses Konzept von Prof. Andreas Fröhlich (Sonderpädagoge/heilpädagogischer Psychologe) ursprünglich für schwerst mehrfach behinderte Kinder. Gemeinsam mit Prof. Christel Bienstein (Krankenschwester, Diplompädagogin) hat er dieses Konzept in den 1980er-Jahren für die Erwachsenenpflege übertragen; es richtet sich an bewusstlose, desorientierte, wahrnehmungsgestörte oder sterbende Menschen.

Weiterführende Informationen bietet der Artikel von Liebeskind, Juliane (2024) zum Thema Basale Stimulation® in der Pflege, welcher in der Pflegebox veröffentlicht wurde.

Ziele der Basalen Stimulation®

- Sicherheit vermitteln
- Vertrauensvolle Beziehung aufnehmen und gestalten
- Wahrnehmung fördern
- Außenwelt erfahrbar machen
- Körperbild wiedererlangen
- Autonomie und Geborgenheit erleben

Dabei handelt es sich um jeweils individuell und gezielt angebotene einfache Reize auf der Körperebene, die jeder Mensch im Laufe seiner Entwicklung bereits kennengelernt hat und die ihm deshalb vertraut sind.

Die Pflegenden bieten den betroffenen Personen alle Interventionen in dem Bewusstsein an, dass jede Berührung des Körpers auch eine Berührung der Seele ist.

Die betroffenen Personen können über eindeutige, Geborgenheit und Sicherheit vermittelnde Berührungen sich selbst erleben und die Anwesenheit eines anderen, interessierten Menschen spüren.

Zu den Interventionen gehören:

- Waschungen, leichtes Massieren, Einreibungen, einen Gegenstand zum Betasten in die Hand geben, etwas schmecken oder riechen lassen.
- Die Grenzen des Körpers spüren lassen, indem z. B. mit Decken der Körper umrahmt oder durch Streicheln in Haarwuchsrichtung die Körperkontur beruhigend betont wird.
- Durch Streichungen werden gezielt Verkrampfungen gelöst, angenehme Essensdüfte regen den Appetit an und erleichtern das Schlucken.

Die Biografiearbeit ist wesentlicher Bestandteil der Basalen Stimulation, denn die Kenntnis der Biografie ermöglicht den Pflegenden z. B. die Auswahl von vertrauten Gegenständen zum Betasten, Kenntnisse über Vorlieben und Abneigungen bei Düften und Speisen oder gibt Aufschluss darüber, ob bestimmte Berührungen von der betroffenen Person wahrscheinlich als angenehm oder möglicherweise sogar als unerträglich erlebt werden.

Snoezelen

Vor über 20 Jahren wurde Snoezelen in Holland zunächst als reines Freizeitangebot für Menschen mit schweren geistigen Behinderungen entwickelt.

Das Kunstwort Snoezelen wurde in einer Wortspielerei aus **snuffelen** (riechen, schnüffeln) und **doezelen** (ruhen, dösen) zusammengeführt.

Die Begründer Jan Hulsegge und Ad Verheul definieren Snoezelen als das bewusst ausgewählte Anbieten primärer Reize in einer angenehmen Atmosphäre. Die Aktivierung ist vor allem auf die sinnliche Wahrnehmung ausgerichtet. Mithilfe von Licht, Geräuschen, Gefühlen, Gerüchen und durch den Geschmacksinn sollen sowohl stimulierende als auch entspannende Reizangebote vermittelt werden.

Dem Einsatz mobiler Snoezelen-Einheiten wird in der Praxis der Vorzug vor Snoezelen-Räumen gegeben. Zum einen liegt dies sicher auch an baulichen und organisatorischen Bedingungen, aber auch daran, dass gerade verhaltensauffällige, motorisch unruhige Betroffene nicht in einem abgeschlossenen Raum mit zunächst für sie neuen und evtl. beängstigenden Wahrnehmungen konfrontiert werden sollten. Sinnvoller ist der punktuelle Einsatz, ggf. am Pflegebett.

Zum Snoezelen liegen verschiedene positive wissenschaftliche Untersuchungen vor; aufgrund methodischer Probleme ist der gleiche Nachweis, ähnlich wie bei anderen sensorischen Verfahren ([14]), noch nicht für eine größere Untersuchungsgruppe gelungen.

8.3.12 Kognitive Anregung (Cognitive Stimulation Therapy, CST) für Menschen mit Demenz

Eine der bisher wenigen Interventionen, deren Wirksamkeit wissenschaftlich untersucht und belegt werden konnte, stellt die Kognitive Anregung (CST, Cognitive Stimulation Therapy) für Menschen mit Demenz dar ([22]).

Es handelt sich um eine Gruppenintervention für Menschen mit Demenz, die noch kommunikationsfähig sind. Insgesamt werden 14 Sitzungen von jeweils 45 Minuten Dauer innerhalb von sieben Wochen angeboten. Für die einzelnen Gruppenstunden werden jeweils Themen vorgeschlagen, die für die Teilnehmer interessant sein könnten und die noch vorhandene geistige und körperliche Fähigkeiten sowie die Kreativität anregen und stärken.

Im Unterschied zu anderen auf die Verbesserung der Kognition zielenden Programmen, in denen die Interaktionsweise und Haltung der Anwender nicht explizit beschrieben sind, bildet hier die konsequente Verpflichtung der Anwender auf die im Folgenden genannten und kurz skizzierten zwölf Schlüsselprinzipien des Gruppenangebots für Personen mit Demenz das konstitutive Element des Konzepts:

1. **Zentrierung auf die Person**
   Die individuelle Person mit ihrer Persönlichkeit, ihren Erfahrungen, Interessen, Fähigkeiten und Vorlieben wird fokussiert. Die Erkrankung sowie Beeinträchtigungen und Schwächen treten in den Hintergrund.

2. **Respekt gegenüber den Teilnehmern**
   Die Teilnehmer werden respektvoll behandelt. Die Gruppenleiter haben vor allem die Aufgabe, den Personen mit Demenz zu helfen, ihre Würde zu bewahren.
3. **Mitwirkung der Teilnehmer**
   Die Gruppenleiter suchen nach Wegen, die Teilnehmer zum Mitmachen zu ermutigen und miteinander zu kommunizieren. Sie selbst stehen nicht im Mittelpunkt, sondern sind diskret agierende Moderatoren.
4. **Einbeziehung aller**
   Eine weitere Aufgabe der Gruppenleiter ist es, darauf zu achten, dass kein Teilnehmer durch andere ausgegrenzt wird und niemand sich isoliert fühlen muss, damit alle sich geschätzt, aufgehoben und sicher fühlen können.
5. **Wahlmöglichkeiten**
   Das jeweilige Thema für die Gruppenaktivität soll den Bedürfnissen der Gruppenteilnehmer entsprechend modifiziert werden. Ebenso darf niemand gedrängt oder gar gezwungen werden, bei einer Aktivität mitzumachen. Eine Tätigkeit, die vielen Teilnehmern offensichtlich Freude macht, lädt zum Mitmachen ein.
6. **Lockere Atmosphäre**
   Die Gruppenleiter vermeiden es, in eine Lehrerrolle zu schlüpfen, und die Teilnehmer sollen sich nicht wie Schüler oder Kinder fühlen, sondern in entspannter Atmosphäre als erwachsene Menschen sich austauschen und etwas Interessantes erleben können.
7. **Frage nach Meinungen statt nach Fakten**
   Fragen, die auf Tatsachen und Wissen und damit auf Gedächtnisleistungen zielen, sind zu vermeiden. Stattdessen soll nach persönlichen Meinungen und in der Weise gefragt werden, dass mögliche Antworten bereits in der Frage enthalten sind. Mit dieser Art der Kommunikation werden Fehler der Teilnehmer vermieden und es entsteht eine Atmosphäre, in der sich jeder trauen kann, sich mitzuteilen.
8. **Anknüpfen an Erinnerungen**
   Die Teilnehmer sollen ermutigt werden, ihre Erinnerungen mitzuteilen, wobei eine sorgfältige Biografiearbeit das Risiko verringert, dass versehentlich schmerzliche Erinnerungen einer Person wieder hervorgeholt werden.
9. **Ansprechen der Sinne**
   Die Gruppenteilnehmer achten darauf, bei den Aktivitäten verschiedene Reize anzubieten, die unterschiedliche Sinne ansprechen.
10. **Kontinuierliches Angebot zum Anschauen, Berühren oder Spüren**
    Die Themen der Gruppenstunden werden mit Worten und daneben immer auch mittels Dingen zum Anschauen, Berühren oder Spüren vermittelt.
11. **Ausschöpfen und Maximieren des noch vorhandenen Potenzials**
    Die Teilnehmer erhalten genügend Zeit, damit Inhalte erfasst und aufgenommen werden können. Die Unterstützung seitens der Gruppenleiter erfolgt so, dass die Teilnehmer noch selbst aktiv werden können. Die Menge der Informationen und Reize wird der Aufnahmekapazität und dem Verarbeitungsniveau der Teilnehmer entsprechend reduziert. Auf diese Weise werden noch vorhandene Fähigkeiten geschützt und gestärkt.
12. **Aufbau und Stärkung von Beziehungen**
    Die Gruppenleiter betreuen auf eine solche Weise, dass die Teilnehmer untereinander Beziehungen aufbauen und wieder aufnehmen können. Sie bilden Brücken zwischen den Personen und sind selbst Teil der Gruppe. Sie agieren nicht als Lehrer oder Chef oder anderweitig als von der Gruppe abgehobene Autorität.

Dies erfordert reife Persönlichkeiten als Gruppenleiter, was allerdings nicht durch eine bestimmte formale Qualifikation garantiert wird.

Auch zur **Gruppengröße, zu den Gruppenleitern, zur Auswahl der Teilnehmer, zur Häufigkeit der Durchführung, zum Ort und zum Ablauf der Gruppenstunden** werden klare Vorgaben gemacht:

- Die Gruppe soll aus fünf bis sechs Teilnehmern bestehen, die in Bezug auf die Chance, von diesem Angebot zu profitieren, wohlüberlegt ausgewählt wurden. So sind die Fähigkeiten, noch kommunizieren zu können, hören und sehen zu können und sich auf ein Angebot einlassen zu können sowie keine ernsthaften aktuellen körperlichen Erkrankungen zu haben, wichtige Voraussetzungen, um selbst von dem Angebot profitieren zu können und es für die übrigen Teilnehmer zu einer angenehmen Erfahrung werden zu lassen.

- Die Gruppe soll von zwei verlässlichen Personen kontinuierlich moderiert werden, die keine bestimmte formale Qualifikation benötigen, jedoch unbedingt die Schlüsselprinzipien umsetzen wollen und können.
- Das Angebot soll zweimal wöchentlich stattfinden und in einem ruhigen und freundlich-hellen Raum mit einer Tafel stattfinden. Für das Angebot wird Material (Softball, Fotos, CD-Player, Liederbücher etc.) benötigt, das in den meisten Einrichtungen bereits vorhanden ist.
- Die Themen der Treffen umfassen ein breites Spektrum. Neben Bewegungsspielen und Mannschaftsspielen gibt es z. B. auch das Thema Geräusche oder Zeitgeschehen.
- Der Ablauf der Treffen ist ritualisiert und beginnt mit einem Auftakt von ca. zehn Minuten Dauer, dem das Schwerpunktthema mit ca. 25 Minuten und der Ausklang mit ca. zehn Minuten folgen.

Individuelle, systematische Verlaufsdokumentation Der Verlauf wird nach jeder Stunde für jeden Teilnehmer individuell unter den Kategorien Interesse, Kommunikation, Freude/Spaß und Stimmungslage mit vorgegebenen Zahlenwerten, die zusätzlich präzisiert werden können, eingeschätzt, um eine eventuell notwendige, gezielte Anpassung des Programms an die Bedürfnisse der Teilnehmer für den nächsten Termin vornehmen zu können.

Die beschriebenen Schlüsselprinzipien des Programms finden sich im Buch an anderer Stelle unter den einzelnen Interventionen wieder. Das vorgestellte Gruppenprogramm berücksichtigt und verwendet diese in systematisierter Form. Damit ist es gut kompatibel mit allen vorgestellten Einzelinterventionen, die in der Interaktion mit Personen mit Demenz angewendet werden sollen.

8.3.13 Umgebungsgestaltung nach Lind

Therapeutische Funktionen der Milieugestaltung

Der Diplom-Psychologe und gerontologische Berater Sven Lind nennt folgende Funktionen der Milieugestaltung:

- Vermittlung von Wohlbefinden und Sicherheit
- Kompensation der durch die Demenz verminderten situationsangepassten Selbststeuerung und Gefährdungseinschätzung durch eine entsprechende Außenstruktur
- Leitung, Orientierung und Schutz durch spezifische Umgebungsgestaltung
- Einbindung, Aktivierung bzw. Beruhigung der Betroffenen
- Vermeidung bzw. Minimierung von Angst und Furcht und in der Folge Rückgang von Agitiertheit und dem Auftreten sog. Katastrophenreaktionen ([13])

Sechs Elemente der Umgebungsgestaltung

1. Übereinstimmung der Wohn- und Lebenssphäre der Betroffenen (Bewohner) mit der Arbeitssphäre der Pflegenden → weil diese in Abhängigkeit zueinanderstehen
2. Gleichartigkeit der zu betreuenden Betroffenen bezüglich Erkrankung und Krankheitsstadium → weil dies den Aufbau eines angemessenen Milieus erleichtert
3. Spezifischer Kommunikations- und Interaktionsstil → Jede Interaktion vermittelt die Aspekte Sicherheit, Stimulierung und Geduld. Um dies zu erreichen, besteht jede Intervention aus der
   - Vorbereitung mit der Botschaft an den Betroffenen, dass eine Pflegehandlung bevorsteht und er dabei sicher und geschützt ist
   - Angleichung durch Anpassung der Pflegehandlung an das Tempo und den Rhythmus des Betroffenen
   - Bestärkung durch die Bestätigung des Betroffenen mittels verbaler und nonverbaler Kommunikation seitens der Pflegenden während der Pflegehandlung, um Sicherheit und Beruhigung zu erreichen
4. Tagesstrukturierung:
   - Durch ein Gerüst von Angeboten für den Tagesablauf, um die Dekompensation fördernde Über- und Unterforderung zu vermeiden und Bestätigung, Anerkennung und eine Steigerung des Selbstwertgefühls zu vermitteln.
   - Inhalte der Angebote müssen den Kompetenzen der Adressaten angepasst sein und berücksichtigen, dass Aufmerksamkeit und Konzentration der Betroffenen im Tagesverlauf abnehmen.

- Pflegende wirken bei den Angeboten mit.
- Angebote zur Aktivierung wechseln sich mit Angeboten zur Beruhigung ab.

5. Orientierung der Pflege und Betreuung an der Biografie der Betroffenen:
   - Lebensgeschichtliche und persönlichkeitsspezifische Aspekte werden in das individuelle Kommunikationskonzept integriert.
   - Der Betroffene wird nicht als Pflegeobjekt, sondern als Individuum wahrgenommen.
   - Seltsam anmutende Verhaltensweisen und Tätigkeitsroutinen des Betroffenen werden nachvollziehbar.
   - Angehörige als Träger des biografischen Wissens und emotionales Bindeglied des Betroffenen zu seinem bisherigen Leben müssen einbezogen werden.
6. Architektonische Anforderungen:
   - Die Raumstruktur enthält schützende und therapeutische Elemente, ermöglicht ein hohes Ausmaß an Autonomie, bietet Gelegenheit zu sozialen Kontakten und Raum zu Eigenbeschäftigungen sowie Rückzugsmöglichkeiten.
   - Sichere, barrierefreie Rundwanderwege bieten Anregung zur Selbstbeschäftigung und Beobachtung.
   - Überschaubare Stationen mit kleinen Einzelzimmern, um einen wohnzimmerähnlichen Gemeinschaftsbereich gruppiert, mit Zugang zu größerem Wanderweg.
   - Ausgänge sind kaum wahrnehmbar platziert.
   - Zugang zu einem eingefriedeten, barrierefreien Außenbereich.

8

Zwei Strategien als Gestaltungsprinzipen

Das Konzept verfolgt zwei Strategien als konstitutive, übergeordnete Gestaltungsprinzipien.

1. **Die Strategie der Stetigkeit:** Stetigkeit ist für Personen wichtig, weil diese nur noch über ein geringes Maß an Anpassungsvermögen verfügen und neue Personen, Situationen oder Umgangsweisen deswegen häufig eine Überforderung darstellen. **Stetigkeit wird erreicht durch:**
   - Einen einheitlichen Interaktionsstil
   - Fest zugeordnete Bezugspersonen
   - Eine verbindliche Tagesstruktur
   - Durch vertraute Räume
2. **Die Strategie der Flexibilität:** Flexibilität benötigen Personen mit Demenz deswegen, weil sie sich einerseits krankheitsbedingt in einem meist fortschreitenden Abbauprozess befinden und andererseits, bezogen auf ihre Beeinträchtigungen und Fähigkeiten, häufig gravierenden Tagesschwankungen unterliegen. **Flexibilität wird erreicht durch:**
   - Anpassung der Anforderungen an die kontinuierlich sich verringernden Kompetenzen
   - Akzeptanz der jeweiligen Tagesform mit Anpassung des dementsprechend benötigten individuellen Zeitaufwands
   - Orientierung an Zeiträumen statt an Zeitpunkten

8.3.14 Umgang mit herausforderndem Verhalten

Zum Umgang mit herausforderndem Verhalten von Menschen mit Demenz existieren Rahmenempfehlungen, die von Pflegeexperten der Universität Witten-Herdecke und der KDA-Beratungs- und Forschungsgesellschaft sowie weiteren Demenzexperten aus Deutschland und dem Ausland unter der Projektleitung von Prof. Sabine Bartholomeyczik entwickelt wurden (📖 [2], [9]).

Herausforderndes Verhalten

= Verhalten, auf das Menschen aus der Umgebung reagieren

Der Fokus liegt bei dieser Definition auf der **Reaktion** der Menschen aus der Umgebung auf das Verhalten des Betroffenen, statt bestimmte Verhaltensweisen von vornherein als herausfordernd zu definieren.

Beispiele für Verhaltensweisen von Betroffenen (➤ Kap. 2.2.4), die häufig Reaktionen der Menschen aus der Umgebung zur Folge haben:

- Zielloses Herumwandern (Wandern)
- Aggressivität
- Schreien
- Schlafstörungen
- Apathie

Rahmenempfehlungen

1 Verstehende Diagnostik

- Pflegende bemühen sich, das Verhalten zu verstehen, und stellen dabei die Perspektive des Menschen mit Demenz in den Mittelpunkt des Pflegeprozesses (Personenzentrierung).
- Berücksichtigung von unterschiedlichen, nicht nur auf den Betroffenen bezogenen, erklärenden Aspekten.
- Reflexion und Absprache des gesamten Pflegeprozesses im Rahmen von Fallbesprechungen, möglichst unter Einbeziehung des Betroffenen, regelmäßig von den Bezugspersonen.

2 Assessmentinstrumente zur Erfassung des herausfordernden Verhaltens

- Ein standardisiertes Assessment gehört zu einer professionellen pflegerischen Praxis.
- Assessmentinstrumente werden eingesetzt, um individuelle Beobachtungen zu objektivieren und das Verhalten fundiert und nicht wertend zu beschreiben.

3 Validieren

- Basis für die Arbeit mit Menschen mit Demenz ist eine validierende, wertschätzende Grundhaltung.
- Alle Mitarbeiter/innen der Organisation sollen über Kenntnisse zur validierenden Grundhaltung verfügen.

4 Erinnerungspflege

- Das soziale Umfeld hat die Aufgabe, Situationen zu gestalten, die angenehme Erinnerungen ermöglichen und fördern.
- Erinnerungspflege wird in die Betreuung als Bestandteil der Interaktion integriert.
- Erinnerungspflege wird als gezielte Aktivität angeboten, um die Identität der Betroffenen zu stärken, deren Selbstbild zu bewahren und die Betroffenen Bindung und Zugehörigkeit erleben zu lassen.

5 Berührung, Basale Stimulation®, Snoezelen

- In die Pflegebeziehung sollen die Anregung einzelner/mehrerer Sinne einbezogen und behutsam und reflexiv eingesetzt werden.
- Beim Einsatz von Konzepten der Berührung als Begegnungsform, der Basalen Stimulation® und des Snoezelens (➤ Kap. 8.3.11) sind die Grenzen der Intimität zu wahren.

6 Bewegungsförderung

- Täglich ausreichende Bewegung soll individuell formuliert und ermöglicht werden.
- Körperliche Aktivität wirkt sich günstig auf herausforderndes Verhalten aus.
- In die täglichen Aktivitäten sollen die Anregung von Bewegung und die Förderung des Körperbewusstseins integriert werden.
- Gesteigertem Bewegungsdrang ist, möglichst im Freien, Raum zu geben.

7 Pflegerisches Handeln in akuten und psychiatrischen Krisen

- Wertschätzender und akzeptierender Umgang in Krisensituationen, bei Wahn, Panikattacken, Halluzinationen, aggressivem Verhalten
- Versuch, das Gefühl der Betroffenen zu thematisieren
- Die Betroffenen in ihrer Realität nicht korrigieren
- Bekräftigung des Wahns vermeiden
- Deeskalationsstrategien bei aggressivem Verhalten anwenden
- Fixierung möglichst vermeiden bzw. als „allerletztes Mittel" in Betracht ziehen

8.4 Evaluation

Evaluation

= Evaluation bedeutet sach- und fachgerechte Bewertung (📖 [7]). Im Rahmen des Pflegeprozesses geht es vor allem um die regelmäßige Überprüfung der durchgeführten Maßnahmen sowie der Zielerreichung und der Zusammenarbeit der Beteiligten.

Zur Überprüfung, ob die Ziele erreicht wurden, werden in der Pflegeplanung Evaluationskriterien formuliert, anhand derer die Pflegeergebnisse konkret evaluiert werden können. Zusätzlich gibt es verschiedene Instrumente, zu denen z. B. auch zahlreiche Zielerreichungsskalen gehören, wie die Goal Attainment Scale (GAS) ([20]). Auch die Durchführung eines erneuten Pflegeassessments ist sinnvoll, um den aktuellen Ist-Zustand einzuschätzen und über diesen Weg erreichte Pflegeergebnisse sichtbar zu machen.

Im Folgenden werden zwei praktische Vorgehensweisen bzw. Verfahren zur Überprüfung, Einschätzung und Konsentierung des Pflegeprozesses kurz umrissen, die Pflegende kennen und ggf. anwenden sollten.

8.4.1 Pflegerische Fallbesprechung

Eine Besprechung oder Konferenz am Arbeitsplatz wird durchgeführt, um sich in einer geleiteten Diskussion auszutauschen und gemeinsam Ergebnisse zu erarbeiten ([20]).

Die (pflegerische) Fallbesprechung bietet die Möglichkeit der Einschätzung und Reflexion des gesamten Pflegeprozesses durch alle Beteiligten sowie der Einigung auf bzw. Absprache oder Änderung von konkreten Zielen und Interventionen.

Struktur einer pflegerischen Fallkonferenz

Einleitung
- Die Teilnehmer werden begrüßt.
- Kurze Darstellung, welche Person mit Demenz vorgestellt wird und warum.

Assessment
- Vorinformationen zur Biografie, zur Erkrankung, zum bisherigen Verlauf, zu juristischen Fakten (Betreuung/Vollmacht) und zum Pflegeprozess.

Diagnostik
- Aktuelle Befindlichkeit, aktuelle Probleme/Ressourcen, Gefährdungen identifizieren.
- Subjektive Perspektiven der Teilnehmer thematisieren (Erleben/Gefühle der einzelnen Pflegenden in Bezug auf die vorgestellte Person mit Demenz).
- Auftragsklärung/Klärung der Verantwortlichkeiten (Was sind Aufträge/Erwartungen an die Pflegenden? Sind die Aufträge mit pflegerischen Mitteln zu lösen? Wer trägt wofür Verantwortung und besitzt wofür Entscheidungskompetenzen?).
- Probleme/Ressourcen/Gefährdungen den ABEDL®-Bereichen/Themenfeldern der SIS® zuordnen.
- Verbindungen zwischen ABEDL®-Bereichen/Themenfeldern der SIS® herstellen.
- Prioritäten festlegen (Wo besteht dringender Handlungsbedarf? Was muss als Erstes bearbeitet werden?).

Ziele
- Welche Ziele sind realistisch umsetzbar?
- Decken sich die Ziele mit den (mutmaßlich) angestrebten Zielen der Person mit Demenz?

Maßnahmen
- Ideen sammeln.
- Maßnahmensetting festlegen (In welcher Haltung/unter welchen Rahmenbedingungen sollen alle Interventionen durchgeführt werden?).
- Konkrete Maßnahmen formulieren und dokumentieren, z. B. passende Interventionen aus der Pflegeinterventionsklassifikation (NIC) auswählen (Wer macht was, wann, wie oft?).

Evaluation
- Wann werden welche Absprachen und Ziele anhand welcher Kriterien überprüft?

Ende
- Kurze Zusammenfassung, evtl. „Blitzlicht".
- Verabschiedung der Teilnehmer.

Rahmenbedingungen von pflegerischen Fallkonferenzen

Raum
- Ausreichend Platz, Licht, Luft, Ruhe, Sitzordnung, Medien

Teilnehmerkreis
- Leiter/Moderator, Beteiligte, Angehörige, Vorgesetzte, Experten

Zeit
- Termin, Beginn, Dauer, Ende, Pünktlichkeit

Dokumentation
- Protokoll
- Einarbeitung der Ergebnisse in die Pflegeplanung

Kontraproduktive Aspekte

- Teilnehmer gewinnen den Eindruck, dass sie manipuliert werden sollen.
- Entscheidungen stehen bereits fest, es findet eine Scheinbesprechung statt.
- Teilnehmer sind sicher, dass Entscheidungen nicht umgesetzt werden.
- Diskussionen ziehen sich endlos hin.
- Teilnehmer werden Zeugen von Machtkämpfen.
- Teilnehmer fühlen sich durch schweigende Vorgesetzte beobachtet.
- Besprechung wird häufig gestört.
- Entscheidungsträger sind nicht einbezogen.
- Ergebnisse/Aufträge/Verantwortlichkeiten bleiben vage/unkonkret.

Hilfreiche Aspekte

- Teilnehmer kennen die Ziele der Veranstaltung und wissen, wie sie beitragen können.
- Teilnehmer erleben sich als gleichwertige Mitglieder des Teams.
- Stimmung innerhalb der Gruppe wird von Wertschätzung getragen.
- Teilnehmer erfahren gegenseitige Unterstützung.
- Teilnehmer erleben, dass auf ein gemeinsames Ziel hingearbeitet wird.

8.4.2 Dementia Care Mapping (DCM)

Beim Dementia Care Mapping (DCM) handelt es sich um „[…] ein Beobachtungsinstrument zur prozesshaften Evaluation personenzentrierter Pflege bei Demenz" ([12], [26]). Es soll eine Förderung des Wohlbefindens von demenzerkrankten Personen erreicht werden. Das Instrument wurde von Tom Kitwood entwickelt und wird in Deutschland bereits seit 1998 z.B. in (teil-)stationären Pflegeeinrichtungen oder Krankenhäusern zur Förderung einer personzentrierten Pflege oder als spezifisches Forschungsinstrument verwendet.

Die Grundhypothese ist: Wenn Menschen mit Demenz ein relatives Wohlbefinden zeigen, dann ist dies ein wesentliches Kriterium für eine gute Pflegequalität.

Vorgehensweise

Geschulte und geprüfte „Mapper" (Abbildner) beobachten ausgewählte Personen mit Demenz mindestens sechs Stunden (bis zu einen Tag lang) nach insgesamt 24 Verhaltenskategorien, identifizieren gemäß bestimmter Regeln die jeweils dominierende Verhaltensweise und schätzen zusätzlich die emotionale Befindlichkeit der Betroffenen in regelmäßigen Abständen von fünf Minuten ein. Das im Zeitraum von fünf Minuten beobachtete dominierende Verhalten sowie die zugehörige Befindlichkeitseinschätzung werden vom Abbildner verschlüsselt auf einem Dokumentationsblatt codiert.

In bestimmten Situationen werden zusätzlich die Handlungen der professionellen Interaktionspartner auf diesem Blatt dokumentiert. Es handelt sich dabei entweder um Episoden sog. personaler Detraktionen (PDC) als Ausdruck von maligner Sozialpsychologie (MSP) und/oder um positive Ereignisberichte (PER), die Episoden guter Pflegepraxis dokumentieren.

Diesen Vorgang nennt man „mappen", weil auf diese Weise eine „Karte" der individuellen Verhaltensweisen und Befindlichkeiten der Betroffenen über einen bestimmten beobachteten Zeitraum sowie über die Interaktionen mit Menschen aus der direkten Umgebung der Betroffenen innerhalb des Beobachtungszeitraums entsteht.

Die Datenerhebung durch die „Mapper" erfolgt ausschließlich in öffentlichen Räumen und nicht im privaten Bereich der Betroffenen.

Möglichkeiten des DCM

DCM ermöglicht eine differenzierte Rückmeldung über die Auswirkungen des Milieus/der Beziehungsgestaltung auf Personen mit Demenz. DCM ist für Betroffene geeignet, die noch die Fähigkeit besitzen, auf Umweltreize in Form der definierten Verhaltenskategorien zu reagieren, und die außerdem in der Lage sind, sich in Gesellschaftsräumen zu bewegen.

Durch DCM erfolgt eine Sensibilisierung für die Bedürfnisse und die Person des Demenzkranken (indirekt auch für die der Mitarbeiter in der Institution).

Die Ergebnisse eines Mappings geben dem Team Rückmeldung über die bisherige Beziehungsgestaltung zur Person mit Demenz und deren Auswirkungen auf sie. Sie geben darüber hinaus Hinweise auf mögliche alternative Zugangswege zum demenzerkrankten Menschen. Auf diese Weise dienen sie einerseits der Evaluation des aktuellen Pflegeprozesses und können andererseits in die konkrete Planung von Maßnahmen eingearbeitet werden.

LITERATUR

1. Balasko B. Die klinische Entscheidungsfindung als zentrales Thema von Evidence-based Nursing. Eine Untersuchung über die verschiedenen Wissensquellen der pflegerischen Entscheidung im Akutspital. Diplomarbeit. Wien: 2010. Aus: http://othes.univie.ac.at/8914/1/2010-03-08_9656328.pdf (letzter Zugriff: 11.3.2025).
2. Bartholomeyczik S et al. Rahmenempfehlungen zum Umgang mit herausforderndem Verhalten bei Menschen mit Demenz in der stationären Altenhilfe. Berlin: Bundesministerium für Gesundheit, 2006.
3. Bienstein C, Fröhlich A. Basale Stimulation® in der Pflege. Die Grundlagen. 9. A. Bern: Hogrefe, 2021.
4. Buchelek GM et al. Pflegeinterventionsklassifikation (NIC). 2. Vollst. Überarb. u. erw. Aufl., Bern: Hogrefe, 2025
5. Deutsches Zentrum für Neurodegenerative Erkrankungen e.V.. Dementia Care Mapping Anwender-Befragung 2012. Aus: www.dzne.de/forschung/studien/projekte-der-versorgungsforschung/archiv/dementia-care-mapping (letzter Zugriff: 22.1.2025).
6. Doenges ME. Pflegediagnosen und Pflegemaßnahmen. 7. A. Bern: Hogrefe, 2024.
7. Duden online. Evaluation. Aus: www.duden.de/rechtschreibung/Evaluation (letzter Zugriff: 11.3.2025).
8. Hatz-Casparis M. Basale Stimulation in der Akutpflege. Handbuch für die Pflegepraxis. 2. A. Bern: Hogrefe, 2020.
9. Jonas I. Die Perspektive der Menschen mit Demenz in den Mittelpunkt stellen. Pro Alter. 2006; 2: 58–62.
10. Kamitsuru S, Herdman TH, Lopes, CT. NANDA International Pflegediagnosen. Definitionen und Klassifikation 2024-26. Kassel: RECOM, 2025. doi: 10.1055/b000001017.
11. Kiefer B, Rudert B. Der therapeutische Tischbesuch. Hannover: Vincentz, 2007.
12. Kitwood TM. Demenz. Der person-zentrierte Ansatz im Umgang mit verwirrten, neurokognitiv beeinträchtigten Menschen. 9. A. Bern: Hogrefe, 2022.
13. Lind S. Konzeptionen psychogeriatrischer Pflege und Betreuung in den Heimen. 2013. Aus. www.alzheimerforum.de/3/1/6/18/bih.html (letzter Zugriff: 11.3.2025).
14. Maciejewski B et al. Qualitätshandbuch Leben mit Demenz. Köln: KDA, 2001.
15. Mahler L. Resilienz und Ressourcenorientierung. In: Mahler L et al. Das Weddinger Modell – Resilienz und Ressourcenorientierung im klinischen Kontext. Köln: Psychiatrie Verlag, 2014. S. 24–31.
16. Mohr L, Zündel M, Fröhlich A. (Hrsg.). Basale Stimulation. Das Handbuch. Bern: Hogrefe, 2019.
17. Mück H. Video-Weiterbildung: 10-Minuten-Aktivierung mit Verwirrten. Aus: www.alzheimerforum.de/3/6/5/v10min.html (letzter Zugriff: 11.3.2025).
18. Powell J. Hilfen zur Kommunikation bei Demenz. Köln: KDA, 2015.
19. Richard N. „Sie sind sehr in Sorge" – die Innenwelt von Menschen mit Demenz gelten lassen. CURAVIVA. 2010; 2: 4–9.
20. Sauter D et al. Lehrbuch Psychiatrische Pflege. 4. A. Bern: Hans Huber, 2023.
21. Schraut V, Trögner J. Pflege Heute. Geriatrische Pflege. München: Elsevier 2020.
22. Spector A et al. Kognitive Anregung (CST) für Menschen mit Demenz. Evidenzbasiertes Praxis- und Gruppenhandbuch. Bern: Hans Huber, 2012.
23. Spranger C. Pflege als Prozess gestalten. In: Spranger C (Hrsg.). I care. Pflege. 2. A. Stuttgart: Georg Thieme, 2020. doi:10.1055/b-006-163255.
24. Watzlawick P. Menschliche Kommunikation: Formen, Störungen, Paradoxien. 13. A. Bern: Hogrefe, 2017.
25. William J, Rees J. The use of „dementia care mapping" as a method of evaluation care received by patients with dementia – an initiative to improve quality of life. Journal of advanced nursing. 1997; 25(2): 316–323.
26. Wieteck P. (Hrsg.) NANDA-I PLUS ENP. NANDA-I-Pflegediagnosen 2024-2026 ergänzt um ENP-Pflegeziele und -Maßnahmen der Version 3.4. Kassel: Thieme RECOM GmbH, 2024. doi:10.1055/b000.001.020.

KAPITEL

Veronika Schraut

9 Beispiele von Pflegeprozessen mit Pflegediagnosen (PD) bei Demenz (orientiert an NANDA-I PLUS ENP-Pflegeziele und -maßnahmen)

Kurze Einführung

„NANDA-I PLUS vereint zwei nach wissenschaftlichen Kriterien entwickelte Pflegeklassifikationssysteme zu praxisorientierten pflegerischen Leitlinien. Damit wird die Pflegeprozessgestaltung und -planung (…) vereinfacht und der Entscheidungsfindungsprozess pflegefachlich unterstützt. (…) In NANDA-PLUS werden die ursprünglichen NANDA-I-Pflegediagnosen 2024-2026 um ENP-Ziele und -Pflegemaßnahmen der ENP-Version 3.4 erweitert." (📖 [3]) Das ENP-Pflegeklassifikationssystem (ENP = European Nursing care Pathways) beinhaltet (ENP-)Pflegediagnosen, Pflegeziele und Pflegemaßnahmen, die auf Grundlage von aktuellem evidenzbasiertem Pflegefachwissen entwickelt wurden und zudem fortschreitend weiterentwickelt und optimiert werden. Diese Struktur wird in vorliegendem Kapitelverlauf unter Miteinbeziehung der Individualität von jeweiligen Fallbeispielpersonen durch die Autorin dargestellt.

FALLBEISPIEL

„Frau T. ruft immer wieder"

Pflegeassessment SIS®-Themenfelder 1 + 3

Frau T. ist 83 Jahre alt. Vor acht Jahren wurde bei ihr eine Demenz vom Alzheimer-Typ diagnostiziert. Seit zwei Jahren lebt sie im Heim. Zuvor hatte sie allein in ihrem Eigenheim gelebt und war zunehmend vergesslich geworden. Die befreundeten Nachbarn hatten sich verstärkt um sie gekümmert, aber sie hatte immer weniger gegessen und getrunken und deswegen stark abgenommen. Schließlich war sie nach einem Sturz ins Krankenhaus gekommen und von dort – nun auf den Rollstuhl angewiesen – ins Heim gezogen.

Frau T. ist seit 20 Jahren Witwe und hat keine weiteren Angehörigen. Die Nachbarin ist zur Betreuerin bestellt worden. Sie besucht Frau T. einmal in der Woche. Frau T. ist zur eigenen Person orientiert, jedoch nicht mehr zu Ort, Zeit und Situation. Sie zeigt sich am Nachmittag im Gemeinschaftsraum, umgeben von Mitbewohnern, in ihrem Spezialrollstuhl sitzend, zunehmend angespannt. Sie blickt suchend umher und ruft immer wieder laut um Hilfe. Ihr Gesicht ist gerötet und sie schwitzt. Sie lässt sich durch kurze Kontakte und ein paar Worte im Vorbeigehen kaum beruhigen, sodass ihr Rufen meist sofort wieder beginnt, sobald man sich von ihr abwendet.

9.1 Exemplarischer Pflegeprozess mit PD „Angst"

NANDA-I Pflegediagnose „Übermäßige Angst": „Unverhältnismäßige, anhaltende Besorgnis über Situationen und Ereignisse, die als bedrohlich empfunden werden." (📖 [2])

Pflegediagnostik (➤ Abb. 9.1)

Beeinflussende Faktoren

- Übermäßiger Stress
- Unbefriedigte Bedürfnisse
- Ungewohnte Situation

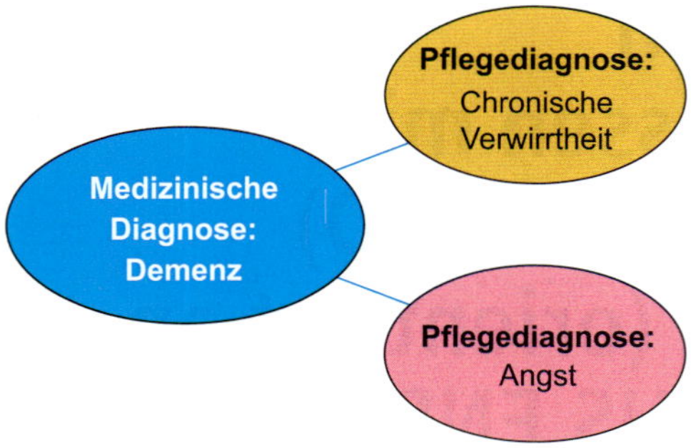

Abb. 9.1 Fallrelevante Pflegediagnosen (PDn): Frau T. [L143]

Bestimmende Merkmale

- Verhaltensbezogene/emotionale Merkmale:
  - Verunsicherung, Hilflosigkeit, Nervosität, Angst, psychomotorische Unruhe, beunruhigt über Veränderungen im Leben, erhöhte Vorsichtigkeit und Hypervigilanz
- Kognitive Merkmale:
  - Verminderte Aufmerksamkeit, , vermindertes Wahrnehmungsfeld, Verwirrtheit, Vergesslichkeit
- Physiologische Merkmale:
  - Vermehrtes Schwitzen, Gesichtsrötung
- Risikopopulation
  - Personen, die sich in einer situativen Krise erleben

Ressourcen

- Am Morgen/Vormittag nach erholsamem Schlaf in der Nacht erscheint Frau T. geordnet, ruhig und entspannt.
- Wenn Frau T. begleitet wird, beruhigt sie sich.
- Die Nachbarin/Betreuerin hält regelmäßigen Kontakt.

9

Pflegetherapie

Die zuständige Pflegefachkraft (PFK) reflektiert/bespricht Ziele und Evaluationskriterien

- Ursachen von Frau T.s Verhalten und Symptome sind erkannt
- Frau T.s Bewusstseinslage ist eingeschätzt, ihre bestehenden Ressourcen sind gefördert und aktiviert
- Vertrauensvolle (therapeutische) Beziehung zu Frau T. ist aufgebaut, sie nimmt Gefühle wahr und artikuliert diese, fühlt sich beruhigt (Unterstützung in Wohlbefinden und Entspannung) und das Angstempfinden ist reduziert (ggf. auch Abwehrhaltung)

Die zuständige PFK handelt aus/plant angezeigte Interventionen

- Schaffung einer angstfreien Atmosphäre/eines Klimas der Geborgenheit
- Beobachtung von Begleiterscheinungen
- Bei Angstattacken dabei sein und zuhören
- Rufanlage in erreichbarer Nähe platzieren
- Informierung über ständige Anwesenheit einer Pflegeperson
- Anleitung zur Durchführung von Entspannungstechniken
- Durchführung von angstreduzierenden individuellen Pflegeinterventionen, z.B. beruhigende Gespräche führen, trösten, bewusster Einsatz von Berührungen
- Förderung individueller Ressourcen, Unterstützung positiver Eigenaktivitäten, positive Verstärkung gewünschten Verhaltens
- Durchführung von Aromapflege, Einbindung musikalischer Interventionen
- Anpassung von Angeboten anhand der Beobachtung von Reaktionen

9.2 Exemplarischer Pflegeprozess mit PD „Risiko für Stürze beim Erwachsenen"

NANDA-I Pflegediagnose „Risiko für Stürze beim Erwachsenen": „Anfälligkeit einer Person > 18 Jahre für ein Ereignis, das zu einem unbeabsichtigten Aufkommen auf dem Boden, dem Fußboden oder einer anderen unteren Fläche führt." (📖 [3])

FALLBEISPIEL

„Herr C. läuft und läuft"

Pflegeassessment SIS®-Themenfelder 1 + 2:

Herr C. ist 56 Jahre alt und lebt seit drei Monaten auf der Pflegestation im Heim. Es besteht eine Demenz vom Alzheimer-Typ mit frühem Beginn und raschem Verlauf. Herr C. ist seit 20 Jahren verheiratet. Die Ehe blieb kinderlos.

Er hat als Kellner in Restaurants und auf Kreuzfahrtschiffen gearbeitet. Über belastende oder besondere Lebensereignisse ist nichts bekannt. Die Ehefrau von Herrn C. ist noch berufstätig, kommt regelmäßig am Wochenende zu Besuch, spricht und versteht allerdings kaum Deutsch. Herr C. ist nicht mehr in der Lage, sich verbal zu äußern oder Erklärungen zu verstehen; sein Gedächtnis scheint erloschen. Er kann Situationen nicht mehr einschätzen und nicht mehr angemessen reagieren. Auch scheint er Gegenstände in seinem Blickfeld nicht mehr zu sehen oder zu erkennen. Er ist zu allen Qualitäten (= in allen Ebenen) desorientiert. Er verhält sich im Kontakt kurzzeitig aufmerksam und zugewandt, wird dann jedoch schnell abgelenkt.

In der Mobilität bestehen keine Einschränkungen. Er ist körperlich fit und belastbar. Im Laufe des Nachmittags beginnt er regelmäßig im Hause umherzugehen, er ist dann beinahe ohne Unterbrechung unterwegs. Das Umherlaufen scheint ihn zu beschäftigen und zu entlasten. Er wird gegen 20:00 Uhr zu Bett gebracht und schläft meist bis gegen 9:00 Uhr morgens durch. Es besteht eine Betreuung durch einen Berufsbetreuer. Herr C. hat bereits mehrfach ohne Absicht unbemerkt den Wohnbereich und das Heim verlassen und nicht wieder zurückgefunden. Das Heim ist umgeben von Feldern und Wald. Die nächsten Häuser liegen einige Kilometer entfernt. Herr C. ist bereits einige Male gestolpert und einmal im Flur auf dem Boden sitzend vorgefunden worden.

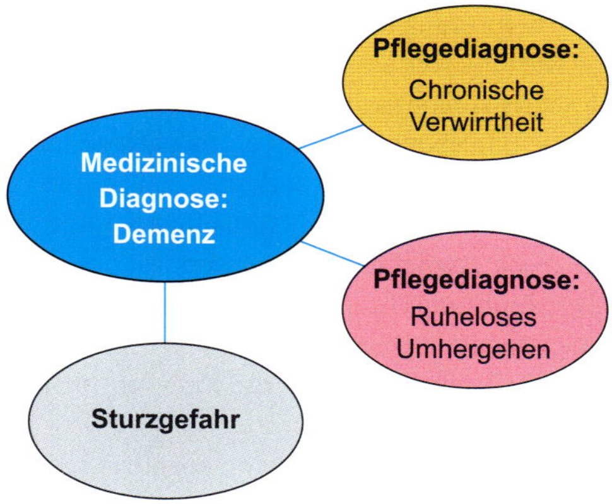

Abb. 9.2 Fallrelevante Pflegediagnosen (PDn): Herr C. [L143]

Pflegediagnostik (➤ Abb. 9.2)

Risikofaktoren

- Physiologische Faktoren: Beeinträchtigte Haltungsbalance
- Psychoneurologische Faktoren: Agitierte Verwirrtheit, Persistierendes Wandering (ruheloses Umhergehen)
- Umweltfaktoren: Ungewohnte Umgebung
- Andere Faktoren: Schwierigkeiten bei der selbständigen Durchführung von (instrumentellen) Aktivitäten des täglichen Lebens, Faktoren, die durch ein standardisiertes, validiertes Screeningtool identifiziert wurden (Sturzrisikoerfassung)

Ressourcen

- Herr C. ist körperlich fit.
- Am Vormittag zeigt er bisher kein ruheloses Umherlaufen.
- Das Umhergehen bedeutet für ihn offensichtlich eine Beschäftigung und Entlastung, denn er wirkt dabei zufrieden und entspannt.
- Herr C. geht ausschließlich umher und interessiert sich nicht für Dinge auf seinem Weg, die ihn zusätzlich gefährden könnten.
- Er sucht nicht gezielt nach dem Ausgang ins Freie.

Pflegetherapie

Die zuständige Pflegefachkraft (PFK) reflektiert/bespricht Ziele und Evaluationskriterien

- Herr C.s Sturzrisiko ist eingeschätzt und reduziert, seine Bewegungssicherheit gefördert und Verletzungen sind vermieden
- Selbstbestimmungs- und Freiheitsrecht von Herrn C. sind gewahrt
- Sturzereignisse sind auswertbar und nachvollziehbar dokumentiert, prophylaktische Maßnahmen können diesbezüglich abgeleitet werden
- Herr C.s Tagesstruktur ist gefördert, sein Wohlbefinden gesteigert
- Einer Selbstgefährdung (und Fremdgefährdung) ist vorgebeugt

Die zuständige PFK handelt aus/plant angezeigte Interventionen

- Sturzrisikoeinschätzung:
  - Durchführung einer pflegefachlichen Einschätzung der bestehenden Risikofaktoren
  - Überprüfung, ob eine Medikamenteneinnahme mit sturzerhöhendem Einfluss besteht
  - Ursachenanalyse bzgl. des vorangegangenen Sturzes
  - Beurteilung von Geh- und Gleichgewichtsfähigkeit

9

  - Überprüfung der Sehfähigkeit
  - Nutzung von Assessmentinstrument(en)
- Sturzrisikoreduzierende Umfeldgestaltung
  - die Umgebung als sicher als möglich gestalten und Solperfallen entfernen, z. B. durch Verbesserung der Lichtverhältnisse, Sorge für angemessenes festes Schuhwerk
- Durchführung eines Bewegungsprogramms für Menschen mit Demenz, z. B. Bewegung und Musik, Funktionstraining zur Förderung von Alltagsbewegung(en)
  - Anpassung des Trainings an kognitiven Status und körperliche Verfassung
- Bewegungs- und Gehfähigkeit durch Pflegepersonen, Physiotherapie, Angehörige fördern
- Trainieren von Körpergefühl und Gleichgewicht
- Überprüfung, ob Schutzprotektoren sinnvoll sind und akzeptiert werden
- Protokollierung und Analyse von Sturzereignissen anhand eines Sturzereignisprotokolls
- Beobachtung, ob Gleichgewichtsstörungen auftreten mit ggf. anschließender Abklärung
- Verwendung von Alarm- oder Personensuchsystemen
- Durchführung von Aromapflege bei Demenz, z. B. Einsatz beruhigender, entspannender, angstlösender Düfte

9.3 Exemplarischer Pflegeprozess mit PD „Risiko einer gegen andere Personen gerichteten Gewalttätigkeit"

NANDA-I Pflegediagnose „Risiko einer gegen andere Personen gerichteten Gewalttätigkeit": „Anfälligkeit für physisch, emotional und/oder sexuell schädliches Verhalten gegenüber anderen." ([2])

FALLBEISPIEL

„Herr S. boxt"

Pflegeassessment: SIS®-Themenfelder 1 + 1

Herr S. ist 74 Jahre alt und lebt seit einem Jahr auf einer Pflegestation im Heim. Bei ihm besteht eine Demenz vom Alzheimer-Typ, die vor etwa zehn Jahren diagnostiziert wurde. Die Ehefrau ist als Betreuerin eingesetzt. Sie besucht ihn regelmäßig zweimal wöchentlich im Heim. Herr S. hat den Beruf des Dachdeckers erlernt, in den letzten Jahren vor der Rente jedoch als Busfahrer gearbeitet. Er ist seit 40 Jahren verheiratet, erkennt seine Ehefrau aber nicht mehr sicher. Seine Hobbys waren Angeln und Boxen. Seine Frau beschreibt ihn als hilfsbereit und korrekt. Er sei gerne auf lange Spaziergänge mit seinem Hund gegangen und schon immer ein eher zurückgezogener, sehr lärmempfindlicher Mensch gewesen. Er habe die Zweisamkeit mit ihr immer sehr genossen.

Es bestehen ausgeprägte Beeinträchtigungen bei der Auffassung und Situationseinschätzung sowie bei der Merkfähigkeit. Er verkennt Personen und Situationen und ist in Gruppen schnell überfordert. Das Langzeitgedächtnis ist noch weitgehend intakt. Er ist noch in der Lage, sich verbal auszudrücken und kurze Sätze zu verstehen.

Er genießt es, in Gesellschaft eine Zigarette zu rauchen. Herr S. zieht sich gerne mit der ebenfalls an Demenz erkrankten Mitbewohnerin Frau M., die er als seine Ehefrau verkennt, in deren Zimmer zurück. Dort sitzen die beiden meist Hand in Hand auf dem Sofa, unterhalten sich, schmusen oder genießen schweigend jeweils die Nähe des anderen. Da es sich bei dem Zimmer der Mitbewohnerin aber um ein Doppelzimmer handelt, werden sie vor allem abends durch die Zimmernachbarin von Frau M. gestört, wenn diese zu Bett gehen will. Herr S. reagiert auf diese Störungen ungehalten und hat die Zimmernachbarin bereits mehrfach unsanft aus dem Zimmer geschubst und geboxt, worauf diese über längere Zeit sehr verstört und ängstlich gewirkt hatte.

Wenn die Ehefrau zu Besuch ist, wird Frau M. von Herrn S. meistens ignoriert, was diese wiederum sehr irritiert. Auch in Gruppenaktivitäten gab es bereits mehrfach Situationen, in denen Herr S. angespannt vor Mitbewohnern stand und drohend die Fäuste erhoben hatte.

Pflegediagnostik (➤ Abb. 9.3)

Risikofaktoren

- Wütendes Verhalten
- Muster von
  - Gewalt gegen andere
  - indirekter Gewalt,
  - Gewaltandrohungen
  - aggressivem, antisozialem Verhalten
- Ineffektive Impulskontrolle, negative Körpersprache

Assoziierte Bedingungen

- Neurokognitive Störungen
- Neurologische Beeinträchtigung

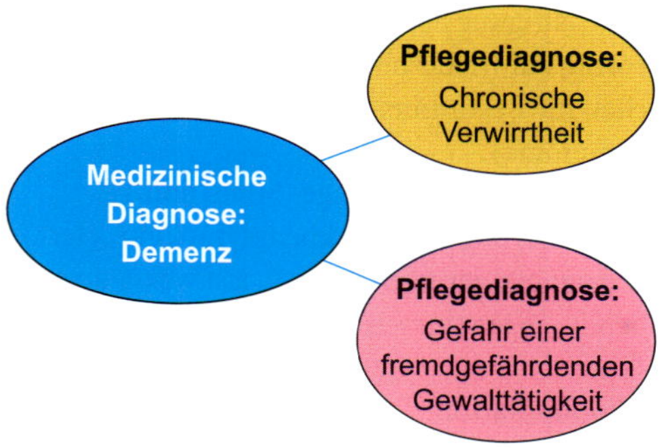

Abb. 9.3 Fallrelevante Pflegediagnosen (PDn): Herr S. [L143]

Ressourcen

- Herr S. hat in seiner Jugend als Amateur geboxt und laut Ehefrau dabei immer besonders auf Fairness geachtet.
- Er reagiert selbst in Bedrängnis noch immer in erlernter Weise und schlägt nicht sofort zu.
- Wenn er sich nicht bedroht fühlt, verhält er sich freundlich und zugewandt.
- Herr S. zieht sich tagsüber gern für längere Zeit in sein Zimmer zurück.
- Im Heim gibt es nach Absprache das Angebot einer Hundeführerin zum Spaziergang mit Hund.

Pflegetherapie

Die zuständige Pflegefachkraft (PFK) reflektiert/bespricht Ziele und Evaluationskriterien

- Frühzeitige Erkennung von Risikofaktoren anhand fundierter Risikoeinschätzung – Reduzierung des Risikos einer Fremdgefährdung
- Frühzeitige Erkennung von Anspannung bei Herrn S. durch Pflegepersonen (gezielter Abbau solcher Spannungen)
- Vermeidung von Schaden ggü. Mitmenschen und Personal
- Vermeidung von Gewalthandlungen durch Herrn S.

Die zuständige PFK handelt aus/plant angezeigte Interventionen

- Risikoeinschätzung anhand von Anamneseerhebung
- Kontinuierliche Einschätzung des Erregungszustandes
- Besprechung von Sicherheitsmaßnahmen bei Angriffen im Team
- Förderung von Ressourcen und Unterstützung von positiver Eigenaktivität
- Durchführung (verbaler und nonverbale) Maßnahmen zur Deeskalation

9.4 Exemplarischer Pflegeprozess mit PD „Beeinträchtigte Resilienz"

NANDA-I Pflegediagnose „Beeinträchtigte Resilienz": „Verminderte Fähigkeit, sich von als ungünstig empfundenen oder sich verändernden Situationen zu erholen." (📖 [2])

FALLBEISPIEL

„Herr L. ist gerade umgezogen"

Pflegeassessment: SIS®-Themenfelder 1 + 6

Herr L. ist 79 Jahre alt und lebt nach mehreren Krankenhausaufenthalten nun seit zwei Wochen im Pflegeheim. Vor einem Jahr war es laut Schwägerin plötzlich zu zunehmender Verwirrtheit und Desorientiertheit gekommen. Herr L. habe sich bis dahin allein zu Hause versorgt. Das Essen sei vom jüngeren Bruder gebracht und die weitere Pflege und Betreuung durch einen ambulanten Pflegedienst organisiert worden. Das habe zuletzt aber nicht mehr ausgereicht, und er sei immer mehr verwahrlost. Er habe seine Medikamente nicht mehr genommen und wegen seiner Herzinsuffizienz schließlich ins Krankenhaus gemusst.

Er hatte seit 30 Jahren allein auf dem Land in seinem Elternhaus gelebt, zeitweise als Knecht auf einem Bauernhof in der Nähe gearbeitet und sich selbst versorgt. Das Essen wurde ihm nach dem Tod der Eltern bei Eintritt des Rentenalters regelmäßig von seinen verheirateten Brüdern gebracht. Er hatte die Volksschule im Dorf bis zur sechsten Klasse besucht und keinen Abschluss gemacht. Zu Hause hatte er sich auch mit kleineren Reparaturarbeiten bei Elektrogeräten beschäftigt, die er geschickt und vorsichtig, ohne je eine Verletzung davonzutragen, meist erfolgreich durchgeführt hatte. Er ist früher regelmäßig lange Strecken gewandert. Mit Frauen hatte er so gut wie keinen Kontakt. Der jüngste Bruder ist als Betreuer eingesetzt. Die beiden Brüder besuchen Herrn L. abwechselnd am Wochenende und bringen Essen mit, das Herr L. dann auch zu sich nimmt.

9

Er hat erhebliche Merkfähigkeitsstörungen, findet im Wohnbereich jedoch sein Zimmer, allerdings nicht immer rechtzeitig die angegliederte Toilette. Vor einigen Wochen wurde im Krankenhaus die Diagnose „vaskuläre Demenz" gestellt.

Herr L. erscheint seit dem Einzug ins Heim fast ununterbrochen angespannt. Er reagiert gereizt auf Ansprache oder Anforderungen an ihn, zieht sich viel in sein Zimmer zurück und schläft nur wenige Stunden nachts. Er hat bereits deutlich an Gewicht verloren und isst bei den Mahlzeiten kaum etwas. Einladungen zu Gruppenaktivitäten lehnt er ab.

Pflegediagnostik (➤ Abb. 9.4)

Beeinflussende Faktoren

- Unterbrochene Familienrituale und Familienrollen
- Hoffnungslosigkeit
- Beeinträchtigter Familienprozess
- Machtlosigkeit
- Wahrgenommene Vulnerabilität
- Inadäquate Gesundheitsressourcen

Bestimmende Merkmale

- Schlafstörung: Herr L. schläft nachts nur wenige Stunden.
- Ineffektiver Einsatz von Bewältigungsstrategien: Es ist Herrn L. nicht möglich Bewältigungsstrategien effektiv einzusetzen.
- Verminderte soziale Interaktion: Herr L.bleibt viel in seinem Zimmer, er lehnt Angebote zur Beschäftigung ab, reagiert abwehrend und zornig auf wiederholte Nachfragen. (ggf. Anzeichen für Bestimmendes Merkmal: Depressive Symptome)
- Wiederholter übermäßiger Stress und Verschlechterung der Krankheitssymptome: Herr L. zeigt nur geringen Appetit, isst wenig und hat bereits abgenommen.

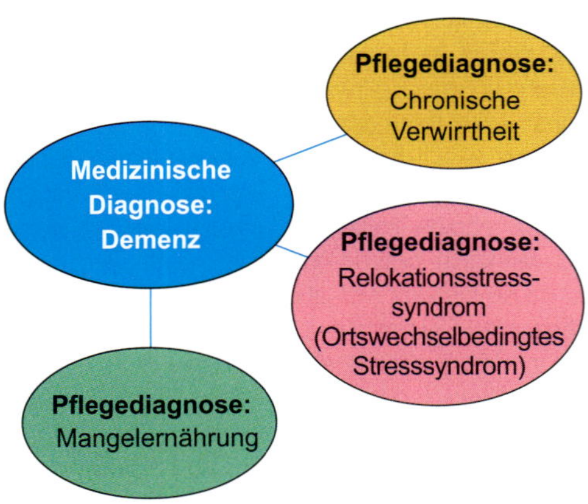

Abb. 9.4 Fallrelevante Pflegediagnosen (PDn): Herr L. [L143]

Risikopopulation

- Personen, die
  - einen Wohnortwechsel erleben
  - eine erneute Krise erleben/sich in einer chronischen Krise befinden
  - mehrere widrige Situationen parallel erleben

Assoziierte Bedingungen

- Psychologische Störung

Ressourcen

- Herr L. zeigt sich bei Besuchen der Brüder entspannt.
- Er isst das von den Brüdern mitgebrachte Essen.
- Er hat früher gern kleine Elektrogeräte repariert.

Pflegetherapie

Die zuständige Pflegefachkraft reflektiert/bespricht Ziele und Evaluationskriterien

- Die Ursachen für Herrn L.s Verhalten und Erleben sind erkannt.
- Herr L. kann Vertrauen zum (therapeutischen) Team aufbauen.
- Er fühlt sich verstanden, angenommen und akzeptiert.
- Herr L.s Selbstwertgefühl ist gestärkt und seine Partizipation (sowie Autonomie sind) unterstützt.
- Das Gruppenverhalten und Sozialkontakte sind gefördert.
- Er ist sozial integriert/integriert sich (nach seinen Möglichkeiten) in Gruppengeschehen.
- Herr L. nimmt seine Gefühle wahr und äußert (zeigt) diese adäquat.

9

Die PFK handelt aus und plant angezeigte Interventionen

- Verhaltensweisen beobachten, Beobachtungskriterien definieren (z.B. Belastbarkeit, Sozialkontakte, Tagesstrukturierung, Coping-Fähigkeiten), Ergebnisse dokumentieren (z.B. Verhaltenstagebuch/Verhaltenskurve)
- Vertrauensbildende Maßnahmen durchführen (z.B. gemeinsame Aktivitäten, Stationsaktivitäten geben)
- Positive individuelle Erinnerungen fördern
- Positive Verhaltensänderungen und Eigenaktivitäten positiv verstärken; Ressourcen und soziale Kontakte fördern
- Autonomie und Partizipation (Entscheidungsfähigkeit) nach Möglichkeit durch Alltagsaktivitäten fördern
- Selbstwertgefühl, z.B. durch Lob stärken

9.5 Exemplarischer Pflegeprozess mit PD „Übermäßige Furcht“

NANDA-I Pflegediagnose „Übermäßige Furcht“: Unverhältnismäßige, intensive emotionale Reaktion, die durch das Erkennen einer unmittelbaren Bedrohung ausgelöst wird. ([2])

FALLBEISPIEL

„Frau B. will sich nicht waschen lassen“

Pflegeassessment: SIS®-Themenfelder 1 + 3 + 4

Frau B. ist 84 Jahre alt und lebt seit zwei Jahren auf der Pflegestation im Heim. Vor zehn Jahren wurde die Diagnose Demenz vom Alzheimer-Typ (DAT) gestellt. Frau B. hat zwei Söhne. Der ältere Sohn ist als Betreuer eingesetzt. Er hat gemeinsam mit seiner Frau regelmäßig Kontakt zu Frau B. Der jüngere, alkoholkranke Sohn hat keinen Kontakt mehr zur Mutter. Frau B. war die ältere von zwei Schwestern. Der Sohn schildert die Kindheit von Frau B. als freudlos. Sie habe sehr unter dem unbeherrschten, alkoholkranken Vater gelitten, was sich in der späteren Ehe seiner Mutter wiederholt hätte. Von Beruf sei sie bis zur Eheschließung Haushälterin, danach Hausfrau und Mutter gewesen. Ein belastendes Erlebnis aus der Kindheit sei, dass sie in einem Teich beinahe ertrunken wäre.

Inzwischen befindet sich Frau B. im mittleren Stadium der Erkrankung und es bestehen ausgeprägte Beeinträchtigungen in den Alltagskompetenzen. Sie kann sich verbal nicht mehr angemessen äußern. Im direkten Kontakt mit anderen Menschen zeigt sie sich meist aufmerksam, zugewandt und freundlich.

Frau B. hat erhebliche Selbstversorgungsdefizite bei der Körperpflege. Sie ist steh- und gehunfähig, harn- und stuhlinkontinent. Bei der Nahrungsaufnahme ist sie noch relativ selbstständig und in der Lage, angebotene vorbereitete Speisen und Getränke in ausreichendem Maß eigenständig zu sich zu nehmen.

Es gibt große Schwierigkeiten bei der Körperpflege, die Frau B. kontinuierlich und unabhängig von Personen und Situationen lautstark und tätlich abwehrt. Sie zeigt höchste Anspannung, sobald die Bettdecke angehoben wird, und schlägt, beißt und tritt bei der Körperpflege.

Pflegediagnostik (➤ Abb. 9.5)

Beeinflussende Faktoren

- Unbewältigte Reaktion auf (eine) erlernte Bedrohung, einen phobischen Stimulus
- Kommunikationsbarrieren

Bestimmende Merkmale

- Verhaltensbezogen/emotional
- Große Furcht/Aufregung, Besorgnis (ggf. Durchleben von vergangen
- Gefühlszuständen =Flashbacks)
- Erhöhte Wachsamkeit, impulsives Verhalten
- Nervosität, Anspannung

Ressourcen

Sobald die Körperpflege erledigt ist und Frau B. angezogen in ihrem Sessel sitzt, beruhigt sie sich und wirkt wieder entspannt und zufrieden.

Pflegetherapie

Die zuständige Pflegefachkraft reflektiert/bespricht Ziele und Evaluationskriterien

- Ursachen für das Erleben von Frau B. sind erkannt
- Förderung und Aktivierung bestehender Ressourcen von Frau T.

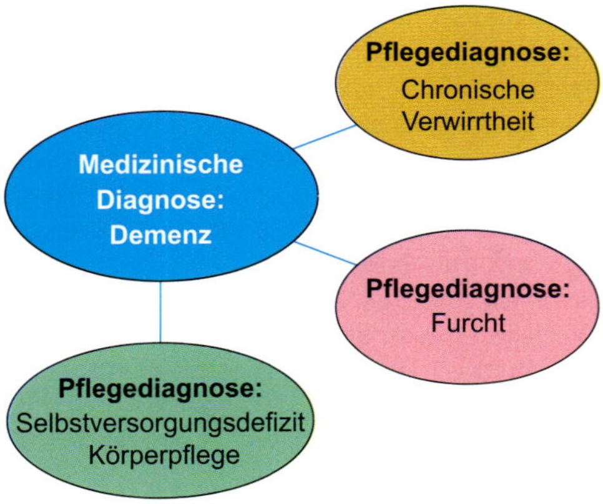

Abb. 9.5 Fallrelevante Pflegediagnosen (PDn): Frau B. [L143]

- Es ist eine vertrauensvolle therapeutische Beziehung mit Frau T. aufgebaut
- Frau T. fühlt sich sicher und angenommen, sie ist ruhig und kann sich entspannen
- Angst und Abwehrhaltung der Frau T. sind reduziert, Entspannung und Wohlbefinden sind unterstützt, Frau T. fühlt sich beruhigt
- Ihr Geruchssinn ist angeregt.

Die zuständige PFK handelt aus/plant angezeigte Interventionen

- Schaffen von Ruhe und einer entspannten Atmosphäre
- Durchführung individueller angstreduzierender Pflegeinterventionen (beruhigende Gespräche, bewusste Berührung, Trösten etc.)
- Bewusste und direkte Berührungen bei Beginn/Durchführung der Pflegemaßnahmen
- Anwendung von Aromapflege auf individuelle Art
- In der Körperpflegesituation werden zutreffende Aktivitäten der Pflegeintervention ([NIC] „Demenzpflege: Körperpflege“ angewendet, siehe dazu auch ➤ Kap. 8.3.4 📖 [1]).

LITERATUR

1. Buchelek GM, Butcher HK, Dochterman JM, Wagner CM. Pflegeinterventionsklassifikation (NIC). 2., vollst. überarb. u. erw. Aufl., Bern, Hogrefe Verlag, 2025.
2. Herdman H, Kamitsuru S., Lopes, CT (Hrsg.). NANDA-I-Pflegediagnosen. Definitionen und Klassifikation. 2024-2026. Kassel: Recom, 2025. doi: 10.1055/b000001017.
3. Wieteck, P. (Hrsg.). NANDA-I PLUS ENP. NANDA-I_ Pflegediagnosen 2024-2026 ergänzt um ENP-Pflegeziele und -Maßnahmen der Version 3.4. Kassel: Thieme RECOM. doi:10.1055/b000001020.

KAPITEL

10 Wohnraum – Lebensraum

Veronika Schraut, Ulrich Kastner

Eine zentrale Anforderung an die Betreuung demenziell Erkrankter ist die stadiengerechte Versorgung und Anpassung des Lebensumfeldes. Dabei geht es nicht allein um die Frage „Heim oder nicht Heim", sondern sowohl in der häuslichen Umgebung als auch in der Institution Altenheim soll es Unterschiede im Betreuungsumfang bei verschiedenen Schweregraden der Demenz geben (➤ Tab. 10.1). In der Regel ist es der Wunsch des Betroffenen und seiner Familie, seine Autonomie und Individualität so lange wie möglich zu erhalten. Die rechtzeitige stufenweise Erweiterung des Hilfe- und Unterstützungssystems ist unabdingbar, um Krisen oder vorzeitige Institutionalisierungen (Klinik, Altenheim) zu vermeiden.

Pflegeoase

= besondere Wohnform für Menschen mit weit fortgeschrittener Demenz und bereits deutlich eingeschränkter Mobilität, Kommunikationsfähigkeit und hohem Pflegebedarf. Das Konzept sieht einen Mehrpersonenraum für eine kleine Gruppe von Betroffenen unter Berücksichtigung von Individualität und Rückzugsmöglichkeiten vor, um unmittelbare Reaktionen von Pflegenden auf die Bedürfnisse der Bewohner zu realisieren (📖 [14]).

Auch für das Altenheim sollte, wenn möglich, eine stadiengerechte Versorgung angestrebt werden. Im frühen Stadium profitieren die Bewohner noch gut von lebenspraktischen Angeboten, in mittleren Stadien steht der Umgang mit herausforderndem Verhalten im Vordergrund, im schweren Stadium gewinnt die körperliche Pflege wieder an Gewicht.

Erfahrungen, gerade aus dem Bereich der Wohngruppenkonzepte oder den sog. Special Care Units, zeigen, dass mit Eintreten der nächsten Demenzstufe auch ein Umzug des Zimmers oder aber des Wohnbereichs in Betracht gezogen werden muss. Diese Möglichkeit sollte, wenn nicht bereits konzeptionell festgelegt, bereits bei Aufnahme mit den Angehörigen thematisiert werden.

Jeder Veränderung geht dann ein schwieriger Entscheidungsprozess für Betroffene, Angehörige, professionelle Helfer, aber auch für die Institution voraus.

Störfaktoren einer rechtzeitigen und stadiengerechten Versorgung

Seitens der Angehörigen

- Versprechen, die dem Betroffenen in gesunden Tagen gegeben wurden

Tab. 10.1 Stadiengerechte Versorgung

Situation/Symptome	Wohnraum/Lebensumfeld
Frühsymptome, Überforderung im Alltag	Unterstützung durch Angehörige
Haushaltsführung erschwert	Haushaltshilfe/Essen auf Rädern
Psychische Auffälligkeiten, Schlafstörungen	Umzug zu Angehörigen
Tagesunruhe, Orientierungsschwierigkeiten	Tagespflege
Probleme der Eigenhygiene, Körperpflege	Ambulanter Pflegedienst
Nächtliche Unruhe, Überforderung der pflegenden Angehörigen	Kurzzeitpflege
Zunehmende Desorientiertheit, fehlendes Erkennen der eigenen Angehörigen	Wohngruppe für Demenzerkrankte
Wandern, Verhaltensänderungen, Konflikte mit anderen Bewohnern	Spezialeinrichtung für Demenzerkrankte
Inkontinenz, Immobilisation	Pflegeoase

- Schuldgefühle gegenüber dem Betroffenen
- Kein Zulassen von fremder Hilfe (finanziell wie personell)
- Scham gegenüber dem Erkrankungsbild
- Druck, der durch andere Familienmitglieder aufgebaut wird
- Verleugnung von Defiziten
- Hoffnung auf Heilung, Besserung, Linderung

Seitens professioneller Helfer

- Nichterkennen des Fortschreitens
- Nichtwahrhabenwollen des Fortschreitens
- Finanzielle Abhängigkeiten
- Übersteigerte Erwartungen
- Falsche oder fehlende Therapie
- Unkenntnis des Krankheitsbilds
- Überforderung der Angehörigen

Seitens der Institution

- Finanzielle Gründe (Pflegegrad – Pflegebereich)
- Fehlende bauliche Voraussetzungen
- Fehlende strukturelle Voraussetzungen
- Fehlende personelle Voraussetzungen
- Falsche Erwartungen an Institution Krankenhaus – „Betroffenen medikamentös einstellen"
- Annehmen können, abgeben können

Allgemein Störfaktoren

- Fehlendes Hilfssystem
- Fehlendes familiäres System
- Intoleranz der Umgebung

10.1 Ambulante Pflege

Bei Eintreten der körperlichen Pflegebedürftigkeit können die Familien gut durch ambulante Pflegedienste unterstützt werden. Anders als bei der stationären Pflege muss dann mit verschiedenen Partnern kooperiert werden. Die Koordination des Versorgungsnetzwerkes erfolgt in der Regel durch Angehörige.

Ambulante Pflegedienste sind dabei mit besonderen Herausforderungen konfrontiert:

- Falsche Erwartungen der Angehörigen (erhoffte Unterstützung bei der Beaufsichtigung)
- Ablehnung durch die Betroffenen
- Verbale oder körperliche Aggressivität
- Enthemmtes Verhalten, sexuelle Störungsbilder
- Bestehlungsvorwürfe, Verkennungen
- Scham der Angehörigen
- „Eindringen" in die Privatsphäre
- Pflegedienst als Gast
- Juristische Unsicherheiten (Abschließen der Wohnung bei Weglaufgefährdung u. Ä.)
- Konkurrenz durch hauswirtschaftliche Dienste
- Betroffener öffnet nicht die Tür

Ein Grundproblem der ambulanten Pflege besteht im Wesentlichen in den zu geringen Zeitkorridoren. Die Betreuung demenzerkrankter Menschen braucht Zeit, um die Betroffenen nicht zu überfordern. Bei den Angehörigen besteht zudem der verständliche Wunsch nach zeitlicher Entlastung, den die ambulante Pflege nur unbefriedigend erfüllen kann. Die Familien entschließen sich dann dazu, statt eines Pflegedienstes eine hauswirtschaftliche Hilfe zu engagieren und diese auch mit der Grundpflege zu betrauen.

10.2 Tagespflege und Kurzzeitpflege

10.2.1 Tagespflege

Die Tagespflege hat sich als wichtige Ergänzung zur häuslichen Versorgung von Demenzkranken entwickelt. Die Betreuung findet zumeist werktags von 8:00 bis 16:30 Uhr statt. Dieses Angebot ist für demenzkranke Menschen und für Ältere gedacht, die den Alltag nicht mehr allein bewältigen können. So wird diesen Menschen der Verbleib in ihrer häuslichen Umgebung ermöglicht und ein Umzug in ein Seniorenheim kann – wenn nicht verhindert – zumindest hinausgezögert werden. In der Regel werden in Tagespflegen 12–20 Gäste im Alter ab ca. 60 Jahren betreut. Manche kommen nur einen Tag in der Woche, andere nutzen dieses Angebot täglich. Die Finanzierung erfolgt über die Pflegegrade; Mittagskosten oder Fahrtkosten müssen getrennt bezahlt werden.

Einige Tagespflegeeinrichtungen haben sich auf die Betreuung von Menschen mit Demenz spezialisiert; sie bieten dann auch Schutz bei Wandern und Umherlaufen.

Andere teilstationäre Angebote

Tagesstätten

Solange der Betroffene noch kaum auf Pflege und Betreuung angewiesen ist, kann eine Tagesstätte in Betracht gezogen werden. Im Vordergrund stehen hier der soziale Kontakt, kreatives Arbeiten und gemeinsame Aktivitäten. Träger sind zumeist die Wohlfahrtsverbände oder Kommunen. Der Kontakt zu nicht dementen Menschen kann am Anfang der Erkrankung noch fördernd und motivierend sein; später führt er aber häufiger zu Überforderung und Insuffizienzgefühlen, sodass die Betroffenen den Kontakt zur Tagesstätte abbrechen. Teilstationäre Tagespflegen müssen gemäß gesetzlichen Vorgaben einen Fahrdienst für ihre Gäste bereitstellen [12]

Tageskliniken

Tageskliniken sind in der Regel an geriatrische oder gerontopsychiatrische Kliniken angeschlossen. Es handelt sich um ärztlich geleitete therapeutische Einrichtungen mit dem Ziel der Aufrechterhaltung oder Wiedererlangung von Alltagskompetenz. Die Aufenthalte werden durch die Krankenkassen finanziert und schließen sich häufig an stationäre Aufenthalte in der Klinik an. Die Aufnahme in eine Tagesklinik ist zeitlich begrenzt (ca. 4–6 Wochen) und darf somit nicht mit einer Tagespflegeeinrichtung verwechselt werden.

10.2.2 Kurzzeitpflege

Bei Bewilligung eines Pflegegrads steht dem Pflegenden auch die Möglichkeit offen, den Betroffenen für einen begrenzten Zeitraum in einer Kurzzeitpflege versorgen zu lassen. Altenhilfeeinrichtungen bieten hierzu Einzelplätze oder ganze Stationen an. Das Angebot wird von vielen Angehörigen genutzt, wenn sie sich selbst notwendigen medizinischen Eingriffen unterziehen müssen oder aber zur Erholung in den Urlaub fahren wollen. Die Finanzierung einer Kurzzeitpflegeeinrichtung ist im SGB (Sozialgesetzbuch) XI geregelt [13].

Viele Angehörige scheuen sich davor, diese Pflegeform in Anspruch zu nehmen, weil sie befürchten, dass durch den Ortswechsel Verhaltensänderungen ausgelöst werden könnten, die durch die ständige Betreuung zu Hause noch kompensiert werden konnten.

Sinnvoll wäre aber, möglichst frühzeitig im Krankheitsverlauf die Kurzzeitpflege in Anspruch zu nehmen, da in leichteren Krankheitsstadien die Gewöhnung schneller erfolgt und der Betroffene die positive Erfahrung auch für zukünftige Aufenthalte nutzen kann.

10.3 Spezielle Wohnformen

Lange Zeit galt der vollintegrative Ansatz, also die Versorgung von demenzerkrankten Bewohnern im normalen Zusammenleben mit nicht erkrankten Bewohnern, als der Standard in der Versorgung. Bei einer deutlichen Zunahme von mittelschweren bis schweren Demenzerkrankungen fand ein Umdenken hinsichtlich neuer Wohnformen statt. Neben der Vielzahl an vollstationären Angeboten finden sich daher heute diverse neue Angebote.

Aufgrund der sehr heterogenen Angebote liegen zwar kaum valide wissenschaftliche Ergebnisse vor, aus der Praxis heraus zeigen sich aber gute Erfahrungen. Im Folgenden sollen verschiedene Konzepte kurz dargestellt werden.

10.3.1 Integrative und segregative Konzepte

(Teil-)integratives Konzept

Im integrativen Konzept werden demenzerkrankte Personen gemeinsam mit nicht demenzerkrankten Personen betreut. Dabei handelt es sich heute zumeist nicht mehr um Gesunde, sondern um körperlich Erkrankte oder auch Bewohner, die unter anderen psychischen Erkrankungen leiden; der gesunde ältere Mensch ist eine Rarität. Die demenzerkrankten Bewohner leben dabei entweder verstreut über die Wohnbereiche oder werden im teilintegrativen Konzept über einen bestimmten Zeitraum in eigenen Gruppen betreut. Ziel ist, das gewohnte Umfeld zu erhalten und trotzdem auf die spezifischen Anforderungen der Betroffenen einzugehen.

Außerdem soll sich niemand durch eine Behinderung oder Erkrankung ausgeschlossen oder diskriminiert fühlen.

Pro integrative Versorgung

- Keine Stigmatisierung
- Keine Umzüge
- Mehr Normalität
- Lernen von den nicht Betroffenen
- Fördernde Umgebung
- Orientierung im Alltag durch Normalitätsprinzip

Kontra integrative Versorgung

- Überforderung im Alltag
- Häufige Konfrontation mit Defiziten der demenzerkrankten Personen
- Hohes Konfliktpotenzial mit kognitiv gesunden Bewohnern oder deren Angehörigen
- Disziplinarische Psychopharmakagabe oder auf Wunsch/Zwang anderer
- Zu wenig Berücksichtigung der Bedürfnisse demenzerkrankter Menschen
- Ausgrenzung, Beschimpfungen und Unverständnis durch Gesunde oder Angehörige
- Leben in zwei Welten bei Wechsel zwischen Wohnbereich und Betreuungsgruppe
- Ängste der nicht Erkrankten
- Integration erschwert bei Verhaltensänderungen
- Ziel und Prioritätenkonflikt des Pflegepersonals
- Integratives Konzept als Testumgebung, bei Misslingen Wechsel in segregative Einrichtung
- Hoher Anteil demenzerkrankter Bewohner in heutigen Pflegeheimen und verschwindend geringer Anteil gesunder Bewohner stellen das Integrationskonzept infrage

Segregatives (trennendes) Konzept

Dieses Konzept wird auch als Domus-Modell bezeichnet.

Pro segregative Versorgung

- Spezialisierung, dadurch ggf. höhere Arbeitszufriedenheit
- Therapeutisches Milieu
- Stressreduktion
- Reduktion von Psychopharmaka
- Überschaubarkeit der Gruppe
- Professionalisierung
- Weniger Überforderung von demenzerkrankten Personen
- Weniger Konfrontation mit eigenen Defiziten
- Keine Konfrontation mit kognitiv Gesunden
- Kein Schlichten des Pflegepersonals zwischen Angehörigen/nicht demenzerkrankten Menschen und Betroffenen nötig
- Kein Rechtfertigungszwang für Pflegende bei Verhaltensauffälligkeiten

Kontra segregative Versorgung

- Gefahr der Abschiebung
- Förderung der Demenz
- Steigerung der Verhaltensstörungen
- Risiko der Stigmatisierung
- Überlastung der Mitarbeiter
- Angstauslösend für demenzerkrankte Menschen im leichteren Stadium
- Leicht erkrankte und bettlägerige Menschen profitieren wenig
- Hohe psychische Belastung
- Notwendigkeit zur psychiatrischen Weiterbildung des Personals

Studienergebnisse Weyerer (2004) „Evaluation der besonderen stationären Dementenbetreuung in Hamburg"

Hinsichtlich der Versorgung demenzerkrankter Menschen scheinen spezielle Versorgungskonzepte der traditionellen Versorgung überlegen. Bei den (teil-)integrativen und segregativen Modellen bestanden dabei sowohl Vor- als auch Nachteile;

die Unterschiede innerhalb dieser beiden Gruppen waren dabei gering, dagegen deutlicher die Überlegenheit beider Konzepte gegenüber der traditionellen Versorgung (📖 [15]).

Die Bewohner im Domus-Modell im Vergleich zu Bewohnern traditioneller Einrichtungen:

- Wurden häufiger psychiatrisch behandelt.
- Erhielten deutlich häufiger psychotrope Substanzen.
- Dabei zeigte sich, dass die Bewohner und Bewohnerinnen der Domus-Einrichtungen signifikant mehr Antidementiva erhielten und signifikant weniger Neuroleptika.
- Angehörige und Ehrenamtliche/Freiwillige waren signifikant häufiger in die Pflege und Betreuung eingebunden.
- Die Sozialkontakte Betroffener zum Personal waren wesentlich häufiger.
- Im Gefühlsausdruck der Betroffenen waren häufiger Interesse und positive Gefühle festzustellen.
- Die Aktivitäten innerhalb und außerhalb der Einrichtungen waren signifikant erhöht.
- Freiheitseinschränkende Maßnahmen wurden wesentlich seltener eingesetzt.
- Die Inanspruchnahme von Psychiatern war deutlich erhöht.

Im Vergleich zwischen integrativem und segregativem Konzept:

- War im integrativen Konzept die Aktivitätsrate höher.
- Waren im integrativen Konzept die Besuchshäufigkeit und die Einbindung im Alltag/Pflege von Angehörigen höher.
- Wurden im segregativen Bereich mehr Informationen zur Biografie erhoben.
- Erhielten Bewohner im integrativen Bereich weniger Psychopharmaka, dafür anteilsweise mehr Neuroleptika und weniger Antidementiva/ Antidepressiva.

10.3.2 Haus-/Wohngemeinschaften

Hauswohngemeinschaften für Menschen mit Demenz, insbesondere Alzheimer, haben sich in den letzten Jahren als Alternative zur traditionellen Altenheimversorgung etabliert. Gerade der Wunsch der Betroffenen und deren Angehörigen nach einer wohnlichen, geborgenen Versorgung führte zum großen Erfolg dieser Wohnform (📖 [5]).

Grundsätzlich lassen sich drei verschiedene Typen von Haus-/Wohngemeinschaften kategorisieren.

Wohngemeinschaft im stationären Bereich

Im klassischen Pflegeheim erfolgt die Gründung neuer teilautonomer Bereiche, die familienähnlichen Charakter haben (sollen) und sich weitgehend selbst versorgen. In Gruppenstärken von 10–20 Bewohnern spielt die eigene hauswirtschaftliche Versorgung mit eigener Küche und Wohnbereich eine zentrale Rolle. Die klassischen Rollenverteilungen von Pflege, Hauswirtschaft und Sozialdienst verschwimmen. Vorbilder finden sich im europäischen Ausland (➤ Kap. 10.3.3, Cantou), aber auch in verschiedenen Bundesländern (Kuratorium Deutsche Altershilfe, www.kda.de, letzter Zugriff 2.6.2025).

Hausgemeinschaft mit zentraler Bezugsperson

Wohngruppen von Menschen mit Demenz oder anderen hilfsbedürftigen älteren Menschen stellen gemeinsam eine Haushälterin an, die die Versorgung der Bewohner am Tag übernimmt. Je nach Hilfebedürfnis kann diese Rolle auch durch eine/n Sozialarbeiter/in oder Hauswirtschaftlerin ausgefüllt werden. Die pflegerische Versorgung erfolgt dann durch hinzugezogene ambulante Pflegedienste. Als Vorbild diente wiederum das Ausland, hier vor allem der Anton-Piek-Hofje in Romolen (➤ Kap. 10.3.3, „Warme Zorg").

Pflegewohngemeinschaften

Berechnet nach dem Pflegebedarf der gesamten Gruppe, wird ein ambulanter Dienst beschäftigt, der die Versorgung der in der Gemeinschaft lebenden Bewohner übernimmt. Die Personalstärke bemisst sich dann nach dem Schweregrad der Pflegebedürftigkeit. Um nicht als Heim zu gelten, ist der ambulante Pflegedienst nicht der Betreiber der Einrichtung bzw. tritt nicht als Vermieter auf. Dies wird durch Vereine oder Privatpersonen gewährleistet.

Vor- und Nachteile von Hausgemeinschaften im stationären Milieu

(Modifiziert nach [5])

Vorteile

- Bessere Planungssicherheit durch Personalsteuerung, Ersatz im Krankheitsfall, Urlaub
- Bewohnerauswahl aus zumeist bestehender Klientel der Gesamteinrichtung
- Gruppen durch weniger Umbaumaßnahmen erreichbar, Suche nach Wohnraum entfällt
- Nutzung der Infrastruktur
- Nutzung bestehender Kontakte zu Ärzten, Physiotherapeuten, Ergotherapeuten

Nachteile

- Konflikt mit Brandschutzverordnungen oder der Heimmindestbauverordnung.
- Die gemeinschaftlich genutzte (Wohn-)Küche stößt auf Barrieren mit Hygienebestimmungen.
- Der bestehende Pflegesatz erlaubt in der Regel keine ausreichende Personaldecke.
- Wenig ausgeprägte Bereitschaft vieler Träger/Betreiber.
- Geschultes Personal notwendig.
- Änderung der klassischen Dienstzeiten hin zu einem flexiblen, der Wohngruppe angepassten Arbeitszeitmodell.
- Veränderung der klassischen Rollen im Pflegeheim, hauswirtschaftliche Versorgung durch Pflegende, pflegerische Versorgung durch Sozialdienst.
- Angehörige sind deutlich schwieriger zur Mitarbeit zu motivieren.

Vor- und Nachteile der ambulanten Organisationsform

Vorteile

- „Integration in ein ganz normales Wohnumfeld – kein ‚Verstecken' der Pflegebedürftigen/demenzkranken Personen
- Ausstattung und Tagesabläufe wie in jedem anderen Privathaushalt – bei Bedarf mit entsprechender Wohnraumanpassung
- Möglichkeit der Beteiligung von pflegebereiten und -fähigen Angehörigen am ‚Dienstplan' (und damit Kostenreduktion)
- Beteiligung der Krankenkassen als Kostenträger behandlungspflegerischer Maßnahmen, da sozialrechtlich ‚eigener Haushalt'
- Beteiligung der Bewohner an allen relevanten Haushaltstätigkeiten (Kochen, Einkaufen, Reinigung etc.)
- Und vor allem: Deutliche Stärkung der Rolle des Kunden in Hinsicht auf Gestaltung der Personalauswahl, der Pflegeabläufe und -prioritäten und des Alltags" ([3], S. 18)

Nachteile

- Abhängigkeit vom Vorhandensein engagierter Bewohner bzw. Angehöriger und gesetzlicher Betreuer
- Umsetzung des Wahlrechts hinsichtlich des Pflegeanbieters
- Pflegerische Leistungen von ausschließlich einem Anbieter führen zum Verlust dessen Status als ambulanter Dienst und Rollenwechsel zum Betreiber, damit auch mögliche Einschränkungen im Rahmen des Heimgesetzes
- Suche nach geeignetem Wohnraum für 6–10 Pflegebedürftige
- Organisation der Bewohnergruppe
- Feststellung des individuellen Pflegebedarfs
- Klärung, wer die Verhandlungen führt
- Klärung, wer die Organisation des Personaleinsatzes, damit auch Verantwortung bei Krankheit, Personalausfall übernimmt
- Notwendigkeit zur kontinuierlichen Begleitung des Projekts (modifiziert nach () [2], S. 17 ff.)

Effekte der ambulant betreuten Wohngemeinschaften

Ambulant betreute Wohngemeinschaften haben Auswirkungen auf Bewohner, Mitarbeiter und die Solidargemeinschaft

- Vermeidung von Heimunterbringungen

- Prävention durch optimalen Erhalt alltagsweltlicher Kompetenzen
- Vermeidung von Psychopharmaka
- Vermeidung von Burn-out-Symptomen beim eingesetzten Pflegepersonal
- Vermeidung von Überforderung der pflegenden Angehörigen

Weitere Informationen zu Wohngemeinschaften u. a. beim Bundesministerium für Familie, Senioren, Frauen und Jugend (www.wegweiser-demenz.de, letzter Zugriff: 29.5.2025), „Freiburger Modell" (www.freiburger-modell.de, letzter Zugriff: 29.5.2025), Kuratorium Deutsche Altershilfe (www.kda.de, letzter Zugriff: 29.5.2025) und Freunde alter Menschen e. V. (www.famev.de, letzter Zugriff 29.5.2025) sowie Infoblatt 13: Ambulant betreute Wohngemeinschaften für Menschen mit Demenz (letzter Zugriff: 2.6.2025)

10.3.3 Weitere Organisationsformen

Group-living (Schweden)

Als „Group-living" werden in Schweden Wohngemeinschaften mit 6–9 demenzerkrankten Bewohnern bezeichnet, die in normalen Wohnhäusern von Fachpersonal versorgt werden. Grundgedanke ist die Vermittlung von Privatsphäre und Geborgenheit „rund um die Uhr". Das Versorgungskonzept stößt an seine Grenzen, wenn Verhaltensstörungen auftreten oder aber die Kommunikationsfähigkeit des Betroffenen zu stark eingeschränkt ist.

Cantou (Frankreich)

Seit den 1960er-Jahren hat sich in Frankreich das „Cantou"-Konzept (*franz.* cantou = Feuerstelle) entwickelt. In wohngruppenähnlichen Einrichtungen erfolgt die Betreuung unter starker Mitwirkung der Angehörigen. Zentrale Rolle spielt in diesem System die „Hausfrau", die sowohl für die Pflege als auch für die hauswirtschaftliche Versorgung zuständig ist. Die Gruppenstärke beträgt in der Regel zwölf Personen. Die Grundhaltung ist eine bewusst „nichtmedizinische". Jeder Bewohner erhält nur so viel Hilfe, wie er tatsächlich benötigt. Die Angehörigen sind z. T. mehrere Stunden am Tag in der Einrichtung und gestalten den Alltag wesentlich mit. Vergleichbare Einrichtungen existieren in Deutschland bisher nicht, vor allem auch wegen der schwierigen Einordnung, da es sich weder um ein ambulantes noch um ein stationäres Angebot handelt.

Domus (Großbritannien)

In Großbritannien werden als „Domus" Spezialeinrichtungen bezeichnet, die vor allem demenzerkrankte Menschen mit deutlicheren Verhaltensstörungen versorgen. Der Personalschlüssel ist entsprechend hoch (1:1). Mit 12–32 Erkrankten ist die Gruppenstärke ähnlich wie bei vergleichbaren Spezialangeboten für Betroffene in Deutschland. Die Domus-Einrichtungen eint jedoch eine einheitliche Philosophie:

- Domus bietet den Kranken ein Zuhause bis zum Lebensende.
- Die Bedürfnisse der Betreuenden sind genauso wichtig wie die der Betreuten.
- Domus hilft, die Defizite der Menschen mit Demenz auszugleichen und die Fähigkeiten zu fördern.
- Die Erfüllung der psychischen und emotionalen Bedürfnisse ist wichtiger als die der physischen Aspekte der Pflege.

Warme Zorg (Niederlande)

Im Anton-Pieck-Hofje in Romolen hat man das betreute Wohnmodell für verwirrte, altersdemente Personen weiterentwickelt und ermöglicht solchen Menschen und deren selbstständig lebenden Partnern ein Zusammenleben in überschaubarer häuslicher Atmosphäre, aber in getrennten Wohnbereichen. Betreuer und Angehörige verfolgen das Grundprinzip „Warme Zorg" – worunter man nichts anderes versteht als einen „gelassenen Umgang" mit der Altersdemenz. Initiator des Projekts war ein privater Wohnbauverein, der auch als Vermieter und Hausbesitzer fungiert. Die Betreuung wird durch eine Heimträgerorganisation gewährleistet, die auch die notwendigen Kooperationsverträge abschließt.

Special Care Units (USA)

„Special Care Units" sind vor allem in den USA ein verbreitetes Pflegekonzept innerhalb klassischer Pflegeeinrichtungen, vor allem für Menschen mit Alzheimer-Demenz. Wie in den USA finden sich laut einer Studie von 2018 auch in Deutschland 44 Einrichtungen, die nach einem ähnlichen Konzept arbeiten, aber in unterschiedlichster Form und mit mannigfachen Schwerpunkten (📖 [4]). Eine Aussage zu der Wirksamkeit oder möglichen Problemen über die gesamte Gruppe hinweg ist daher kaum möglich.

Merkmale von Special Care Units

- Besondere Architektur:
  - Verhindern von unbeobachtetem Weglaufen (Alarmanlagen an allen Türen, Verschließen von Fenstern)
  - Markierung von Laufwegen, Nutzung von Piktogrammen
  - Nähe der Zimmer zum Aufenthaltsbereich (um das Verlaufen zu minimieren)
- Besondere Betreuung:
  - Ermöglichung einer sinnvollen Einbindung in die Gemeinschaft.
  - Die Bewohner werden mit Komfort und Würde behandelt, fühlen sich wie zu Hause und haben ein Maximum an Privatsphäre.
  - Die Bewohner werden dabei unterstützt, ihre funktionellen Fähigkeiten in vollem Umfang zu nutzen, wobei ein Gleichgewicht zwischen Sicherheit und Autonomie herzustellen ist.
  - Den Bewohnern wird die Wahlmöglichkeit bei der Pflege gegeben.
  - Den Bewohnern stehen mehrere Möglichkeiten für eine sinnvolle Beschäftigung, soziale Interaktion, positive Stimulation durch personenzentrierte Pflegepraktiken und die Umwelt zur Verfügung.
- Schulung des Pflegepersonals zu folgenden Themen:
  - Kommunikationstechniken
  - Umgang mit Verhaltensstörungen oder Aggressivität
  - Techniken zum Baden, Waschen oder Anziehen
  - Inkontinenzpflege
  - Sexualität und Demenz
  - Kontrolle von Umherwandern
  - Unterstützung beim Essen
  - Gedächtnisverlust und Orientierung
  - Erinnerungstraining
  - Unterstützung der Mobilität
- Personalschlüssel 6:1
- Nahrungsaufnahme unterstützend durch das Personal, das auf Diät o. Ä. achtet; „Fingerfood" als Erleichterung
- Allgemeine Aktivitäten, angepasst an den Schweregrad der Einschränkung der Bewohner: Musik, Kreativtherapie, Tiere, taktile Erfahrungen
- Versorgung durch spezialisierte Ärzte (Neurologen, Psychiater, Geriater)
- Sichere Umwelt: Achten auf mögliche Gefährdungen, wie Kontakt zu Reinigungsmitteln, giftige Pflanzen, Medikamente
- Einbeziehung der Angehörigen

10.4 Technische Hilfsmittel und Assistenzsysteme

Technische Systeme

Ambient Assisted Living *(AAL-Systeme)* = altersgerechte Assistenzsysteme für ein unabhängiges Leben, die der Verbesserung der Lebensqualität und der Sicherheit in der eigenen Wohnung dienen (➤ Abb. 10.1)

Monitoringsysteme = technische Systeme zur Überwachung und Bereitstellung von Informationen als Entscheidungshilfe für Helfer oder Angehörige im ambulanten (eigenes Zuhause) oder stationären Bereich (Pflegeeinrichtung, Krankenhaus u. Ä.) (📖 [2])

Kategorien

AAL-Systeme umfassen die Kategorien
- Mobilität
  - Ortungssysteme per GPS, Desorientierungsschutz
  - Apotheken-, Lebensmittellieferungen

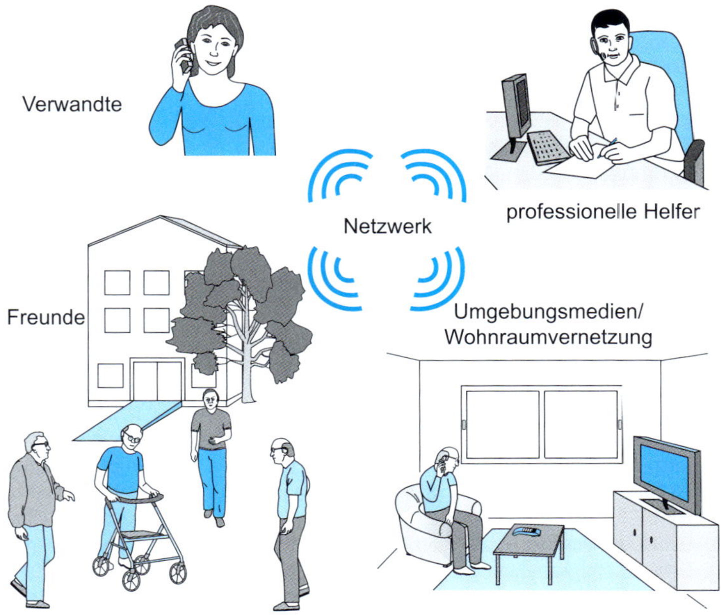

Abb. 10.1 Ambient Assisted Living (AAL-Systeme) zur Unterstützung im eigenen Heim [L143]

- Sicherheit
  - Notruf, telemedizinische Überwachung, Sturzerkennung
  - Lichtsteuerung, Abschaltsysteme (z. B. Herd)
- Kommunikation
  - Soziale Netzwerke, Hauskommunikation, Video-Kommunikation
  - Bildung
  - Unterhaltung
- Dokumentation
  - Pflegedokumentation, Tagesplaner
- Diagnose- bzw. Therapieunterstützung
  - Telemetrie, Rehabilitation, kognitives Training, Bewegungstraining, Aktivitätserfassung (Schlaf, Bewegung), Robotherapie

Bewertung und Ausblick

Die Hauptkritik an AAL-Systemen fußt auf der Befürchtung, dass der Einsatz bei Monitoring oder Kommunikation zu einem Ersatz oder Rückgang personengebundener Fürsorge führen wird. Hohe Kosten, Kontrolle der Nutzer, ungeklärte Sicherheitsaspekte, fragliche Anwenderfreundlichkeit und die Gerechtigkeitsfragen stellen aktuell noch weitere Hemmnisse für einen allgemeinen Einsatz dar. Letztendlich wird wohl das Bedürfnis älterer Menschen und Angehöriger in den nächsten Jahren die Entwicklung an entsprechenden Systemen bestimmen.

Im Bereich der Demenz scheinen aktuell vor allem Ortungssysteme, Notrufsysteme und Monitorsysteme zur Sturzerkennung am weitesten in der Entwicklung und Akzeptanz fortgeschritten.

Erste Leitlinien zu ethischen Fragen, die zukünftig wichtige Anhaltspunkte geben können ([10]):

- AAL-Systeme sollen helfen, ein selbstbestimmtes Leben zu führen.
- Der mutmaßliche Wille des Betroffenen entscheidet.
- Ziel ist die Teilhabe am gesellschaftlichen Leben und eine soziale Integration, nicht Isolation.
- Der Zugang sollte gerecht (finanziell) und diskriminierungsfrei gestaltet werden.
- Wichtig ist die Sicherheit gegenüber Fehlern oder Ausfällen der Technik.
- Privatheit und Datenschutz sollen gewahrt bleiben.
- Haftung und Verantwortungsübernahme müssen geregelt werden.
- Zulassen von vielseitigen Bildern vom Altern (Normierung).
- Anwenderfreundlichkeit.

10

LITERATUR

1. Bilanz zum Expertenstandard „Beziehungsgestaltung in der Pflege von Menschen mit Demenz von 14.11.2023 (letzter Zugriff: 20.6.2025)
2. Bundesministerium für Bildung und Forschung (Hrsg.). Assistenzsysteme im Dienste des älteren Menschen. 2016. Aus: Startseite – AAL Akademie (letzter Zugriff 7.6.2025)
3. Bundesministerium für Familie, Senioren, Frauen und Jugend (Hrsg.). Ambulant betreute Wohngemeinschaften für demenziell erkrankte Menschen. Berlin: 2004. Aus: www.bmfsfj.de/resource/blob/94866/0015041a002027e2ff5a9b77769f2ecc/prm-23994-broschure-ambulant-betreute–data.pdf (letzter Zugriff: 2.6.2025).
4. Chaudhury H, Murray K, Seetharaman K. Special Care Units. In: Gu D, Dupre M (Hrsg.). Encyclopedia of Gerontology and Population Aging. Cham: Springer, 2019. 10.1007/978-3-319-69892-2_855-1 (letzter Zugriff: 2.6.2025).
5. Deutsche Alzheimer Gesellschaft e.V. Selbsthilfe Demenz: Ambulant betreute Wohngemeinschaften für Menschen mit Demenz. Infoblatt 13. Online verfügbar unter: https://www.deutsche-alzheimer.de/fileadmin/Alz/pdf/factsheets/infoblatt13_demenz-wg_dalzg.pdf. Letzter Zugriff am 11.6.2025
6. Deutsche Gesellschaft für Geriatrie e.V. (DGG): 2018: Spezialstationen für Patienten mit kognitiver Einschränkung. Online verfügbar unter: https://www.dggeriatrie.de/spezialstationen-fuer-patienten-mit-kognitiver-einschraenkung. Letzter Zugriff am 11.6.2025
7. Hirsch RD, Kastner U. Heimbewohner mit psychischen Störungen – Expertise. Köln: KDA, 2004.
8. Langner B. Beziehungsgestaltung in der Pflege von Menschen mit Demenz. Praxisleitfaden zum Expertenstandard. Berlin, Heidelberg: Springer, 2020.
9. Maciejewski B et al. Qualitätshandbuch Leben mit Demenz. Köln: KDA, 2001.
10. Manzeschke A et al. Ethische Fragen im Bereich Altersgerechter Assistenz-Systeme. Abschlussbericht der ethischen Begleitstudie im Rahmen der BMBF-Fördermaßnahme „Altersgerechte Assistenzsystem für ein gesundes und unabhängiges Leben". Berlin: 2013. Aus: www.technik-zum-menschen-bringen.de/service/publikationen/ethische-fragen-im-bereich-altersgerechter-assistenzsysteme (letzter Zugriff: 2.6.2025).
11. Prestel, Birgit (2020): 6.2 Teilstationäre Tages- und Nachtpflege. In: Schraut, Veronika;Trögner, Jens (Hrsg.): PflegeHeute - Geriatrische Pflege. München: Elsevier, S. 51–54
12. Pröllochs C. Sterbebegleitung bei Menschen mit Demenz. Baden-Baden: Tectum Verlag, 2019.
13. Rahmer, Mirjana (2020): 6.3 Leben in Institutionen. In: Schraut, Veronika; Tröger, Jens (Hrsg): PflegeHeute – Geriatrische Pflege. München: Elsevier, S. 54–56
14. Rutenkröger A, Kuhn C. Qualitätskriterien und Handlungsempfehlungen zur Implementierung einer Pflegeoase. In: Brandenburg H, Adam-Paffrath R. Pflegeoasen in Deutschland – Wissenschaftliche Perspektiven zu einem Wohn- und Pflegekonzept für Menschen mit schwerer Demenz. Hannover: Schlütersche Verlagsgesellschaft, 2012. S. 304–317.
15. Weyerer S, Schäufele M, Hendlmeier I. Besondere und traditionelle stationäre Betreuung demenzkranker Menschen im Vergleich. Zeitschrift für Gerontologie und Geriatrie. 2005; 38(4): 85–94. (letzter Zugriff: 2.6.2025).
16. Zeitschrift für Gerontologie und Geriatrie (DGGG) und der Deutschen Gesellschaft für Geriatrie (DGG) (2024): Altern ohne Grenzen. Z Gerontol Geriat 2024 57 (Suppl 2): S45–S201 10.1007/s00391-024-02338-9. Online verfügbar unter: https://link-springer-com.hske.idm.oclc.org/article/10.1007/s00391-024-02338-9. Letzter Zugriff am 11.6.2025.

WEITERFÜHRENDE LITERATUR

1. CareTRIALOG (2023): Über die Weiterentwicklung des Konzepts „Pflegeoase": https://www.caretrialog.de/ueber-die-weiterentwicklung-des-konzepts-pflegeoase. Letzter Zugriff am 11.6.2025.

10

KAPITEL

11 Juristische Fragen

Ulrich Kastner

Im Folgenden werden die wichtigsten juristischen Fragestellungen, bezogen auf die Versorgung von Menschen mit Demenz, erläutert, u. a Fragen der Geschäftsfähigkeit, Aufgabenkreise durch Betreuer und Bevollmächtigte oder Entscheidungsfindung am Lebensende.

Neben den wichtigsten Begrifflichkeiten werden auch spezielle praktische Themengebiete dargestellt.

11.1 Gesetzliche Betreuung

Mit der Reform des Betreuungsrechts zum 1.1.2023 wurde das Ziel der Betreuung neu formuliert: Nicht mehr die rechtliche Vertretung steht im Mittelpunkt, sondern die Unterstützung bei der selbstbestimmten Lebensführung. Eine Betreuung darf nur eingerichtet werden, wenn dies tatsächlich erforderlich ist.

11.1.1 Voraussetzungen der Betreuung

Die rechtliche Betreuung wird gemäß § 1814 BGB durch das Betreuungsgericht eingerichtet, wenn folgende Voraussetzungen erfüllt sind:

- Die betroffene Person ist volljährig.
- Es liegt eine psychische Krankheit oder eine körperliche, geistige oder seelische Behinderung vor.
- Aufgrund dieser Beeinträchtigung kann die betroffene Person ihre Angelegenheiten nicht selbst oder nur teilweise regeln.
- Die Betreuung ist zur Regelung dieser Angelegenheiten erforderlich.
- Es stehen keine anderen geeigneten Hilfen (z. B. eine wirksame Vorsorgevollmacht) zur Verfügung.
- Die Betreuung darf nicht gegen den freien Willen der betroffenen Person erfolgen.

Die Bestellung eines Betreuers erfolgt auf Antrag oder Anregung beim zuständigen Betreuungsgericht. Dabei dürfen nur die Aufgabenkreise übertragen werden, in denen die Betreuung tatsächlich notwendig ist.

11.1.2 Aufgaben eines gesetzlichen Betreuers

Die Betreuung soll sich gemäß § 1821 BGB (Bürgerliches Gesetzbuch) n. F. am Wunsch und Willen der betreuten Person orientieren. Auch früher geäußerte schriftliche oder mündliche Wünsche sind zu berücksichtigen – sofern keine aktuellen, entgegenstehenden Willensäußerungen vorliegen.

Ein gesetzlicher Betreuer handelt im Namen der betreuten Person innerhalb des vom Gericht festgelegten Aufgabenkreises. Dazu zählen typischerweise:

- Gesundheitssorge und Einwilligung in medizinische Behandlungen
- Vermögenssorge
- Aufenthaltsbestimmung
- Wohnungsangelegenheiten
- Behördenangelegenheiten

Weitere Grundprinzipien nach der Betreuungsrechtsreform 2023:

- Der Wille der betreuten Person ist maßgeblich, der Betreuer handelt vertretend.
- Er muss regelmäßig persönlichen Kontakt halten.
- Betreuung darf keine „Entmündigung“ bedeuten.
- Berufliche Betreuer müssen sich offiziell registrieren lassen (§ 23 BtOG [Betreuungsorganisationsgesetz]).
- Voraussetzung: persönliche Eignung, Sachkunde, Berufshaftpflichtversicherung.

11.1.3 Genehmigungspflichtige Maßnahmen

Bestimmte Entscheidungen darf der Betreuer nicht alleine treffen, sondern benötigt die richterliche Genehmigung. Dazu zählen:

- ärztliche Maßnahmen mit schwerwiegenden Folgen (z. B. lebensgefährliche Eingriffe, dauerhafte Schäden),
- freiheitsentziehende Maßnahmen (z. B. Bettgitter, Fixierungen, Unterbringung, ➤ Kap. 11.4),
- Abschluss von besonders risikobehafteten Verträgen,
- Kündigung einer Wohnung.

11.2 Vollmachten und Verfügungen

11.2.1 Vollmacht

Eine Vollmacht ermöglicht die Übertragung von Aufgabenkreisen auf eine oder mehrere Vertrauenspersonen. Die Vollmachterstellung setzt Geschäftsfähigkeit voraus. Ab dem Zeitpunkt der Erklärung ist eine Vollmacht gültig. Im Alltag werden vor allem sog. Generalvollmachten ausgestellt. Diese ermöglichen dem Bevollmächtigten eine weitreichende Handlungsfähigkeit, bis auf wenige Ausnahmen. Vollmachten können mündlich erteilt werden, in den meisten Fällen wird jedoch auf die Vorlage einer schriftlichen Abfassung bestanden. Für bestimmte Bereiche (Darlehenserteilung, Erwerb oder Veräußerung von Grundstücken) benötigt man notariell beglaubigte Vollmachten. Eine Vollmacht ist bei bestehender Geschäftsfähigkeit jederzeit widerrufbar und veränderbar, auch können mehrere Vollmachten gleichzeitig ausgestellt werden. Bei Eintritt der Geschäftsunfähigkeit ist eine Veränderung der Vollmacht nicht mehr möglich. Aufgabenbereiche, die nicht explizit in der Vollmacht beschrieben werden, müssen ggf. bei Bedarf später durch das Einrichten einer Betreuung geregelt werden. Eine Vollmacht macht in der Regel die Einrichtung einer Betreuung überflüssig.

11.2.2 Vorsorgevollmacht

Vorsorgevollmachten werden für den Fall des Eintritts einer Behinderung oder Krankheit in der Zukunft verfasst. Die Ausgestaltung entspricht der einer Vollmacht, mit der Einschränkung, dass die Gültigkeit erst mit dem Auftreten der beschriebenen Behinderung oder Krankheit und der daraus resultierenden Unfähigkeit, die eigenen Belange zu vertreten, beginnt. Zum Zeitpunkt der Vorsorgevollmachterstellung muss der Betroffene geschäftsfähig sein. Schwierigkeiten macht vor allem die Bestimmung des Gültigkeitseintritts; deshalb raten viele Spezialisten dazu, direkt eine Vollmacht auszusprechen. Bei Vorbehalten gegen die Vollmacht und Ängsten vor Verlust der eigenen Autonomie kann die Vorsorgevollmacht aber ein gutes Instrument zur Vorsorge sein, jedoch sollten wesentliche Punkte nicht außer Acht gelassen werden (➤ Kap. 11.2.5).

Ehegattenvertretung

Seit 2023 ist auch eine gesetzliche Ehegattenvertretung (§ 1358 BGB) möglich. Ehegatten dürfen sich für einen Zeitraum von maximal sechs Monaten gegenseitig im Bereich der Gesundheitssorge vertreten, wenn keine Vollmacht vorliegt. Diese Regelung greift jedoch nur im medizinischen Notfall und ersetzt keine umfassende Vorsorgevollmacht.

11.2.3 Betreuungsverfügung

In der Betreuungsverfügung regelt der Betroffene, welche Person im Fall der Einrichtung einer gesetzlichen Betreuung die Rolle des Betreuers übernehmen soll. Dies kann zur Ergänzung einer Vollmacht schriftlich abgefasst werden. Die Betreuungsverfügung regelt alleine die einzusetzende Person, jedoch keine Aufgabenkreise oder andere Befugnisse oder Anforderungen. Hierfür ist die Vorsorgevollmacht gedacht. Voraussetzung der Betreuungsverfügung ist die Geschäftsfähigkeit.

11.2.4 Patientenverfügung

Patientenverfügungen geben den maßgeblichen Willen eines Betroffenen hinsichtlich medizinischer Maßnahmen wieder. Sie sind für konkrete Maßnahmen als verbindlich anzusehen und müssen aus diesem Grund möglichst detailliert und konkret ausgestaltet sein. Im Jahr 2016 konkretisierte der Bundesgerichtshof (BGH), wie eine Patientenverfügung formuliert sein muss, um rechtlich verbindlich zu sein: Allgemeine Aussagen reichen nicht aus, die Verfügung muss sich auf eine konkrete Behandlungssituation beziehen und es sind klare „Wenn-dann"-Formulierungen erforderlich.

Hilfreich ist es zudem, allgemeine Wertvorstellungen, religiöse Anschauungen und Lebenshaltungen zu formulieren, um dem Behandlungsteam die Entscheidungen zu erleichtern.

Broschüren (📖 [6], [7]) und Hilfestellungen zur Formulierung sind beim Bundesministerium für Justiz und für Verbraucherschutz erhältlich (www.bmjv.de).

Inhalte einer Patientenverfügung

- Lebenserhaltende Maßnahmen
- Schmerz- und Symptombehandlung
- Künstliche Ernährung
- Künstliche Flüssigkeitszufuhr
- Wiederbelebung
- Künstliche Beatmung
- Dialyse
- Antibiotikagabe
- Verabreichung von Blut/-bestandteilen
- Organentnahme
- Ort der Behandlung
- Beistand beim Sterben
- Festlegung, wer den Willen durchsetzen soll

11.2.5 Vergleich Vollmacht vs. Betreuung

➢ Tab. 11.1

Tab. 11.1 Unterschied zwischen Vorsorgevollmacht und gesetzlicher Betreuung

	Vorsorgevollmacht	Gesetzliche Betreuung
Rechtsform	Zwischen Privatpersonen	Per Gerichtsbeschluss
Voraussetzung	Geschäftsfähigkeit	Auch bei Geschäftsunfähigkeit
Gültigkeit	Gültigkeit ab Eintreten der Geschäftsunfähigkeit	Nicht bei vorhandener Vollmacht
Aufgabenbereiche	Können beschränkt werdenExplizit erwähnt werden müssen: Gesundheitsfürsorge, freiheitsentziehende Maßnahmen	Bestimmte Bereiche auswählbar
Dauer	Unbefristet	Regelmäßige Überprüfungen
Änderungen	Widerrufbar	Aufhebung oder Veränderung bei Wegfall der bisherigen Voraussetzungen
Maßstab des Handels	Weisung des Vollmachtgebers	Wohl des Betroffenen
Handeln gegen den Willen des Betroffenen	Nicht möglich, kann Schadensansprüche auslösen	Bei Anordnung eines Einwilligungsvorbehaltes möglich
Vertretung des Bevollmächtigten/Betreuers	Nur durch Personen, die in der Vollmacht dazu ermächtigt wurden	Ablösung oder Vertretung durch das Gericht möglich
Überprüfung der Rechnungslegung	Nur nach Vereinbarung	Durch das Gericht
Richterliche Genehmigungen	Operationen und andere ärztliche Eingriffe mit erheblichen Risiken, Fixierungen, geschlossene Unterbringung	

Pro Vollmacht

- Gilt über den Tod des Betroffenen hinaus.
- Entscheidung auch über Bestattung und Organspende.
- Umgehung des gerichtlichen Verfahrens.
- Für intakte Familien bessere Wahl.
- Vorsorgevollmacht kann jederzeit verändert oder aufgehoben werden (nicht mehr nach Inkrafttreten).
- Selbstbestimmte Bevollmächtigung, verschiedenste Anweisungen und Bestimmungen möglich.
- Regelung kann ohne Druck und mit freiem Willen in „guten Zeiten" erstellt werden.
- Wird nach Eintritt der Geschäftsunfähigkeit sofort gültig.

Pro Betreuung

- Gesetzliche Kontrolle für alle Aufgabenbereiche.
- Betreuerersatzerstattung und Betreuerhonorar.
- Regelung für Kosten.
- Aufhebung der Betreuung möglich.
- Gericht entscheidet über die Notwendigkeit der Betreuung.
- Bei fehlenden finanziellen Möglichkeiten entstehen für Betroffene keine Kosten.

Kontra Vollmacht

- Kein Wechsel des Bevollmächtigten möglich.
- Bevollmächtigter kann keinen Vertreter benennen.
- Wird erst mit Eintritt der Geschäftsunfähigkeit gültig.
- Bei Grundstückübertragungen oder Darlehensaufnahme wird eine notarielle Beurkundung der Vollmacht verlangt.
- Missbrauch der Vollmacht kann nur durch das Einsetzen von Kontrollpersonen oder die Bestellung mehrerer Bevollmächtigter vermindert werden.
- Bei mehreren Bevollmächtigten ist aber die Wahrnehmung der Interessen bei unterschiedlicher Meinung gefährdet.
- Nur für bestimmte Personengruppen/Familien geeignet. Konfliktpotenzial z. B. um
  - freiheitsentziehende Maßnahmen,
  - lebensverlängernde Maßnahmen,
  - finanzielle Angelegenheiten,
  - Besitz und Erbfragen.
- Generalvollmacht deckt nicht automatisch Aufgabenbereich der freiheitsentziehenden Maßnahmen, Organspende oder der schweren medizinischen Eingriffe ab; diese müssen explizit schriftlich in der Vollmacht niedergeschrieben werden.
- Für nicht bevollmächtigte Bereiche muss später evtl. doch eine Betreuung eingerichtet werden.
- Bei Vorsorgevollmacht Zeitpunkt des Eintretens der Vollmacht vereinzelt schwierig zu entscheiden.
- Mehrere Ausfertigungen möglich, dabei auch konkurrierende Inhalte.
- Bei gesetzlicher Betreuung ist zum Zeitpunkt der Einrichtung der Aufgabenkreis aufgrund der Hilfsbedürftigkeit ersichtlich, bei Vorsorgevollmachten muss allen Eventualitäten auf unbestimmte Zukunft vorgebeugt werden.
- Falls ein Einwilligungsvorbehalt (➤ Kap. 11.3) notwendig wird, ist eine Vollmacht nicht mehr ausreichend.

Kontra Betreuung

- Betreuer übernimmt in weiten Bereichen die Entscheidungen des Betroffenen, in vielen Bereichen ohne äußere Kontrolle.
- Lange Verfahren, teilweise drei Monate oder länger, nach Antrag beim Betreuungsgericht, Eintritt der Geschäftsunfähigkeit.
- Durch finanziell engeren Rahmen (Pauschalierung) monatlicher Zeitaufwand begrenzt.
- Professionelle Betreuer arbeiten mit einer Vielzahl an zu Betreuenden.
- Bürokratie vs. Kontrolle: auch bei engen Familienangehörigen enge Kontrolle durch Betreuungsgericht, dann zu bürokratisch, z. B. durch
  - jährliche Vermögensaufstellung,
  - Genehmigung bei Wohnungskündigung,
  - Genehmigung bei größeren finanziellen Vermögensfragen,

  - Genehmigung bei schweren medizinischen Eingriffen.
- Betreuungsverfahren bei finanziellen Möglichkeiten kostenintensiv.

11.3 Einwilligungs- und Geschäftsfähigkeit

Einwilligungsfähigkeit

Die Einwilligungsfähigkeit beschreibt die Fähigkeit eines Betroffenen, in die Verletzung eines ihm zuzurechnenden Rechtsguts einzuwilligen. Dies gilt vor allem für ärztliche Eingriffe, die ohne Einwilligung des Betroffenen als Körperverletzung gemäß § 223 StGB (Strafgesetzbuch) gelten. Geschäftsfähigkeit muss nicht bestehen. Hinzutreten muss die Fähigkeit, sich entsprechend der gefundenen Entscheidung verhalten zu können, die sog. Steuerungsfähigkeit.

Einwilligungsfähig ist nur der, der die Art, Folgen, Notwendigkeit und Risiken eines ärztlichen Eingriffs übersehen kann. Nichteinwilligungsfähige Betroffene benötigen einen rechtlichen Betreuer, sofern keine Vollmacht vorliegt.

Einwilligungsvorbehalt

Der Einwilligungsvorbehalt bedeutet, dass die betreute Person zur Rechtswirksamkeit einer Willenserklärung, die in den Aufgabenkreis des Betreuers fällt, dessen Einwilligung bedarf. Ein Einwilligungsvorbehalt wird der bestehenden Betreuung hinzugefügt. Damit werden einseitige Rechtsgeschäfte eines Betroffenen ohne Einwilligung des Betreuers unwirksam, die Geschäftsfähigkeit des Betroffenen ist eingeschränkt. Diese weitreichende Befugnis des Betreuers kommt in ihrer Auswirkung der alten Vormundschaft gleich, auch wenn der Einwilligungsvorbehalt nur für bestimmte Aufgabenbereiche angeordnet werden kann. Aus diesem Grund wird er nur in ca. 5 % der Betreuungen ausgesprochen.

Beispielhaft für einen Einwilligungsvorbehalt sind an einer Manie erkrankte Personen, die in der akuten Phase ihrer Erkrankung große Summen ausgeben; aber auch für demenzerkrankte Personen kann, vor allem falls es zu unkontrollierbaren Ausgaben kommt, ein Einwilligungsvorbehalt notwendig werden.

Geschäftsfähigkeit

Die Geschäftsfähigkeit bezeichnet die Fähigkeit, rechtlich bindende Willensbekundungen abzugeben. Beschränkt geschäftsfähig sind Minderjährige vom 7. bis zum 18. Lebensjahr. Die unbeschränkte Geschäftsfähigkeit wird mit dem 18. Lebensjahr erreicht.

Geschäftsunfähig sind Minderjährige unter sieben Jahren und Personen, die sich im Zustand einer krankhaften Störung der Geistestätigkeit befinden, die die freie Willensbekundung ausschließt.

Die partielle Geschäftsfähigkeit bezieht sich nur auf bestimmte Teilbereiche. Abgeschlossene Verträge sind auch dann unwirksam, wenn die Geschäftsfähigkeit des Vertragspartners nicht erkennbar war; jedoch obliegt demjenigen, der die Geschäftsunfähigkeit einwendet, die Beweispflicht. Ob nun zu einem bestimmten Zeitpunkt eine Geschäftsfähigkeit vorlag, ist dann häufig Gegenstand gutachterlicher Untersuchungen. Auswirkungen hat die Fragestellung der Geschäftsfähigkeit vor allem im Bereich von Schenkungen, Übertragungen oder aber im Erbrecht.

Testierfähigkeit

Die Testierfähigkeit wird von der allgemeinen Geschäftsfähigkeit unterschieden. Sie beginnt mit dem 16. Lebensjahr und ist bei Bewusstseinsstörung oder Geistesschwäche ausgeschlossen. Voraussetzung ist, dass der Betroffene die Tragweite nicht mehr erkennen und seinen Willen frei von den Einflüssen Dritter äußern kann. Fragen zur Testierfähigkeit stellen sich in der Regel erst nach Tod des Erblassers und sind damit gutachterlich schwierig zu beantworten. Vor allem der Einfluss Dritter spielt gewollt oder ungewollt in der engen Betreuungsbeziehung älterer Menschen eine erhebliche Rolle.

Für den Alltag werden deshalb bei der Erstellung eines Testaments die zeitnahe psychiatrische Beurteilung der Testierfähigkeit und die schriftliche Dokumentation empfohlen, um spätere Streitigkeiten möglichst auszuräumen.

Die Diagnose einer Demenz stellt nicht automatisch die Testierfähigkeit infrage, sie ist aber in mittleren und schweren Erkrankungsstadien zumeist nicht mehr erhalten. Gerade aber in frühen Erkrankungsstadien bedarf es einer individuellen Begutachtung.

11.4 Freiheitsentziehende Maßnahmen (FEM)

Freiheitsentziehende Maßnahmen (FEM) stellen erhebliche Eingriffe in die Grundrechte pflegebedürftiger Menschen dar. Sie sind nur unter strengen gesetzlichen Voraussetzungen zulässig und bedürfen in der Regel der richterlichen Genehmigung.

Während das BGB klare Regelungen für FEM in stationären Einrichtungen vorsieht, ist die Anwendung im privaten häuslichen Bereich nicht eindeutig gesetzlich geregelt. Dies führt zu Unsicherheiten, insbesondere, wenn professionelle Pflegekräfte in der häuslichen Umgebung tätig sind.

In der Praxis wird diskutiert, ob die häusliche Umgebung als „sonstige Einrichtung" im Sinne des § 1831 BGB (vormals § 1906 BGB) anzusehen ist, insbesondere, wenn professionelle Pflegekräfte die Versorgung übernehmen. Einige Gerichte haben entschieden, dass in solchen Fällen eine gerichtliche Genehmigung für FEM erforderlich sein kann, während andere dies ablehnen (📖 [11]).

Fixierung

Als Fixierung bzw. freiheitsentziehende Maßnahme gilt jede Maßnahme, die den natürlichen Willen eines Betroffenen auf (Fortbewegungs-)Freiheit beeinträchtigt.

Eine Fixierung kann mechanisch mittels eines Gurtes, Bettgitters oder Tischbretts, durch Einsperren, durch Festhalten oder auf medikamentöse Art durch Sedierung erwirkt werden, oder aber z. B. durch Anbringen von Türschließanlagen, die der Betroffene aufgrund seiner kognitiven Störung nicht richtig bedienen kann.

Freiheitsentziehende Maßnahmen

- Mechanische Fixierungen
  - Bettgitter
  - Sitzgurte, Bauchgurte, Hand- und Fußfesseln
  - Anlegen von Schutzdecken, Betttüchern oder Schlafsäcken
  - Therapie- oder Stecktische am (Roll-)Stuhl
  - Sicherheitsgurte am (Roll-)Stuhl
- Einsperren des Betroffenen
  - Absperren der Station oder des Zimmers
  - Verriegelung der dem Bewohner bekannten und benutzbaren Ausgänge
  - Komplizierte Schließmechanismen an Türen
  - Hoch angebrachte Türgriffe
  - Drehknaufe
  - Gesicherte Aufzüge
- Sedierende Medikamente, Schlafmittel, Psychopharmaka, wenn sie gegeben werden,
  - um den Betreuten an der Fortbewegung im Heim oder am Verlassen des Heimes zu hindern;
  - um die Pflege zu erleichtern;
  - um Ruhe auf der Station oder im Heim herzustellen.
- Andere Maßnahmen
  - Festhalten
  - Person mit (Roll-)Stuhl so gegen eine Wand oder einen Schrank etc. zu stellen, dass diese nicht mehr aufstehen kann

FEM (modifiziert nach 📖 [9]) sind durch das Betreuungsgericht genehmigungspflichtig. Während die Fixierungen im engeren Sinn gut im Bewusstsein von Angehörigen, Pflegenden oder Ärzten verwurzelt sind, fehlt häufig diese Wahrnehmung für die medikamentösen Maßnahmen oder die Alltagstricks, die ein Weglaufen o. Ä. verhindern sollen.

Freiheitsentziehende Maßnahmen sind nur im Notfall auch ohne Genehmigung zulässig, wenn dadurch

- die krankheits- oder behinderungsbedingte Gefahr einer Selbsttötung oder erhebliche Gesundheitsschädigungen abgewendet werden oder

- wenn eine Untersuchung, eine Heilbehandlung oder ein ärztlicher Eingriff notwendig ist, deren Sinn und Zweck der Betreute infolge Krankheit oder Behinderung nicht einzusehen vermag.

Eine richterliche Genehmigung ist nicht erforderlich bei

- einer wirksamen Einwilligung durch den Betroffenen,
- der Pflege außerhalb einer Anstalt, eines Heimes oder einer Einrichtung, d. h. etwa im häuslichen Rahmen, oder
- völlig bewegungsunfähigen Bewohnern.

Bewohner, bei denen freiheitsentziehende Maßnahmen durchgeführt werden, müssen vermehrt durch das Pflegepersonal beobachtet werden. In psychiatrischen Kliniken führt dies dazu, dass fixierte Personen sich entweder in Sichtweite befinden müssen oder aber eine Sitzwache eingesetzt werden muss. Fixierungen, die aufgrund von Personalmangel und daraus resultierenden fehlenden Aufsichtsmöglichkeiten durchgeführt werden, sind unzulässig. Aufgrund der Schwere der Maßnahme muss die FEM in sorgfältiger Weise dokumentiert werden; die Maßnahme muss dabei nachvollziehbar sein. Entfällt der Grund für die Sicherung, ist die Fixierung wieder aufzuheben, unabhängig von einem eventuellen Fristablauf. Der Beschluss einer geschlossenen Unterbringung erlaubt nicht den Einsatz anderer Fixierungsmöglichkeiten.

11.5 Pflegegesetz und Begutachtung

11.5.1 Anforderungen und Besonderheiten

Nach Einführung der sozialen Pflegeversicherung 1995 (SGB [Sozialgesetzbuch] XI) können bei festgestellter Pflegebedürftigkeit Leistungen der Pflegekassen beansprucht werden. Ursprünglich wurde zwischen den Pflegestufen I bis III unterschieden, basierend auf dem Zeitaufwand für Körperpflege, Ernährung, Mobilität und hauswirtschaftliche Versorgung.

Mit Inkrafttreten des Zweiten Pflegestärkungsgesetzes (PSG II) 2017 wurden die Stufen durch fünf Pflegegrade ersetzt (📖 [3]). Die Einstufung berücksichtigt seither körperliche, geistige und psychische Einschränkungen gleichwertig (➤ Tab. 11.2). Um die zuvor benachteiligte Gruppe der demenzerkrankten Menschen besser zu erfassen, wurden Menschen mit eingeschränkter Alltagskompetenz höher eingestuft („+2"-Regel).

Die Leistungen werden als Geld-, Sach- oder Kombinationsleistungen erbracht; ergänzend existieren Angebote wie Verhinderungs- und Kurzzeitpflege, Tagespflege sowie finanzielle Hilfen für Pflegehilfsmittel oder Wohnraumanpassung. Die Führung eines Pflegetagebuchs (➤ Kap. 4.2.7) erleichtert die Einstufung und dient zur realistischen Einschätzung des Unterstützungsbedarfs (📖 [10]).

Tab. 11.2 Leistungsansprüche der Versicherten im Jahr 2025 an die Pflegeversicherung (📖 [4]).

Pflegegrad	Ambulante Pflege		Stationäre Pflege	
	Pflegegeld	Sachleistungen	Teilstationäre Pflege	Vollstationäre Pflege*
Pflegegrad 1				125 €
Pflegegrad 2	347 €	796 €	721 €	805 €
Pflegegrad 3	599 €	1 497 €	1 357 €	1 319 €
Pflegegrad 4	800 €	1 859 €	1 685 €	1 855 €
Pflegegrad 5	990 €	2 299 €	2 096 €	2 096 €

* Zusätzlich gewährt die Pflegeversicherung nach der Verweildauer gestaffelte Leistungszuschläge

11.5.2 Aktuelle Entwicklungen und Leistungen (2023)

Die seit 2023 schrittweise angehobenen Leistungen sowie ein neuer Leistungszuschlag bei stationärer Pflege zur Reduktion des Eigenanteils kennzeichnen die Reformfortschritte. Die Eigenbeteiligung bleibt dabei pflegegradunabhängig (📖 [2]).

Im Fall einer vollstationären Pflege muss jeder Pflegebedürftige einen identischen Eigenanteil unabhängig vom Pflegegrad für seine Pflege entrichten. Dieser gilt auch für den Fall einer Höherstufung des Pflegegrads, auch hier bleibt der Eigenanteil gleich. Bei der stationären Pflege kommen z. B. noch Kosten für Verpflegung und Unterkunft hinzu.

Neben den Kosten für ambulante Pflege, teilstationäre oder vollstationäre Pflege werden auch Kosten für Verhinderungspflege, Kurzzeitpflege, Pflegehilfsmittel, digitale Pflegeanwendungen, Sozialleistungen für Pflegende und Kosten zur Verbesserung des Wohnumfelds übernommen.

Pflege-WG

Wer in einer Pflege-WG wohnt, erhält unter bestimmten Voraussetzungen neben den Leistungen der ambulanten Pflege auch einen monatlichen Wohngruppenzuschlag (224 Euro). Für die Gründung von ambulant betreuten Wohngruppen sieht das Pflegegesetz zudem Anschubfinanzierungen vor.

Zusätzliche Betreuungskosten

- Für ambulant gepflegte Pflegebedürftige neben Pflegegeld oder Sachleistungen unabhängig vom Pflegegrad 131 Euro im Monat
- Alltagsbegleitung, die Hilfestellung gibt für Angelegenheiten, die der Pflegebedürftige noch selbst erledigen kann
- Sonstige Dienstleistungen
- Tätigkeiten, die Entlastung schaffen, wie Haushaltshilfen

Fällt eine private Pflegeperson kurzfristig aus, kann eine **Verhinderungspflege** für max. 42 Tage und 1 612 Euro im Jahr beantragt werden.

Für **Wohnraumanpassungen** erhalten Pflegebedürftige finanzielle Hilfen von max. 4 000 Euro pro Umbauphase. Bei **Gründung einer Wohngruppe** unterstützt die Pflegeversicherung mit 2 500 Euro pro Bewohner bis max. 10 000 Euro.

Beratung erhalten Betroffene kostenfrei durch die sog. Pflegestützpunkte.

Neue Begutachtungsrichtlinie (NBA 2023)

Mit dem Pflegestärkungsgesetz wurde ein neues System der Begutachtung eingeführt.

Das neue Kriterium ist nun das Maß der **Selbstständigkeit;** dabei sind nicht nur körperliche, sondern vor allem auch Voraussetzungen auf geistiger und psychischer Ebene wichtig. Für jeden Pflegegrad gibt es Richtwerte in sechs Bereichen:

Begutachtungsbereiche und deren Gewichtung (📖 [1])

- Modul 1: Mobilität (10 %)
- Modul 2 und 3: kognitive und kommunikative Fähigkeiten ODER Verhaltensweisen und psychische Problemlagen (15 %)
- Modul 4: Selbstversorgung (40 %)
- Modul 5: Bewältigung und Umgang mit krankheits-/therapiebedingten Anforderungen (20 %)
- Modul 6: Gestaltung des Alltagslebens und soziale Kontakte (15 %)

Pflegende erhalten über das Pflegegeld hinaus weitere Leistungen:

Leistungen für Pflegende

- Rentenanspruch
- Unfallversicherung und Arbeitslosenversicherung
- Verhinderungspflege
- Kostenlose Pflegekurse
- Freistellung nach dem Familienpflegezeitgesetz
- Vorsorge- und Rehabilitationsaufenthalte

LITERATUR

1. AOK. Gewichtung und Bestimmung des Pflegegrades. 2025. Aus: www.aok.de/gp/pflegebeduerftigkeit/begutachtungsinstrument/pflegegrades (letzter Zugriff: 29.5.2025).
2. Bundesministerium für Gesundheit. Leistungsansprüche der Versicherten im Jahr 2025, https://www.bundesgesundheitsministerium.de/fileadmin/Dateien/3_Downloads/P/Pflegeversicherung_Leistungsbeitraege/Uebersicht_Leistungsbetraege_2025.pdf, 5/2025
3. Bundesministerium für Gesundheit. Zweites Pflegestärkungsgesetz (PSG II). 2018. Aus: www.bundesgesundheitsministerium.de/service/begriffe-von-a-z/p/pflegestaerkungsgesetz-zweites-psg-ii.html (letzter Zugriff 29.5.2025).
4. Bundesministerium für Gesundheit. Leistungen der Pflegeversicherung im Überblick, 2025, https://www.bundesgesundheitsministerium.de/themen/pflege/online-ratgeber-pflege/leistungen-der-pflegeversicherung/leistungen-im-ueberblick.html, 29.05.2025.
5. Einzelnormen zum Pflegegesetz SGB XI, aus: gesetze-im-internet.de/sgb_11, (letzter Zugriff 29.5.2025).
6. Bundesministerium der Justiz und für Verbraucherschutz (Hrsg.). Betreuungsrecht. Mit ausführlichen Informationen zur Vorsorgevollmacht. Berlin: 2025. https://www.bmj.de/SharedDocs/Publikationen/DE/Broschueren/Betreuungsrecht.pdf?__blob=publicationFile&v=29 (letzter Zugriff: 29.05.2025).
7. Bundesministerium der Justiz und für Verbraucherschutz (Hrsg.). Patientenverfügung, Berlin: 2025, https://www.bmj.de/DE/themen/vorsorge_betreuungsrecht/patientenverfuegung/patientenverfuegung_node.html (letzter Zugriff: 29.05.2025).
8. Einzelnormen: §§ 167, 1821, 1831, 1833, 1835a, 1836, 1837, 1839, 1854, 1857, 1861 BGB. Aus: gesetze-im-internet.de (letzter Zugriff: 29.05.2025).
9. Döbele M, Becker U. Freiheitsentziehende Maßnahmen. In: Döbele M., Becker U. (Hrsg.). Ambulante Pflege von A bis Z. Berlin, Heidelberg: Springer, 2016. S. 119–122
10. Sittler E, Kruft M. Handbuch Altenpflege. 4. A. München: Elsevier, 2021.
11. Urteile: LG Hamburg – 301 T 206/94, FamRZ 1994, 1619; AG Tempelhof-Kreuzberg – 50 XVII G 361, BtPrax 1998, 194 ff.; AG Garmisch-Partenkirchen A XVII 9/18, BtPrax 1999, S.207 f; AG Garmisch-Partenkirchen, 28.5.2019, A XVII 9/18.

KAPITEL

12 Organisation der Pflege

Veronika Schraut, Ulrich Kastner

12.1 Teamorganisation

12.1.1 Stationäre Organisation

Bislang konnte keines der nachfolgenden Teammodelle wissenschaftlich eine eindeutige Überlegenheit hinsichtlich der Versorgung von Menschen mit Demenz nachweisen. Die inhaltliche biografische Auseinandersetzung und der individuelle Zugang zu dem Betroffenen scheinen die wesentlicheren Schlüsselkonzepte für die Versorgung zu sein. In der aktuellen Literatur werden Bezugspflegesysteme häufig favorisiert, jedoch kann auch die Bereichspflege unter Umsetzung eines erprobten Pflegekonzepts (➤ Kap. 6) eine gute Pflege ermöglichen.

Alleine die Funktionspflege erscheint wenig tauglich in der Versorgung Betroffener, da sie häufige Wechsel von Bezugspersonen erzwingt, was zu deutlichen Irritationen oder Symptomverschlechterung führen kann.

Funktionspflege

Die Funktionspflege ist ein stationäres Pflegesystem, in dem alle direkten und indirekten Pflegearbeiten so zusammengefasst und verteilt werden, dass jeweils ein Pflegender gleiche oder sich ähnelnde Aufgaben bei allen infrage kommenden Klienten durchführt (➤ Abb. 12.1).

Bereichspflege und Gruppenpflege

Als Bereichs- oder Gruppenpflege wird ein stationäres Pflegesystem bezeichnet, bei dem jeweils eine Pflegende bei einer Gruppe von Klienten alle erforderlichen Pflegetätigkeiten durchführt (➤ Abb. 12.1). Die Verteilung der Klienten erfolgt in Einzelbereiche nach der Zusammenfassung einzelner Zimmer.

Primary Nursing n. Manthey (1980)

Primary Nursing

= Jedem Patienten ist eine Pflegekraft, die Primary Nurse (PN), fest zugeordnet. Sie ist von der Aufnahme bis zur Entlassung für seine Pflege und Versorgung verantwortlich. In ihrer Abwesenheit halten sich alle anderen Pflegenden an den von der PN aufgestellten Pflegeplan (📖 [5]).

Kennzeichen des Primary Nursing sind:

- Zuteilung und Akzeptanz individueller Verantwortung für Entscheidungen einer Pflegeperson.
- Arbeitszuweisung nach der Fallmethode.

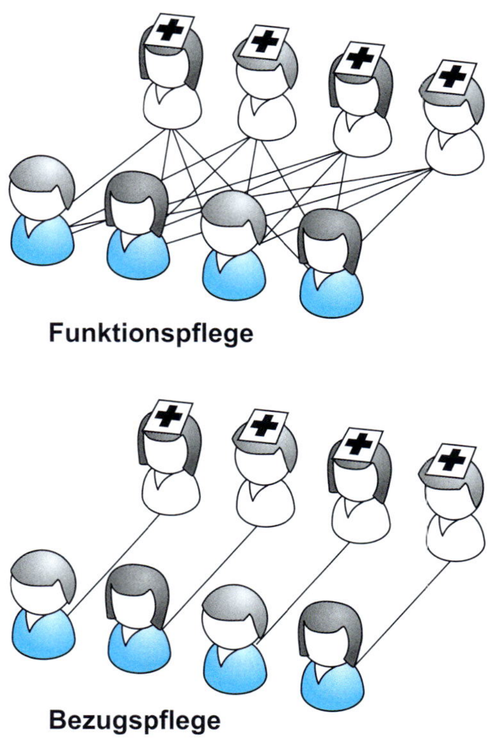

Abb. 12.1 Funktionspflege – Bezugspflege [V492].

- Direkte Kommunikation.
- Eine Person trägt die Verantwortung für die Pflegequalität bestimmter Klienten einer Station 24 Stunden pro Tag, sieben Tage pro Woche.

Im deutschen Sprachraum wird häufig – trotz diskutierter Unterschiede – der Begriff **Bezugspflege** verwendet.

Ähnlich wie beim Primary Nursing werden die Klienten individuell den Pflegenden zugeordnet, sodass sich zwischen Pflegenden und Betroffenen eine Beziehung aufbauen kann. Wie auch beim Primary Nursing wird die verantwortliche Pflegende öffentlich gemacht. Bewohner und das übrige therapeutische Team wissen stets, wer ihre Ansprechperson ist. Eng gefasst ist das Primary Nursing daher im eigentlichen Sinne eine Einpersonenbezugspflege.

12.1.2 Ambulante Organisation

Was bereits für den stationären Bereich erprobt ist, gilt in gleicher Weise auch für die ambulante Pflege. Wesentliches Merkmal der Demenzversorgung ist die Bezugspersonenstabilität. Auch für nur kurze pflegerische Handlungen oder die Verabreichung von Medikamenten sollte dieses Prinzip, wenn irgendwie möglich, gewahrt werden. Eine Umsetzung des Primary-Nursing-Modells ist dabei in der ambulanten Pflege genauso möglich wie im stationären Bereich (📖 [9]). In der Realität beklagen aber Klienten wie auch Angehörige den häufigen Personalwechsel, der dann teilweise zu aggressiver Abwehr durch den Betroffenen führen kann. Gerade in der ambulanten Pflege ist im Vergleich zum stationären Bereich immer zu beachten, dass die häusliche Umgebung besucht wird und eine erhebliche Verletzung der Privatsphäre des Betroffenen erfolgen kann.

12.2 Überleitungspflege und Entlassungsmanagement

Die Entlassung eines Betroffenen aus dem Krankenhaus in ein Pflegeheim bedeutet nicht nur für demenzerkrankte Menschen einen erheblichen Einschnitt in ihr bisheriges Leben. Häufig kehren die zukünftigen Bewohner nach dem Krankenhaus nicht mehr in die eigene Wohnung zurück, sondern werden direkt in die neue Lebensumgebung entlassen. Aber auch die Entlassung in die bisherige Wohnung kann – bedingt durch noch nicht ausgeheilte Krankheitsfolgen oder neue Behinderungen – eine übermäßige Anforderung an den älteren Menschen darstellen. In der besonderen Situation demenzerkrankter Menschen kommt die Einstellung auf eine neue Umgebung hinzu, die zu einer Verstärkung von Orientierungsstörungen oder demenziellen Symptomen führen kann.

Bereits mit der Aufnahme eines Betroffenen beginnt daher die Aufgabe der Entlassungsplanung. Hiermit ist die Überleitung aus einem (teil-)stationären Setting in eine weitergehende medizinische, rehabilitative oder pflegerische Anschlussversorgung gemeint. Der Entlassprozess ist durch sechs verbindliche Merkmale gekennzeichnet: Information über Ziel und Inhalt des Entlassmanagements, schriftliche Einwilligung des Patienten und Assessment des Bedarfs für eine Anschlussversorgung, schriftlicher Entlassplan, Verordnungen, das Entlassgespräch und der Medikationsplan sowie der Entlassbrief [13]. Um eine lückenlose und sachgerechte Anschlussversorgung nach dem Grundsatz „ambulant vor stationär" zu erreichen, ist die rechtzeitige Kommunikation mit Angehörigen, Ärzten, ambulantem Pflegedienst oder Pflegeeinrichtungen notwendig. Bei der schwierigen Konstellation von körperlicher Erkrankung und psychischen Veränderungen gelingt dies im Fall einer Demenzerkrankung nicht alleine durch die schriftliche Pflegeüberleitung, sondern häufig nur mit dem besonderen Instrument der Überleitungspflege anhand von Fallbesprechungen in der Klinik und in der häuslichen Umgebung. Hierdurch kann die Problematik einer „Drehtürpsychiatrie" verringert werden.

Das Deutsche Netzwerk für Qualitätsentwicklung in der Pflege hat 2002 zu dieser Fragestellung erstmalig den Expertenstandard „Entlassungsmanagement in der Pflege" erstellt, der nun in der zweiten Aktualisierung (2019) vorliegt.

Anforderungen an das Entlassungsmanagement

- Einbeziehung von Informationen aus der aufnehmenden Einheit

- Systematische Einschätzung des Entlassungsbedarfs
- Angebot gemeinsamer Pflegevisiten oder Fallbesprechungen
- Rechtzeitige Information der nachbetreuenden Einrichtung
- Abschließende Kontaktaufnahme mit dem nachfolgenden Pflegeteam; vor allem auch bei verhaltensauffälligen Personen mit Demenz oder bei einem hohen Risiko der Wiederaufnahme stellen sich zusätzliche Anforderungen
- Regelmäßige Einbeziehung von Betreuern/Angehörigen
- Eignung der nachbetreuenden Einrichtung hinsichtlich Konzepten und Vorerfahrungen
- Klärung wesentlicher Fragen zu
  - Freiheitsentziehenden Maßnahmen
  - Bedarfsmedikation
  - Regelmedikation (Dosisanpassungen, Reduktionsnotwendigkeit, Nebenwirkungen)
  - Sturzgefährdung
  - Gefahr des ziellosen Umherlaufens oder ungerichteten Verlassens der Einrichtung
- Juristische Fragen
  - Betreuung nach Betreuungsgesetz mit Aktenzeichen, zuständigem Amtsgericht, Betreuer und Aufgabenkreisen
  - (Vorsorge-)Vollmachten
  - Bestehen Patientenverfügung hinsichtlich lebensverlängernder Maßnahmen, Ernährung, Medikamente u. Ä.
- Mögliche Planung einer fachärztlichen Nachbetreuung
- Risiko hinsichtlich Suizidalität, aggressivem oder süchtigem Verhalten
- Wichtige biografische Daten
- Erfahrungen zu Kommunikation und individuellem Umgang mit dem zukünftigen Bewohner

12.3 Versorgung im Akutkrankenhaus

➤ Kap. 6.9

Entsprechend der demografischen Entwicklung steigt der Anteil älterer Patienten in den meisten Fachbereichen. Diesem Anstieg kann alleine durch die Schaffung geriatrischer Spezialstationen, gerade in kleineren Versorgungskrankenhäusern, nicht begegnet werden.

Daneben resultiert der steigende finanzielle Druck, auch nach Einführung diagnosespezifischer Vergütungssysteme, in einer zunehmenden Verkürzung der durchschnittlichen Liegedauer. Dies führt zu gestiegenen Anforderungen an das medizinische Fachpersonal, aber auch an den einzelnen Pflegebedürftigen in seiner veränderten Rolle als Patient.

Teile der Behandlung werden in den vor- oder nachstationären Zeitraum ambulant verlagert; während des Aufenthaltes kommt es zu einer Komprimierung von Untersuchungen und Therapien in wenigen Tagen. Patienten, die länger als durchschnittlich eine Woche verweilen, werden zum „Problemfall".

FALLBEISPIEL

Frau H. ist 69 Jahre alt. Sie wird bereits seit sieben Tagen auf der internistischen Aufnahmestation wegen einer Störung des Kreislaufs und unklarer Blutdruckerhöhungen behandelt. Nachts fällt eine zunehmende Unruhe auf, deshalb wird der psychiatrische Konsiliar bestellt. Es soll die Frage einer medikamentösen Behandlung abgeklärt werden. Im Gespräch mit dem anwesenden Ehemann findet der Konsilarzt heraus, dass auch früher schon bei Situationswechseln oder Besuchen wie auch im Urlaub vergleichbare Phasen aufgetreten sind. „Therapie der Wahl" sei dann das Wiederherstellen der vertrauten Umgebung, dann schlafe seine Frau wieder gut. Die Klinik wisse nichts von der beginnenden Demenzerkrankung seiner Frau, „warum auch, sie sei ja wegen des Blutdrucks in Behandlung". Auf die Frage, warum er denn die Klinik dann nicht mit seiner Frau nach Hause verlassen würde, gab er an, die Ärzte meinten, seine Frau müsste noch „richtig eingestellt" werden.
Die behandelnden Internisten gaben an, mit der Unruhe könne man die Frau ja nicht entlassen. Den ersten Auftrag an die Klinik – Einstellung des Blutdrucks – habe man aber bereits am 4. Behandlungstag erreicht. Nach Aufklärung des „Missverständnisses" und Entlastung der Ärzte durch den die Verantwortung übernehmenden Ehemann konnte die Patientin entlassen werden. Zuhause stellte sich der Schlafrhythmus wieder ein.

12

12.3.1 Demenzkranke Menschen in stationärer Behandlung

Neue Herausforderungen für Kliniken

Im höheren Lebensalter gehören Demenzen zu den häufigsten Erkrankungen. In Deutschland sind derzeit 1,8 Millionen Menschen davon betroffen. Im Jahr 2050 wird bereits von 2,7 Millionen Menschen ausgegangen. Entsprechend wird auch die Zahl Demenzerkrankter in den Akutkrankenhäusern zunehmen, was zu neuen Herausforderungen führt [3]:

- Notwendige Versorgungsberatung, Begleitung
- Offene juristische Fragen
- Medikamentöse Herausforderungen
- Erschwerte Rehabilitation
- Neue Anforderungen an das Klinikpersonal
- Veränderungen und Anpassungen von Architektur und Raumgestaltung (➤ Kap. 12.3.3)

Je nach Blickwinkel ergeben sich unterschiedliche Problemfelder (➤ Tab. 12.1).

Auslöser für Verunsicherung

- Unbekannte, unüberschaubare Umgebung
- Eingeschränkte Bewegungs- und Beschäftigungsmöglichkeiten
- Veränderte Tagesabläufe
- Veränderte Umgangsformen
- Eine andere Form der Betreuung
- Beängstigende Handlungen
- Das Fehlen vertrauter Personen
- Allgemeine Hektik, chaotische Geräuschkulisse, schlechte Beleuchtung (📖 [6])

12.3.2 Empfehlungen für Krankenhäuser

- Mitarbeiter mit Fachwissen über Demenzerkrankungen weiterbilden [4]
- Erweiterte (biografische und pflegerische) Anamnese
- Angehörige einbinden und unterstützen
- Bei Verdacht auf Demenz: abgestufte Diagnostik
- Angemessene Strukturen und Abläufe in den Krankenhäusern (z. B. schnellere Aufnahme, Rooming-in für Angehörige)
- Tagesstrukturierung
- Pflegeexperten einsetzen
- Schwerpunktstationen bilden (📖 [1])

Tab. 12.1 Der demenzkranke Mensch im Krankenhaus [10]

Problemfelder aus Sicht von Angehörigen, Pflegenden, Ärzten und Betroffener	
Aus Sicht Pflegender • Anpassungsfähigkeit vermindert • Alltagskompetenz vermindert • Konflikte mit Mitpatienten • Erhöhter Versorgungsaufwand • Verletzungsrisiko • Herausforderndes Verhalten	**Aus Arztsicht** • Fehlende Vorinformationen/Diagnosen • Behandlungsauftrag? • Fehlende Krankheitseinsicht • Reduziertes Schmerzempfinden • Veränderte Kommunikation • Delir-Risiko steigt • Therapiedauer höher – Kosten steigen • Einwilligungsfähigkeit in Diagnostik oder Therapie
Aus Angehörigensicht • Erster Kontakt zum Krankenhaussystem • Eigene körperlich und psychische Folgeerkrankungen • Aufnahme aus sozialer Indikation, Überlastung • Unkenntnis über Hilfen • Unkenntnis rechtlicher Anforderungen • Im Entscheidungsprozess Heimumzug	**Aus Betroffenensicht** • Erlebte Hilflosigkeit • Störung Schlaf-Wach-Rhythmus • Desorientiertheit • Verunsicherung und Angst • Abwehr erster Symptome/Tabuisierung

12.3.3 Architektur und Raumgestaltung

- Raumgestaltung, Ausstattung und Materialien sollten demenzkranken Menschen Sicherheit bieten und Vertrautheit vermitteln. Im Sinne einer „prothetischen Umwelt" kann die Architektur zudem mit den Bausteinen Farbe, Akustik, Orientierungssysteme und Bedienelemente ausgleichend auf die kognitiven Einbußen einwirken (📖 [2]). Böden als dunkelste Flächen zum Erkennen von Raumgrenzen
- Wände mit warmer heller Farbe, Zimmerdecke als hellste Raumfläche
- Nichtspiegelnde Flächen, keine Muster
- Schutzengelsysteme zur Überwachung der Zu- und Ausgänge
- Flure ohne Sackgassen, Richtungswechsel mit Orientierungshilfen („Leuchttürme")
- Türen, die erkennbar sein sollen, betonen, andere „tarnen" (Tapetentüren, Vorhänge etc.)
- Zugang zur Nasszelle vom Zimmer und, wenn möglich, vom Bett aus erkennbar
- Bedienelemente (wie Lichtschalter, WC-Spülung) mit Kontrast zur Wand
- Möbel kontrastierend zu Boden und Wand, Schränke den Betten verständlich zugeordnet
- Privatsphäre wahren
- Soziale Interaktion ermöglichen

Zudem kann anhand der Gestaltung darauf geachtet werden, dass ressourcenorientiert Kompetenzen erhalten und damit die Unabhängigkeit gefördert wird. Dies geschieht bspw. durch Barrierefreiheit, aber auch durch Bewegungs- und Beschäftigungsanreize [2].

12.4 Netzwerkarbeit

Durch die Kombination aus psychischer und körperlicher Symptomatik und der unaufhaltsamen Progredienz benötigt der demenzerkrankte Mensch wie kaum ein anderer einen ganzheitlichen Therapie- und Versorgungsansatz. Kein Anbieter kann die notwendigen Leistungen alleine zur Verfügung stellen; professionelle Angebote müssen um die der Nachbarschaftshilfe, freiwilliger Helfer und anderer Initiativen ergänzt werden. Eine Vernetzung dient aber auch dem informativen Austausch zwischen verschiedenen Berufsgruppen und Institutionen, zur Vermeidung von Doppeluntersuchungen und unnötigen Umwegen für Angehörige und Betroffene in der Diagnosestellung und Therapie (➤ Abb. 12.2). Wer letztlich in einer Versorgungsregion die „Führung" in der Vernetzung übernimmt, ist zweitrangig; bedeutsam ist vielmehr der Wille aller Beteiligten, das Konkurrenzdenken beiseitezulegen und sich offen für Kooperationen zu zeigen.

Schwerpunkte der Vernetzung

- Informationsaustausch
- Qualitätssicherung der Beratung und Weiterbildung

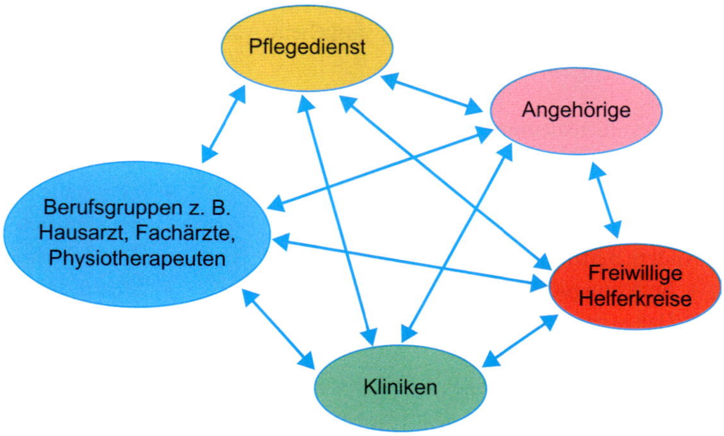

Abb. 12.2 Vernetzung in der Versorgung demenzerkrankter Menschen [V492]

- Verschiedene Zugangswege zu Diagnostik und Versorgung
- Übersektorale Versorgung
- Kooperation von Laienhelfern und Professionellen
- Institutionelle Versorgung
- Konsilarbeit in Kliniken
- Freiwillige Helferkreise

12.5 Fort- und Weiterbildung

Der Umgang mit demenzerkrankten Personen in der ambulanten und stationären Altenhilfe, aber auch in den Krankenhäusern und anderen Sektoren der medizinischen Versorgung erfordert in der Regel besondere Qualifikationen und Schlüsselkompetenzen der Pflegenden und anderer Professionen.

Der stetige Wissenszuwachs und neue Techniken und Erfahrungen führen zu der Notwendigkeit der verbesserten Aus-, Fort- und Weiterbildung aller Beteiligten.

Weiterbildung

= Fortsetzung oder Wiederaufnahme organisierten Lernens nach Abschluss einer ersten Bildungsphase und nach Aufnahme einer Erwerbstätigkeit oder nach einer Familienphase

Die Versorgung von Menschen mit Demenz erfordert dabei die **Einbindung aller Berufsgruppen in die Fort- und Weiterbildung,** ausgehend vom betreuenden Kernteam:

- Pflege
  - Pflegedienstleitung
  - Gruppen-/Wohnbereichsleitungen
  - Pflegende
  - Pflegehelfer
- Andere Berufsgruppen
  - Betreuungskräfte (nach § 53c SGB XI) ([3])
  - Hauswirtschaft, Hausmeister
  - Soziokultureller Dienst
  - Interne und externe Ergo-, Physio-, Kunst-, Musik- oder Altentherapeuten
  - Kooperierende Ärzte
  - Verwaltung
  - Küchenpersonal
  - Reinigungspersonal

12.5.1 Schlüsselqualifikationen von Pflegenden

Fachkompetenz

- Kenntnis und Akzeptanz des zugewiesenen Handlungsbereichs in der Pflege alter Menschen und in Alten- und Pflegeheimen
- Kenntnis von Betriebszielen, Träger- und Pflegeleitbild, Stationskonzept und der Regelung der Weisungsbefugnisse
- Gestaltung der eigenen Arbeitsabläufe unter Wahrung der Würde, Selbstbestimmung, Privatsphäre und Rechtssicherheit der Bewohnerinnen und Bewohner
- Steuerung des Pflegeprozesses entsprechend der vorgegebenen Standards und des aktuellen Befindens der Bewohnerinnen und Bewohner
- Delegation und Kontrolle von Aufgaben an Hilfskräfte, Schülerinnen und Schüler, Praktikantinnen und Praktikanten sowie deren Anleitung
- Mitwirkung an der Sicherstellung und Weiterentwicklung von Pflegequalität und pflegerischen Standards
- Kenntnis und Einhalten gesetzlicher, hygienischer und arbeitsschutzrechtlicher Vorgaben auf der Station
- Verhaltenssicherheit in Notfällen
- Fähigkeit zu Beratung, Anleitung und Begleitung

Methodenkompetenz

- Fähigkeit zu Empathie
- Mitgestalten des Stationsablaufs entsprechend den aktuellen Bedürfnissen und Fähigkeiten der Heimbewohnerinnen und Heimbewohner
- Situativ angepasstes Verhalten
- Fähigkeit zu Kooperation und Offenheit
- Fähigkeit zu prozesshaftem und zielorientiertem Denken und Handeln
- Problemlösungsfähigkeit

- Auswahl und Anpassung von Arbeitsmethoden, Pflegemethoden und geeigneten Pflege-, Pflegehilfs- und Sachmitteln
- Fähigkeit zur Gesprächsführung
- Fähigkeit, verschiedene Kommunikationsformen anzuwenden
- Analyse- und Entscheidungskompetenz

Sozialkompetenz

- Förderung des individuellen Lebensstils der Heimbewohnerin und des Heimbewohners, einschließlich Sterbebegleitung und Umgang mit Tod und Trauer
- Zusammenarbeit mit anderen aus akzeptierender Wertschätzung
- Team- und Kooperationsfähigkeit
- Fähigkeit zu konstruktiver Kritik
- Unterstützung der Beziehung zwischen Bewohnerinnen und Bewohnern, deren Bezugspersonen und sozialem Umfeld
- Fähigkeit zur verbalen und schriftlichen Weitergabe von Informationen in deutscher Sprache

Persönlichkeitskompetenz

- Fähigkeit, das eigene Handeln und Verhalten zu reflektieren
- Toleranz, Offenheit und Verlässlichkeit im Umgang mit Menschen im beruflichen Alltag
- Fähigkeit, Grenzen zu erkennen und damit umzugehen
- Bereitschaft zur persönlichen und beruflichen Weiterentwicklung
- Höflichkeit, Umgangsformen
- Konfliktfähigkeit
- Fähigkeit, die Folgen des eigenen Handelns einschätzen zu können, sowie die Bereitschaft, Verantwortung für das eigene Tun zu übernehmen

Ökologisch-systemische Kompetenz

- Bewusstsein zur Auseinandersetzung mit ethischen und moralischen Werten
- Fähigkeit und Bereitschaft zur Zuwendung und Abgrenzung
- Bereitschaft und Fähigkeit, sich mit Sinnfragen auseinanderzusetzen
- Integrations- und Vernetzungsfähigkeit von Fach-, Methoden-, Sozial- und Persönlichkeitskompetenz
- Kulturelle und ethnische Aufgeschlossenheit
- Einhalten des Wirtschaftlichkeitsgebotes bei Personal- und Materialeinsatz
- Ressourcenschonendes und vorbildgebendes Verhalten bei der Gestaltung von Arbeitsabläufen und bei Materialeinsatz und -entsorgung

12.5.2 Besondere inhaltliche Schwerpunkte im kompetenten Umgang

- Kommunikation mit dem Betroffenen
- Kriseninterventions- und Deeskalationstechniken
- Krankheitslehre
- Umgang mit Medikamenten
- Erkennen von unerwünschten Wirkungen und Nebenwirkungen von Psychopharmaka
- Umgang mit herausforderndem Verhalten

12.5.3 Supervision

Supervision ist ein professionelles Beratungsverfahren zur Sicherung und Weiterentwicklung der Qualität beruflicher Arbeit. Sie richtet sich an Einzelpersonen, Gruppen, Teams und Organisationen und dient der Reflexion beruflicher Rollen, Beziehungen, Arbeitsprozesse und struktureller Rahmenbedingungen. Ziel ist es, die Kommunikations- und Kooperationsfähigkeit zu stärken, Konflikte zu klären und die persönliche wie berufliche Entwicklung zu fördern. Supervision unterstützt sowohl eine individuelle Handlungskompetenz als auch organisationale Lern- und Veränderungsprozesse. Im Unterschied zu Psychotherapie oder Fortbildung fokussiert Supervision die professionelle Rolle im Arbeitskontext und verbindet dabei die Perspektiven von Person, Rolle, Organisation und Klientel.

Es kann u. a. in Team-, Einzel- und Gruppensupervision unterschieden werden, die sich verschiedener

Methoden und Interventionen bedient. Konzeptionelle Grundlagen sind z. B. die systemische Beratung, die Gruppendynamik, die Psychoanalyse, aber auch Personal- und/oder Organisationsentwicklung. Supervision bietet auf unterschiedlichen Ebenen bestimmte Vorteile. So hilft sie Pflegenden bei der Bewältigung psychischer Belastungen und kann zur Stärkung der Kompetenz im Umgang mit herausfordernden Patientensituationen und zur Verbesserung der Team- und Kommunikationsfähigkeit beitragen. Zudem fördert sie das berufliche Selbstverständnis. Patientinnen und Patienten profitieren somit durch die Verbesserung der Pflegequalität, aber auch durch optimierte Arbeitsabläufe und einen reflektierten Umgang mit Behandlungskonzepten.

Um von den Effekten einer Supervision vollumfänglich profitieren zu können, sollten einige Rahmenbedingungen erfüllt sein. So ist es wichtig, über den Inhalt und den Zweck einer Supervision zu informieren. Zudem sollte die Supervision den Mitarbeitenden kostenlos zur Verfügung gestellt werden. Auch der Zeitrahmen und der Ort sollten gut überlegt werden, sodass möglichst viele Mitarbeitende daran teilnehmen können. Zudem braucht es eine positive Grundeinstellung zur Supervision vonseiten der Pflegenden sowie die Rückendeckung/das Interesse der Leitungskräfte, sodass die Bereitschaft gegeben ist, sich mit – in der Supervision initiierten – Veränderungsvorschlägen auseinanderzusetzen.

LITERATUR

1. Angerhausen S. Projekt „Blickwechsel – Nebendiagnose Demenz". Wuppertal: GSP-Gemeinnützige Gesellschaft für soziale Projekte mbh. 2008, online unter: https://www.blickwechseldemenz.de/fileadmin/EigeneDateien/Download/04-service/projekt-blickwechsel-nebendiagnose-demenz.pdf (letzter Zugriff: 3.6.2025).
2. Demenz im Krankenhaus Bayern (2025): Leitfaden für alters- und demenzsensible Architektur im Akutkrankenhaus, online unter: Demenz im Krankenhaus - Bayern (letzter Zugriff am 4.6.2025).
3. Deutsche Alzheimer Gesellschaft e. V. Selbsthilfe Demenz (2025): Patienten mit einer Demenz im Krankenhaus, online unter: Patienten mit einer Demenz im Krankenhaus (letzter Zugriff am 4.6.2025).
4. Deutsche Alzheimer Gesellschaft e. V. Selbsthilfe Demenz (2025) (b): Mit Demenz im Krankenhaus, online unter: https://www.deutsche-alzheimer.de/mit-demenz-leben/mit-demenz-im-krankenhaus (letzter Zugriff am 4.6.2025).
5. Deutsches Netzwerk für Qualitätsentwicklung in der Pflege (DNQP) (2019): Expertenstandard. Entlassungsmanagement in der Pflege, 2. aktual. Aufl., Hochschule Osnabrück: DNQP.
6. Dietz B. Demenzsensible Architektur. Planen und Gestalten für alle Sinne. 2. Aufl., Stuttgart: IRB Verlag, 2023.
7. Hiebl Ch. Supervision in der Geriatrischen Pflege. In: Schraut V, Trögner J. Pflege Heute. Geriatrische Pflege. München: Elsevier, 2020.
8. GKV-Spitzenverband. Richtlinien nach § 53c SGB XI zur Qualifikation und zu den Aufgaben von zusätzlichen Betreuungskräften in stationären Pflegeeinrichtungen (Betreuungskräfte-RL) vom 19.8.2008, zuletzt geändert durch den Beschluss vom 21.10.2022, online unter: https://www.gkv-spitzenverband.de/media/dokumente/pflegeversicherung/beratung_und_betreuung/betreuungskraefte/20221121_Richtlinien_nach_53b_SGB_XI_Betreuungskraefte-RL_nach_Genehmigung_BMG.pdf (letzter Zugriff: 3.6.2025)
9. Josuks H. Primary Nursing: Ein Konzept für die ambulante Pflege. 2. A. Hannover: Schlütersche, 2008.
10. Landesinitiative Demenz Sachsen e. V. (2021): Menschen mit Demenz im Krankenhaus, online unter: Menschen mit Demenz im Krankenhaus (letzter Zugriff 4.6.2025)
11. Menche N, Keller C, Teigeler B. Pflege Heute. 8., überarb. Aufl. . München: Elsevier, 2023.
12. Stiftung Wohlfahrtspflege NRW (Hrsg.). Demenzkranke Patienten im Krankenhaus. Ein Handbuch für Mitarbeiter in der Pflege. Hannover: Schlütersche, 2010.
13. Wiedemann T. Entlassmanagement. In: Schraut V, Trögner J. Pflege Heute. Geriatrische Pflege. München: Elsevier, 2020.

KAPITEL

13 Angehörigenarbeit

Veronika Schraut, Ulrich Kastner

Die Versorgung demenzerkrankter Menschen stellt im Vergleich zur Pflege nicht demenziell Erkrankter eine besondere Herausforderung für den Angehörigen dar. Durch das Fortschreiten der Erkrankung steigt die Belastung mit der Dauer der Pflege. Beinahe zwangsläufig geraten Angehörige in psychische Konfliktsituationen, auf die sie in der Regel nur schlecht vorbereitet sind (➤ Abb. 13.1).

Belastungen für den pflegenden Angehörigen

- Gefühl des Ekels bei Inkontinenz
- Hilflosigkeit bei Konfrontation mit Aggressivität oder Affektschwankungen
- Zunehmende Entfremdung bei Wesensänderung
- Gefühl des verpassten Abschieds
- Zunehmende intrafamiliäre Konflikte
- Erzwungener Rollenwechsel
- Notwendigkeit, bestimmte Aufgaben (z. B. im Haushalt) übernehmen zu müssen
- Zunehmende Abhängigkeit
- Ungleichgewicht zwischen Geben und Nehmen in einer Partnerschaft
- Weniger eigene Aktivitäten oder Freiheiten (modifiziert nach 📖 [1])

Je nach Erkrankungsstadium stehen verschiedene Probleme im Vordergrund – angelehnt an die Demenzstadien nach Reisberg (➤ Kap. 4.2.7 und ➤ Tab. 13.1).

Das Wissen um das Entstehen von Symptomen und der neue Umgang mit Verhaltensänderungen bieten dem Angehörigen auch die Chance, neue Aspekte in der Partnerschaft zu erfahren. Das Erleben, dass viele Kränkungen oder Konflikte nicht willentlich durch den Betroffenen provoziert wurden, sondern Symptome einer Erkrankung darstellen, entlastet viele Angehörige.

Positiv erfahrene Aspekte in der Partnerschaft

- Krankheitsbewältigung und Begleitung als gemeinsames Ziel

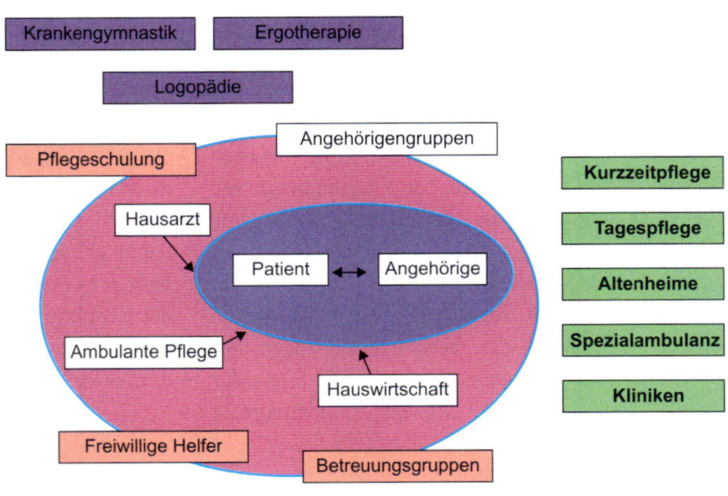

Abb. 13.1 Angehörigenarbeit – Grundlagen der Vernetzung/Hilfssystem [V492]

Tab. 13.1 Stadien der Demenz und damit verbundene Herausforderungen an die Angehörigen

	Stadien	Herausforderung an Angehörigen
1	Kein kognitiver Abbau	Gewohnter Umgang mit dem Familienmitglied
2	Sehr leichter kognitiver Abbau	Idealbild des Betroffenen kommt ins Wanken, Zweifel an eigener Kompetenz, häufiger familiärer Streit
3	Leichter kognitiver Abbau	Die Hilfe erfordert zunehmend Zeit; die eigene Lebensplanung muss überdacht werden
4	Mäßiger kognitiver Abbau	Hilfe bei komplexen Aufgaben erforderlich, Finanzen müssen überwacht werden, dauernde Übernahme der Pflege
5	Mäßig schwerer kognitiver Abbau	Eltern-Kind-Verhältnis dreht sich um, Tagesablauf muss organisiert und strukturiert werden, jetzt erst Erkenntnis der Demenzdiagnose, Aufgabe der Appelle ans Rationale
6	Schwerer kognitiver Abbau	Professionelle Pflegetechnik wird notwendig bzw. erforderlich, Pflegestufe muss beantragt werden, Kommunikation nur noch emotional
7	Sehr schwerer kognitiver Abbau	Bewusste oder unbewusste Erwartung des Todes, Schuldgefühle und Aggressionen

- Erfahrung des Angenommenseins trotz Einschränkungen
- Erfahrung des Gebens trotz schwerer Krankheit des Partners
- Erfahrung neuer Gemeinsamkeiten (neue Tätigkeiten)
- Erfahrung emotionaler Nähe trotz Konflikte
- Erleben der gemeinsamen Biografie durch Erinnerungsarbeit
- Möglichkeit, Gefühl der Trauer auszudrücken
- Gemeinsame Beschäftigung mit Sterben, Tod (modifiziert nach 📖 [1])

80–90 % aller demenzerkrankten Personen werden im frühen Stadium in der häuslichen Umgebung versorgt. In schwerem Stadium verbleiben noch 50 % zu Hause. Die Hauptlast der Versorgung tragen dabei Angehörige oder Ehepartner. Überwiegend pflegen Töchter und Schwiegertöchter den Betroffenen.

Neben der zeitlichen Aufwendung belasten dabei vor allem Konflikte bei Pflegemaßnahmen und finanzielle Probleme den Alltag. Die Sicherung der häuslichen Umgebung hängt damit neben den finanziellen Möglichkeiten vor allem auch von der Belastungsfähigkeit der pflegenden Angehörigen und dem Ausmaß der Verhaltensstörungen des Betroffenen ab. Verhaltensstörungen und Stress der Angehörigen stehen dabei in so enger Abhängigkeit, dass eine therapeutisch-medizinische Versorgung eines demenzerkrankten Menschen nur durch die Unterstützung der direkten pflegenden Angehörigen gewährleistet werden kann.

Wissenschaftlich untersuchte Interventionen in der Angehörigenarbeit

- Psychoedukation (Schulungen)
- Unterstützungsangebote
- Psychotherapeutische Angebote
- Multimodale Angebote (Mischung aus Einzelangeboten, also Edukation, Psychotherapie, Beratung und Entspannung)
- Pflegeentlastende Angebote

Aus Sicht der Angehörigen sind die Konfrontation mit Verhaltensstörungen oder eine eigene körperliche/psychische Erkrankung die wesentlichen Gründe für eine Heimaufnahme des demenzerkrankten Menschen. Ziel von Angehörigeninterventionen ist daher neben der Steigerung des subjektiven Wohlbefindens (von Angehörigen und Betroffenen) auch die Reduktion von Verhaltensstörungen, um damit letztlich vermeidbare Heimaufnahmen zu verhindern oder zu verzögern.

Faktoren, die die Heimaufnahme beschleunigen

- Niedrigere Bildung/soziale Schicht der Familie
- Hoher Pflegeaufwand des Betroffenen
- Niedriger Mini-Mental-Status-Test (MMST) des Betroffenen (➤ Kap. 4.2.1)
- Verhaltensstörungen
- Komorbidität (Mehrfacherkrankungen)
- Niedrige allgemeine Lebenszufriedenheit
- Fehlende ambulante Unterstützung
- Psychische/körperliche Erkrankung des Angehörigen

Die Kombination aus Schulung, konkreter Entlastung und Zurverfügungstellung von Ansprechpartnern in Krisenzeiten konnte in verschiedenen Studien zu einer Verzögerung bzw. Verhinderung der Heimaufnahme führen. Die Erfahrung zeigt dabei aber auch, dass in Einzelfällen eine frühzeitige Heimaufnahme das familiäre System entlastet und dann wieder eine konfliktreduzierte Beziehung möglich wird.

Nach einer Heimaufnahme endet die professionelle Angehörigenbetreuung nicht. Viele Familienangehörige entwickeln Schuldgefühle oder Versagensängste, die sich im ungünstigsten Fall auf das zukünftige Pflegeteam projizieren können.

So gehört auch im stationären Bereich eine professionelle Angehörigenarbeit mit zur Versorgung.

Angehörigeninterventionen im stationären Bereich

- Aufnahmegespräche
- Hausbesuch
- Angehörigencafé
- Beteiligung der Angehörigen am Alltag
- Angehöriger als Pflegeexperte
- Offene Kommunikation über Probleme und herausforderndes Verhalten
- Angehörige zu Fallbesprechungen einladen

Empfehlenswert ist ein konsequentes vorstationäres Aufnahmemanagement, das neben frühen ambulanten Kontakten zur Einrichtung (Café, Tagespflege) auch einen vorherigen Hausbesuch beinhaltet. Das „Mehr an Zeit“ vor der eigentlichen Aufnahme spart im weiteren Verlauf den höheren Aufwand in der Auseinandersetzung mit etwaigen herausfordernden Verhaltensweisen des demenzerkrankten Menschen oder Konflikten mit den Angehörigen.

Viele Altenpflegeeinrichtungen sind darüber hinaus dazu übergegangen, eine umfassendere Beratung anzubieten, die auch schon weit vor dem eigentlichen Einzug ansetzt. Durch komplexe Angebote der Einrichtung wie Tagespflege, Kurzzeitpflege, Wohngruppen, vollstationäre Versorgung und ambulante Angebote (Betreuungsgruppen, Informationsveranstaltungen) gelingen eine höhere Akzeptanz und der „weichere“ Übergang in die Einrichtung.

Schulung pflegender Angehöriger

Vielfach resultieren Konflikte in der Pflege aus einem fehlenden Wissen der Angehörigen über die Erkrankungssymptome und Kommunikationsregeln mit dem Betroffenen. In Schulungsreihen erhalten die Angehörigen Informationen zum Krankheitsbild und zu Hilfemöglichkeiten. Verschiedene Schulungsreihen konnten eine positive Auswirkung auf das Wohlbefinden der Angehörigen und Betroffenen oder eine verzögerte Heimaufnahme nachweisen. Daher gehören sie mittlerweile zu den Standards der ambulanten Betreuung (➤ Abb. 13.2).

Schulungsinhalte

- Erkrankungsspezifische Informationen, z. B.
  - zum Krankheitsbild, zu Symptomen und wie man diese erkennt, zu Therapiemöglichkeiten;
  - Umgang mit Unruhe, Aggressivität und Schlafstörungen;
  - zur Ernährung;
  - zur Kommunikation im Alltag.
- Potenzielle Belastung der Angehörigen, z. B. durch
  - eine körperliche Erkrankung des pflegenden Angehörigen;
  - eine psychische Belastungsreaktion des pflegenden Angehörigen;
  - Suchterkrankungen bei Pflegenden und Betroffenen.
- Rahmenbedingungen und Organisatorisches, z. B.

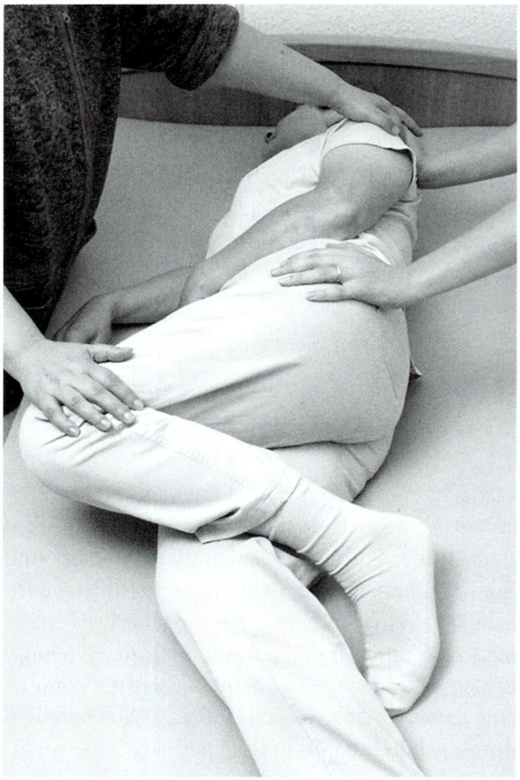

Abb. 13.2 Schulung pflegender Angehöriger [K313]

- Vorüberlegungen zur Heimaufnahme: Zeitpunkt und Gründe,
- Heimplatzsuche und Finanzierung, Tagespflege und Kurzzeitpflege,
- Beantragung von Pflegestufen,
- Leistungen des Versorgungsamtes,
- Unterstützungsmöglichkeiten und Betreuungsgruppen sowie freiwillige Helferkreise,
- juristische Vorsorge.

13.1 Einbeziehung von Angehörigen

Durch die Notwendigkeit, professionelle Pflege hinzuzuziehen oder eine Heimaufnahme zu veranlassen, geraten viele pflegende Angehörige in eine krisenhafte Situation. Vergegenwärtigt man sich, dass dem letztendlichen Loslassen ein teilweise jahrelanger Prozess vorausging, werden späteres Verhalten oder Konflikte verständlich. Selbst bei intakten familiären Beziehungen bedeutet die Heimaufnahme eine erhebliche Belastung für den bislang pflegenden Angehörigen. Insuffizienzgedanken, das Gefühl des „gebrochenen Versprechens“ oder Schuldgefühle prägen die erste Phase der Heimübersiedlung. Hier wird es immens wichtig, den Angehörigen zu „entschulden“, ihn in seiner Entscheidung zu bestärken, aber auch gleichzeitig die Grenzen der stationären Pflege zu erläutern. Niemand kann sich zeitlich in dem Umfang um einen erkrankten Menschen kümmern, wie dies zuvor durch einen Angehörigen in 24-Stunden-Versorgung gewährleistet wurde.

Daneben ergeben sich im Alltag aber auch wiederholt krisenhafte Angehörigenkontakte. Psychodynamisch entstehen Konflikte mit pflegenden Angehörigen zumeist aus deren Beziehungskonflikten zu dem demenzerkrankten Menschen. Pathologische Familienbeziehungen entladen sich dann projektiv auf das Pflegeteam, das entwertet oder kontrolliert wird.

Das Einbeziehen der ehemals pflegenden Angehörigen gehört daher zu einem sachgerechten Umgang. Obwohl individuell sehr unterschiedlich, haben sich einige wesentliche Punkte bewährt:

- Gemeinsame Aufnahmegespräche
- Hinzuziehen zu Fallkonferenzen
- Vermitteln von Arztkontakten durch das Pflegeteam
- Gemeinsame Pflegevisiten
- Gemeinsame Biografiearbeit
- Unterstützung in der Zimmergestaltung
- Hilfe bei den Mahlzeiten
- Wertschätzung durch pflegeunterstützende Tätigkeiten
- Angehörige als Ratgeber und Spezialisten im Umgang mit herausforderndem Verhalten
- Schutz des Angehörigen durch Entbindung von zu häufigen Besuchen

13.2 Unterstützungsarbeit und Betreuungsgruppen

Die Entlastung pflegender Angehöriger ist das Hauptziel der ambulanten Angehörigenarbeit. Ziel ist dabei neben der Heimverzögerung auch die Stärkung des individuellen Wohlbefindens von Angehörigen und Betroffenen. Keine Einzelmaßnahme kann dabei für sich eine Verbesserung erbringen; erst die Kombination von verschiedenen Beratungs- und Betreuungsangeboten zeigt einen nachweisbaren Effekt. Zu den integralen Bestandteilen gehören dabei neben der Beratung und Angehörigenschulung auch die Bereitstellung oder Vermittlung eines Ansprechpartners in Krisen und die zeitliche Entlastung in der Pflege durch Betreuungsgruppen oder professionelle Helfer. Zu diesem Zweck existiert in Deutschland mittlerweile eine Vielzahl an freiwilligen Helferkreisen und stundenweise Betreuungsgruppen.

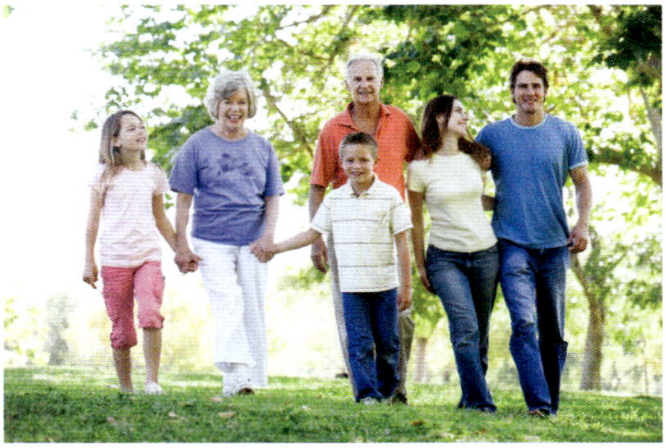

Abb. 13.3 Ein gemeinsamer Urlaub lässt den Alltag vergessen [J787-190]

Betreuungsgruppen

Im regelmäßigen Turnus werden im kleinen Kreis Alltagsfertigkeiten, wie Backen oder Kochen, bzw. leichtere Beschäftigungsmaßnahmen angeboten. Der Schwerpunkt liegt nicht in der Therapie, sondern vielmehr in den Sozialkontakten und in der Wertschätzung des Betroffenen. Aus diesem Grund ist es häufig notwendig, die Angehörigen von einer Teilnahme zu „befreien". Die Angehörigen erfahren dadurch erstmals einen nicht mehr gekannten Freiraum, viele Betroffene „blühen" durch den Wegfall der bisherigen Kontrolle häufig auf. Eigene Erfahrungen zeigen, dass viele Angehörige dann aber Schwierigkeiten haben, mit der neu gewonnenen Freiheit umzugehen. Statt die Zeit für sich zu nutzen, wird der „Freiraum" nur für neue Arbeiten gebraucht. Hier hat es sich bewährt, mit den Angehörigen im Vorfeld bereits mögliche Gestaltungsideen zu besprechen.

Finanziert werden viele Betreuungsgruppen im Rahmen des Pflegestärkungsgesetzes (➤ Kap. 11.5.2).

Urlaub von pflegenden Angehörigen mit dem Betroffenen

Seit einigen Jahren haben sich vermehrt Anbieter dazu entschlossen, zeitlich begrenzte Urlaubsmaßnahmen mit professioneller Unterstützung anzubieten (➤ Abb. 13.3). Neben der Tagesbetreuung der Betroffenen bieten sie gemeinschaftliche Unternehmungen mit und ohne die erkrankte Person an. Dem Alltagsstress entrissen, zeigen viele demenzerkrankte Menschen plötzlich wieder eine „neue" Seite mit verloren geglaubten Kompetenzen. Vermittelt durch die regionalen Alzheimer-Gesellschaften oder Demenz-Service-Zentren (NRW), werden diese Angebote sowohl Individualreisenden angeboten, als auch in Form von organisierten Gruppenreisen.

Die Reise- und Zusatzkosten müssen in der Regel selbst bezahlt werden. Zusätzliche Kosten für Pflege und Betreuung können auch mit der Pflegekasse im Rahmen der sog. Verhinderungspflege abgerechnet werden.

Voraussetzungen

- Gruppenzusammensetzung
  - Überschaubare Gruppen; empfehlenswert sind zehn Paare, höchstens 15 Betroffene und 15 Angehörige
  - Ausreichende Zahl von Betreuern, mindestens ein Betreuer pro erkrankter Person
  - Vorherige Treffen zum Kennenlernen
  - Betreuer, darunter Laienhelfer, Pflegende in der Ausbildung, Altenpfleger/innen und Altentherapeuten mit spezieller Ausbildung
  - Tagesbetreuung für jeden Kranken
  - Notbereitschaftsdienst für nachts
- Auswahl des Urlaubsortes
  - Eher kurze Strecken.
  - Rückkehr im Notfall für Angehörige wichtig.

- Lange Fahrten stellen eine starke Belastung dar.
- Rollstuhltauglichkeit.
- Einkaufsmöglichkeiten in der Nähe auch zum Bummeln.

- Auswahl des Hotels
  - Hotel muss sich auf Gruppe mit ihren Besonderheiten einstellen.
  - Zimmer behindertengerecht/barrierefrei.
  - Wenn möglich, getrennte Zimmer zum Schlafen für Ehepaare.
  - Sozialstation vor Ort.
  - Separater Raum für die Mahlzeiten, Vollpension.
  - Betreuer müssen schon vorher in den Speisesaal, um die Tische vorzubereiten.
  - Mittagsmenü und Abendessen, Frühstück als Buffet.

Kontakt und Informationen

Die Deutsche Alzheimer-Gesellschaft stellt eine Liste mit entsprechenden Reiseanbietern zur Verfügung: www.deutsche-alzheimer.de; letzter Zugriff: 11.3.2025. Stichwort „Urlaub"

Eine Übersicht über Angebote bietet die Landesinitiative Demenz-Service NRW: www.demenz-service-nrw.de/Urlaub.html.

13.3 Angehörigenabende und Gesprächskreise

Die Versorgung und Pflege eines demenzerkrankten Menschen zu Hause oder in der Familie führen zu einer erheblichen Belastung der pflegenden Angehörigen. Durch Gesprächskreise und Angehörigenabende erfahren sie psychische Unterstützung und erhalten zusätzliche Informationen für den Umgang. In den letzten Jahren hat sich gezeigt, dass die einzelnen Angehörigen von unterschiedlichen Angeboten profitieren. Nicht jeder fühlt sich in einer Selbsterfahrungsgruppe wohl, ein anderer ist eher auf der Suche nach Verständnis und Halt durch andere in ähnlicher Situation. Allen Modellen gemeinsam ist aber die gute Entlastungsmöglichkeit für den Angehörigen. Daraus resultiert in der Regel eine Verbesserung der häuslichen Pflegesituation und damit des Wohlbefindens des demenzerkrankten Menschen.

Viele Angehörige scheuen aber den Kontakt zu Gesprächskreisen.

Gründe, nicht an einer Angehörigengruppe teilzunehmen

- Scham
- Ängste vor Gruppen
- Abendveranstaltung
- Angst vor Dunkelheit
- Eigene körperliche Beeinträchtigung
- Themen der fortgeschrittenen Erkrankung, die lieber verdrängt werden
- Anreise nicht möglich oder zu weit
- Keine Versorgung des Betroffenen in der Zeit der Veranstaltung

Hier empfiehlt sich die Beratung im Einzelgespräch, der häuslichen Umgebung oder aber der telefonische Kontakt.

Für eine Stabilisierung der häuslichen Situation und damit die Verzögerung einer Heimaufnahme sind im Wesentlichen drei Bausteine notwendig:

- Informationsvermittlung und Schulung im Umgang/in der Kommunikation
- Psychische Entlastung und Wertschätzung
- Möglichkeiten des Kontakts im Notfall

Für sich alleine zeigt keine dieser Maßnahmen eine Wirksamkeit hinsichtlich der Heimvermeidung.

Angehörigenabend

An den Angehörigenabenden treffen sich professionell geleitete Angehörigengruppen mit zumeist 10–30 Teilnehmern. Dies sind offene Gruppen, in denen entweder feste Themen behandelt oder Fragen, die die Teilnehmer mitbringen, beantwortet werden. Die Gruppenleitung sollte konstant sein; wenn möglich, sollte eine zweite Berufsgruppe an dem Abend teilnehmen. Empfohlen werden Zweierkombinationen aus den Berufsgruppen Pflege – Sozialarbeit – Arzt.

Die Gruppen werden überwiegend von Kindern demenzerkrankter Personen besucht; auf deren Initiative nehmen auch Ehepartner an der Gruppe teil. Der Schwerpunkt liegt in der Informationsvermittlung und der ersten Gewöhnung der Teilnehmer an Gruppenarbeit.

Angehörigenselbsthilfegruppen und Gesprächskreise

Die Angehörigenselbsthilfegruppen sind von selbst betroffenen Angehörigen geleitete Gruppen von zumeist 5–15 Teilnehmern. Sie stehen in der Regel jedem offen, haben aber einen deutlich kontinuierlicheren Anspruch als die offenen Angehörigenabende. Der Schwerpunkt liegt auf dem gegenseitigen Austausch und der Unterstützung durch andere Gruppenteilnehmer. Aus den Gruppen entstehen auch Hilfesysteme, die über die Gruppe hinaus Bestand haben. Die überwiegende Anzahl an regionalen Alzheimer-Gesellschaften entstand aus diesen Angehörigen- oder Selbsthilfegruppen oder bietet eben diese Gruppen an. Bei Informationsbedarf ziehen die Angehörigengruppen Spezialisten zu einem bestimmten Thema hinzu.

Alzheimer-Gesellschaften

Deutsche Alzheimer Gesellschaft

Die Deutsche Alzheimer Gesellschaft (DAG) ist der Bundesverband von Alzheimer Landesverbänden sowie von regionalen und örtlichen Gesellschaften. Sie wurde 1989 als gemeinnütziger Verein gegründet. Die Arbeit erfolgt überwiegend ehrenamtlich.

Ziele (zitiert aus dem Internetangebot der DAG, 📖 [2]):

- Verständnis und Hilfsbereitschaft in der Bevölkerung für die Alzheimer-Krankheit und andere Demenzerkrankungen fördern
- Gesundheits- und sozialpolitische Initiativen anregen
- Die Krankheitsbewältigung der Betroffenen und die Selbsthilfefähigkeit der Angehörigen verbessern
- Entlastung für die Betreuenden schaffen durch Aufklärung, emotionale Unterstützung und örtliche Hilfe
- Zusammenarbeit und fachlicher Austausch mit den regionalen Alzheimer-Gesellschaften
- Unterstützung wissenschaftlicher Forschung über Demenz
- Neue Betreuungsformen entwickeln und erproben

Die Deutsche Alzheimer Gesellschaft veranstaltet regelmäßige Jahrestagungen und diverse Fachveranstaltungen; sie unterstützt Forschungsvorhaben und stellt Informationsmaterial zur Verfügung. Zudem hat sie im Januar 2002 das bundesweite „Alzheimer-Telefon" eröffnet. Unter der Rufnummer **030–259 37 95 14** werden Angehörige, Betroffene und alle Ratsuchenden montags bis donnerstags von 9:00 bis 18:00 Uhr und freitags von 9:00 bis 15:00 Uhr beraten.

Regionale Alzheimer-Gesellschaften

Die Alzheimer-Gesellschaften der Region bieten wohnortnahe Beratungsmöglichkeiten, veranstalten Gesprächskreise und Schulungsreihen und setzen sich in politischen Gremien für die Belange von Betroffenen und deren Angehörigen ein. Über die Deutsche Alzheimer Gesellschaft bzw. über Landesverbände erhält man die regionalen Kontaktdaten.

Deutsche Alzheimer Gesellschaft Berlin: www.deutsche-alzheimer.de.

Schulungsreihen für pflegende Angehörige

Die bekannteste Schulungsreihe für pflegende Angehörige wurde von der Deutschen Alzheimer Gesellschaft entwickelt und wird mittlerweile an vielen Spezialzentren, durch regionale Alzheimer-Gesellschaften oder durch andere Träger durchgeführt. Die Schulung **„Hilfe beim Helfen"** beinhaltet insgesamt sieben Treffen in zweiwöchigem Abstand mit einer zweistündigen Dauer. Die Gruppen werden professionell geleitet und haben, anders als Gesprächskreise oder Angehörigenabende, einen schulischen Charakter, wobei auch hier das gegenseitige Stützen und der Erfahrungsaustausch nicht zu kurz kommen. Ziel ist aber vorrangig die Wissensvermittlung zum Krankheitsbild, zum Umgang und zur Kommunikation sowie zu sozialrechtlichen Fragen.

Häuslicher Besuchsdienst

Häusliche Besuchsdienste werden in der Regel in zwei verschiedenen Formen angeboten:

1. Professionelle Pflegedienste oder selbstständige Betreuer für demenzerkrankte Menschen bieten häusliche Entlastungen für Selbstzahler an. Der Dienst wird im Normalfall nicht durch die Pflegekasse übernommen. In Einzelfällen wurde aber eine Zertifizierung bei dem Landesversorgungsamt angestrebt, sodass Leistungen über das Pflegestärkungsgesetz z. T. erstattet werden können (➤ Kap. 11.5.2).
2. Eine Alternative stellen freiwillige Helferkreise dar. Ausgebildet in einem Umfang von ca. 30 Stunden, können sie die Angehörigen in der häuslichen Umgebung unterstützen. Die Freiwilligen sind daneben noch in Betreuungsgruppen oder Alzheimer Cafés tätig. Informationen hierzu bieten die Deutsche Alzheimer Gesellschaft, die Demenz-Service-Zentren oder lokale Angehörigengruppen oder Beratungsstellen der Altenhilfe.

Alzheimer-Café

Unter dem Begriff Alzheimer-Café werden aktuell zwei verschiedene Einrichtungen verstanden.

1. In Deutschland entwickelten sich die Alzheimer-Cafés zumeist als Tanzcafé oder in Begegnungsstätten als Ort der Geselligkeit und zum gemeinschaftlichen Austausch zwischen Angehörigen und Betroffenen. Veranstalter sind dabei lokale Alzheimer-Gesellschaften, Betreuungsgruppen, Begegnungsstätten oder Altenhilfeeinrichtungen.
2. In Holland gründeten sich auf die Initiative des Psychologen Bère Miesen hin Alzheimer-Cafés als ein Treffen von Betroffenen, Angehörigen oder anderen Spezialisten in entspannter Umgebung, um über die Erkrankung zu sprechen, miteinander zu diskutieren und Informationen zum Krankheitsbild auszutauschen. Ziele waren und sind die Enttabuisierung der Erkrankung und Unterstützung in der Trauerarbeit oder in der Belastung als Betroffener oder Pflegender.

Das erste derartige Alzheimer-Café wurde 1997 eröffnet und fand zunächst an der Universität Leiden statt. Die Teilnehmerzahl steigerte sich schnell auf bis zu 80 Personen. Mittlerweile finden vor allem in Holland, Belgien, England und den Vereinigten Staaten eine Vielzahl ähnlicher Treffen statt.

Schwerpunkte und Ziele der Alzheimer-Cafés n. Miesen

- Informationsvermittlung von medizinischen und psychosozialen Aspekten demenzieller Erkrankungen
- Offenes Sprechen über eigene Probleme und Erfahrungen
- Emanzipation von Betroffenen und deren Familien
- Heraustreten aus der Isolation (📖 [3])

13.4 Spezialzentren

Gerontopsychiatrische Zentren

Entsprechend der Definition der Expertenkommission (📖 [4]) und dem „Leitfaden für die ambulante und stationäre gerontopsychiatrische Versorgung" des Bundesministeriums für Gesundheit von 1988 spricht man von einem gerontopsychiatrischen Zentrum, wenn in seinem Kernbestand eine teilstationäre Behandlungs- und Rehabilitationseinrichtung (Tagesklinik), ein ambulanter Dienst und eine Seniorenberatung einbezogen oder in der Entwicklungsphase sind. Die Arbeitsweise des gerontopsychiatrischen Zentrums soll treibende Kraft der gerontopsychiatrischen Versorgung in einer Region sein.

Daher stehen nicht nur demenzerkrankte Betroffene im Fokus des Zentrums, sondern alle älteren Menschen mit psychischen Erkrankungen wie Depression, Suchterkrankungen, Belastungsstörungen oder neurotischen Erkrankungsbildern.

Das gerontopsychiatrische Zentrum soll in einer Versorgungsregion die Prävention, Behandlung, Rehabilitation und Pflege von psychisch kranken alten Menschen im teilstationären klinischen Bereich so fördern, dass eine adäquate, effiziente, qualifizierte und dabei patientenorientierte Versorgung möglich ist. Es soll ein Bindeglied zwischen stationären und nichtstationären Einrichtungen sein. Zudem soll es die Zusammenarbeit zwischen allen Einrichtungen und Dienstleistungsbetrieben, die für psychisch kranke alte Menschen in einer Versorgungseinrichtung vorhanden sind, optimieren.

Das gerontopsychiatrische Zentrum soll nach Möglichkeit bei jedem psychisch kranken alten Menschen ein gerontopsychiatrisches Assessment durchführen, damit in einer Versorgungsregion die vorhandenen Kapazitäten optimal ausgenutzt werden können.

Daneben bilden Fort- und Weiterbildungen sowie der Vernetzungsgedanke eine wichtige Rolle im Selbstverständnis der Zentren. Im Vergleich zu geriatrischen Zentren sind die Zentren in der Regel psychiatrischen Krankenhäusern angegliedert, zumeist im Rahmen einer Institutsambulanz. In einem gerontopsychiatrischen Zentrum arbeiten neben Ärzten auch Pflegende, Sozialarbeiter oder auch andere Berufsgruppen wie Ergotherapeuten oder Physiotherapeuten. Regional ist die personelle Ausstattung dabei sehr unterschiedlich und im Wesentlichen abhängig von der jeweiligen Finanzierung.

Memory Clinics (MC) und Gedächtnisambulanzen

Die ersten Gedächtnisambulanzen und Memory Clinics (MC) entstanden nach 1980 zunächst in England und den USA, 1986 auch in München und Basel.

Das Ziel von Gedächtnisambulanzen und Memory Clinics ist die Verbesserung der Diagnostik und Therapie von Hirnleistungserkrankungen. An erster Stelle steht dabei zunächst die Frühdiagnostik von primären Demenzformen und die Abgrenzung von sekundären Demenzerkrankungen bzw. das Erkennen von normalem Altern, depressiven Störungsbildern oder Verwirrtheitszuständen (➤ Abb. 13.4).

Neben der Diagnostik werden soziale und psychologische Maßnahmen eingeleitet; daher stehen in den meisten Einrichtungen multiprofessionelle Teams zur Umsetzung dieses Ziels zur Verfügung. Neben Ärzten und Psychologen sind dies u. a. Sozialarbeiter oder Pflegende.

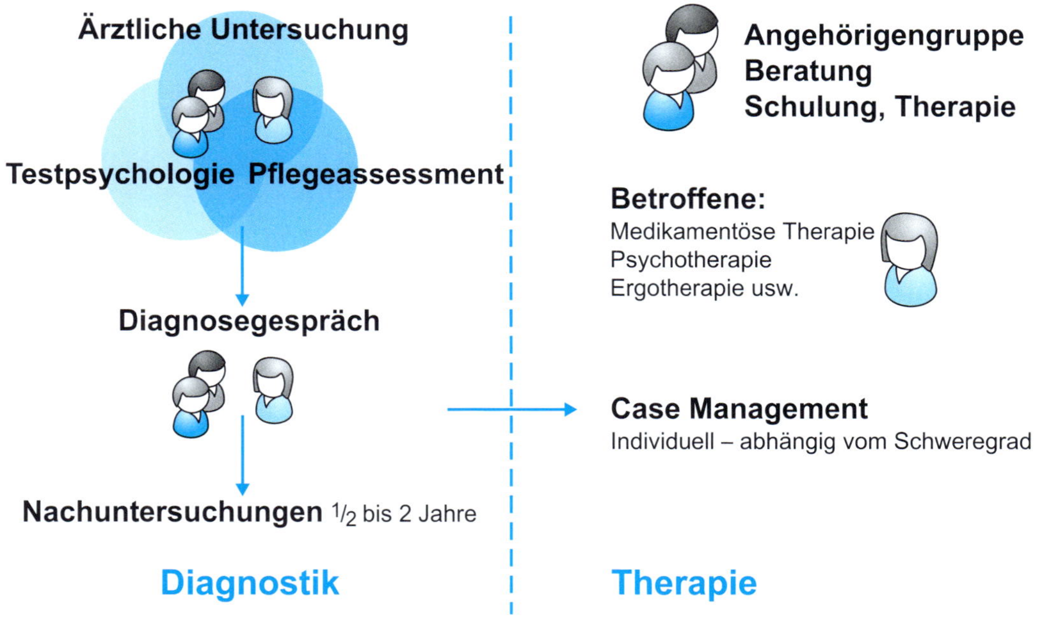

Abb. 13.4 Untersuchung in einer Memory Clinic bei Demenzverdacht [V492]

Die Einweisung in eine MC erfolgt in der Regel über den Haus- oder Facharzt. Die Zentren sind zumeist an psychiatrische oder neurologische Kliniken angebunden. Einige MCs sind Teil eines gerontopsychiatrischen oder geriatrischen Zentrums.

Untersuchungsablauf in einer Memory Clinic

- Anamnese (Fremd- und Eigenanamnese)
- Körperliche Untersuchung
- Blutlaboruntersuchungen
- Neuropsychologische Untersuchung
- Angehörigengespräch
- Assessment hinsichtlich Alltagskompetenz

LITERATUR

1. Janssen PL. Leitfaden Psychosomatische Medizin und Psychotherapie. 2. A. Köln: Deutscher Ärzte-Verlag, 2009.
2. Deutsche Alzheimer Gesellschaft: Satzung und Ziele. Aus: https://www.deutsche-alzheimer.de/ueber-uns (letzter Zugriff: 29.5.2025).
3. Miesen B and Jones GM. The Alzheimer café concept. Care-giving in dementia: Research and applications 3. 2004: 307.
4. Bundesministerium für Jugend, Familie, Frauen und Gesundheit. Empfehlungen der Expertenkommission der Bundesregierung zur Reform der Versorgung im psychiatrischen und psychotherapeutisch/psychosomatischen Bereich. Bonn, 1988.

Register